U0102600

中医针灸临床精要

邢春艳 ◎ 著

上海科学技术文献出版社

图书在版编目(CIP)数据

中医针灸临床精要 / 邢春艳著. -- 上海：上海科学技术文献出版社，2023

ISBN 978-7-5439-8861-3

Ⅰ.①中… Ⅱ.①邢… Ⅲ.①针灸疗法 Ⅳ.①R245

中国国家版本馆CIP数据核字(2023)第106752号

组稿编辑：张　树
责任编辑：苏密娅

中医针灸临床精要
ZHONGYI ZHENJIU LINCHUANG JINGYAO
邢春艳 著

出版发行：上海科学技术文献出版社
地　　址：上海市长乐路746号
邮政编码：200040
经　　销：全国新华书店
印　　刷：三河市铭诚印务有限公司
开　　本：787*1092　1/16
印　　张：14.5
字　　数：34万字
版　　次：2023年6月第1版　2023年6月第1次印刷
书　　号：ISBN 978-7-5439-8861-3
定　　价：100.00元

http://www.sstlp.com

前　言

中医针灸是我国传统医学的精要,也是卓有成效的诊治基础理论之一,其体系之完善亦历经数千年的实践与发展,对于多种疾病的治疗具有疗效迅速等特点,广泛应用于临床治疗领域,包括内、外、妇、儿、五官、皮肤、骨等多个系统疾病的治疗。目前,在历代医家总结的大量临证经验与中医理论的指导下,针灸治疗在临床应用中发挥的重要作用是不容忽视的,临床治疗中的认可亦推动它的继续发扬与发展,故此,以临床实用为原则,精简总结针灸诊治中的常用基础知识与常见病证,包括基本理论、操作方法以及选穴组方等,编成此书,梳理与总结的同时,希望可以为促进祖国中医针灸的发展尽一份力。

本书主要介绍了经络腧穴、针灸方法、针灸治疗等内容,包括经络腧穴的基本理论知识(奇经八脉、十二经脉的循行路线,腧穴的定位)以及临床各科常见病的针灸治疗(内科病证治疗、妇产科病证治疗、儿科病证治疗)等,重点阐述了针灸治疗在各常见病证诊治过程中的理、法、方、穴,注重结合临床实践,以临床实用为前提,希望可以为读者带去一定的参考价值。

另外,由于编写者知识和经验的局限,书中难免有疏漏不当之处,恳望广大读者对谬误与疏漏提出宝贵意见,以便对其行进一步修订,非常感谢。

编　者

目　　录

第一章 总 论

第一节 针灸诊治概述

针灸学作为中医学的重要组成部分,在几千年的临床实践中有着自身的诊治特色,主要体现在理、法、方、穴、术5个方面,贯穿于针灸临床的各个环节,体现了针灸临床独特诊疗思路和方法,既根植于中医基础理论,又体现出特有的理论与诊疗特点。

在"理"的方面,阴阳五行、脏腑等是针灸学的基本理论,而经络腧穴理论是针灸学的特色理论,《灵枢·经别》说:"夫十二经脉者,人之所以生,病之所以成,人之所以治,病之所以起,学之所始,工之所止也。"说明经络对人体的生理、病理、诊断、治疗等方面有着十分重要的意义。因此,明确经络系统的概念,就可以分辨阴阳、表里、气血、虚实,明察天道,辨明邪正。经络是气血运行的通路,《灵枢·本藏》云:"经脉者,所以行气血营阴阳,不可不通。"明确地指出了经络和气血的关系,《难经·二十三难》云:"经络者,行血气,通阴阳,以营于身者也。"气血共同运行于经络之中,对全身脏腑有营养滋润作用。同时脏腑与体表、五官、九窍的联系也是通过经络来实现的,《灵枢·海论》云:"夫十二经脉者,内属于腑脏,外络于肢节。"通过经络的联系,人体上下内外形成了一个有机的整体,而气血随着经络的分布可以濡养人体各部,保证人体的各种正常生理功能。

经络理论作为针灸学理论核心的另一个重要体现,就是以经络病机为主的辨证论治诊病体系。当人体感受外邪或由于其他原因而导致气血失调时,经络及其所属的脏腑必然会产生相应的病理变化。在临床实践过程中,针灸学与中医学其他学科一样,遵循着辨证论治的原则,但是特有的辨证方式是以经络辨证为主,《素问·缪刺论》云:"夫邪之客于形也,必先舍于皮毛,留而不去,入舍于孙脉……极于五脏之次也。"指出:病邪侵袭人体首先侵入皮毛,再进入孙脉,再进入络脉,再进入经脉,再延及五脏,再流散到肠胃,这是邪气从皮毛而入,最终影响到五脏的次序。在辨证时侧重疾病所在的部位,尤其要辨别疾病所在部位所属的经络及与其相关经络,在此基础上辨别疾病虚实性质及气血运行状态,这样才能为正常有效的针灸选穴配方施术提供依据。经络辨证的具体表现包括"是动病""是主所生病"两种,将经络气血发生变动时的症状进行系统的整理,可以作为临床经络辨证及取穴治疗的重要依据。

在"法"的方面,包括针灸治疗原则和治疗方法两个部分。

针灸治疗原则,就是应用针灸治疗所需要遵循的准则,在论治过程中,均以治疗原则为指导。关于针灸治疗原则,《灵枢·九针十二原》说:"凡用针者,虚则实之,满则泄之,宛陈则除之,邪盛则虚之。"《灵枢·经脉》说:"盛则泻之,虚则补之,热则疾之,寒则留之,陷下则灸之,不盛不虚以经取之。"针灸施治的方法,是根据疾病发展变化的性质来决定的,疾病性质虽然错综复杂,千变万化,施治时总不离其准则,从中医学整体观念出发,根据疾病的表现,灵活施治。

针灸治疗方法的种类丰富,根据病情的不同和治疗目的差异,可以大致分为四大类别:针法、灸法、微针疗法和腧穴特种疗法。针法,主要由《黄帝内经》中的"九针"发展演变而来,《灵枢·官针》云:"病在皮肤无常处者,取以镵针于病所,肤白勿取。病在分肉间,取以圆针于病所。病在经络痼痹者,取以锋针。病在脉,气少,当补之者,取以鍉针于井荥分俞。病为大脓者,取以铍针。病痹气暴发者,取以圆利针。病痹气痛而不去者,取以毫针。病在中者,取以长针。病水肿不能通关节者,取以大针。病在五脏固居者,取以锋针,泻于井荥分俞,取以四时。"以毫针为主,还包括三棱针、皮肤针、芒针、火针、鍉针、皮内针等;灸法,是以艾和艾制品,或者其他药物为治疗工具燃烧后在经络腧穴或病变皮肤表面进行熏烤烧灼的方法,包括艾灸,即以艾为施治工具,主要由艾炷灸、艾条灸、温灸器灸等,非艾灸则包括灯火灸、桑枝灸、桃枝灸等;微针疗法,即在人体全息穴区的特殊部位,如足、手、耳、眼等全息反射区,用微小的针具进行刺激以治疗全身疾病的一种方法,包括眼针、耳针、腕踝针、头针、足针、手针等;腧穴特种疗法,即利用力、热、光、电、磁等物理化学方式,作用于人体经络腧穴上,以治疗疾病的方法,如腧穴注射、激光针、微波针、电磁针等。不同的治疗方法均应该从临床具体病情出发,选择适宜疗法才能取得更好的临床疗效。

在"方"的方面,针灸处方是针对患者病情,在辨病辨证基础上,提出的具体治疗方案,主要涵盖腧穴组成和施术方法两大部分,是针灸临床治疗的关键步骤。针灸处方是临床治疗的基本单位,由不同腧穴配伍按照病证特点,根据一定的规律组合而成。腧穴配伍是基于中医理论,在针灸选穴原则的指导下,结合腧穴主治特性,选择两个或两个以上作用相同的腧穴进行配伍,发挥腧穴协同增效作用,以达到特定治疗效果,提高临床疗效的一种方法,是组成针灸处方的基础。根据针灸临床的诊治特点,腧穴组成一般应该包括主穴配伍和配穴配伍,根据主症选取主穴配伍,根据辨证兼症选取配穴配伍的原则,针对疾病不同症状和证候确定。主穴和配穴的关系一般包括以下几种情况:或者是加强了主穴的治疗作用,如治疗便秘,选取上巨虚和足三里,两个腧穴的作用都是增强胃肠的运动,共同促进排便;或者是针对疾病或症状的不同方面分别进行调理,如治疗腹泻,选取天枢和上巨虚,天枢穴主要是减缓肠运动并且止痛,而上巨虚则主要是针对肠道的运动障碍进行调理,两个腧穴是从疾病的不同症状入手,各有侧重,达到整体治疗的作用。

腧穴配伍与针灸处方中的腧穴组成关系密切,是构成针灸处方的基本要素,有时腧穴配伍就是处方中的腧穴部分,这一现象在古代文献中尤为明显,是古人取穴精炼的特点的表现,这也是造成现代人混淆腧穴配伍与针灸处方的原因所在。在内容上,两者都是由腧穴为基本单元所构成,但是腧穴配伍的组成结构较为单一,而针灸处方中的腧穴组成所包含的内容更加丰富,纯的腧穴配伍多为针对某一症状的腧穴选取,而针灸处方中腧穴的选取不仅包括针对某一症状的配伍,还应该包括针对整个疾病病因和兼证的辨证选穴。相对于腧穴配伍而言,针灸处方的内容更加广泛和复杂,腧穴配伍应从处方整体出发。

影响腧穴配伍效应的主要因素是选穴,具有相关主治功能的腧穴称为"同功穴",在疾病治疗过程中,选取同功穴进行治疗是取穴的基本思路。在中医整体观念和辨证论治原则下,把握腧穴与所在部位和所属经脉之间的关系,充分认识腧穴的普遍性和特异性,以按部、循经选穴作为选穴配伍的基本方法,并将辨证选穴及对症选穴有机结合起来,进而选取主治功效相同或相近的"同功穴",使腧穴配伍产生协同增效作用,从而达到临床治疗的目的。

在"穴"的方面,腧穴理论是针灸学特有的理论,以腧穴为施术部位是针灸的又一特色。腧穴是人体脏腑经络腧注于人体的部位,也是人体脏腑经络功能信息表达交换的部位。《灵枢·九针十二原》说:"所言节者,神气之所游行出入也,非皮肉筋骨也。"这就是说,腧穴部位不是一般的皮肉筋骨,而是有神气游行出入的部位。腧穴既包括传统意义的经穴、奇穴、阿是穴,又包括各个微针系统之中的全息反射区等针灸施术部位。

腧穴在机体的不同状态下能够表现出不同的反应性。在生理状态下,腧穴的反应性较低,呈现一种相对静息状态,即为"常态";在病理状态下,腧穴是疾病的反应点和治疗的刺激点,其对外界刺激的敏感性会增强,此时腧穴反应性较高,呈现一种相对敏感的状态,即为"敏态",敏态腧穴所具有的这种高反应性即为腧穴敏化性,是腧穴的一种生物学特性,决定了腧穴具有以下的作用。

反映疾病。腧穴是经气出入人体的部位,也是信息交汇的部位,是联系内脏与体表的桥梁,腧穴对疾病的反映可通过腧穴的压痛、过敏、隆起、穴下松软、肿胀、硬结、痒、热、凉及经络所循行部位皮肤的色泽、瘀点、丘疹、脱屑、肌肉隆起、凹陷等,有助于诊断。在病理状态下,与疾病相关的腧穴部位会出现一些变化,患者可以感觉到。如孙思邈《备急千金要方》中有云:"有阿是之法,言人有病痛,即令捏其上,若里当其处,不问孔穴,即得便快成痛处,即云阿是,灸刺皆验,故曰阿是穴也。"胃肠病可在小腿足阳明经上出现自发性疼痛,阑尾穴出现明显的压痛,应考虑是否有阑尾病变;大多数冠心病患者,在背部的神堂穴上有明显压痛等。人体在疾病状态下,相关腧穴对艾灸的热刺激异常敏感,产生一个非局部和(或)非表面的热感,甚至非热感(其他非相关腧穴对艾热仅产生局部和表面的热感),这种现象为腧穴热敏化现象,并且腧穴能够在艾热的刺激下发生感传,而其他非相关腧穴只会在局部皮肤表面产生一般的温热感。另外,人体脏腑发生病变时,相关腧穴皮肤电位、导电量、生物电信号等会发生增高、降低或左右失衡等变化,如病毒性心肌炎患者内关、大陵两穴伏安面积和惯性面积均明显增大,心律失常患者大陵、内关两穴伏安面积明显高于正常人等;最后当机体发生病变时,与病变脏腑或局部相关的腧穴在光学仪器的照射下,其明暗程度完全不同于非相关腧穴。综上,腧穴的敏化状态是其诊断功能的体现,而集中体现在"痛敏""热敏""电敏""光敏"等几个方面,根据它们所在部位、所属脏腑经络来判断体内病变,临床上可用于疾病的辅助诊断及鉴别诊断,为临床治疗取穴打下基础。

治疗疾病。腧穴的治疗作用一般分为近治作用、远治作用和特殊作用。近治作用是所有腧穴所具有的共同作用,凡是腧穴均能治疗该穴所在部位及邻近组织器官的病症。在经络学说中叫作"腧穴所在,主治所在"。如上肢病可取曲池、合谷;下肢可取环跳、委中等。悬颅、颔厌治偏头痛;面目水肿,取水沟;耳聋气闭,取听会、翳风。远治作用是根据经络理论,每条经脉上所分布的腧穴都可以治疗经脉经过部位的疾病,如果这条经脉发生了异常变化,即出现各种病候,就可以通过刺激这条经脉的腧穴,调整经络、脏腑气血而治疗疾病。"经脉所过,主治所及"即指出经脉病候与腧穴治疗作用的密切关系。经穴的远治作用与经络循行分布是紧密相连的。这也指明了经穴主治与经络之间的关系。例如,手太阴肺经肘以下的腧穴,一般都能主治肺脏、气管、咽喉及相应体表部位疾病,而手太阴肺经所出现的病候,又同该条经脉的腧穴主治基本一致。又如临床上常取合谷治疗牙痛,内关治疗胃脘痛;后溪、中渚治疗颈项扭伤,足三里、上巨虚治疗胃肠疾患等,都是根据经络循行取远道腧穴。如取大椎穴退热,遗尿可以取三阴交。还包括腧穴的特殊治疗作用,主要指腧穴的特定穴属性。如下合穴可以治疗腑病,而郄穴常用来治疗急性病症等。另一方面,腧穴的特殊治疗作用还体现在临床运用中对某些病症的特异性治疗作用,如针刺合谷、颊车、地仓可以治疗口眼㖞斜;刺环跳、风市、委中、阳陵泉可以治疗下肢痹痛。

此外,腧穴还具有双向的良性调节作用,如中极既治尿潴留,又治遗尿;内关既能止吐,又可催吐;足三里既治便秘,又治腹泻;三阴交既治子宫出血,又治闭经,合谷穴在解表时可以发汗,在固表之时又能止汗;百会穴在清气下陷时可以升提清气,在肝阳上亢时可以平肝潜阳,这又是腧穴性质和药性的最大区别。

在"术"的方面,针灸操作技法是保证针灸临床疗效的关键,也是发挥腧穴及处方功效的重要条件。针灸操作技法最终目的是能够发挥腧穴的治疗作用,但是由于古往今来针灸手法流派众多,手法特点各异,因此很难找到衡量施术效应的统一标准,以毫针疗法为例,包括得气、候气、行气、补气、泻气、调气等针刺手法,种类繁多,《内经》中的"五刺""九刺""十二刺",《金针赋》中的"治病八法""飞经走气",《针灸大成》中的杨氏凉热补泻手法等,均提出了针灸临床有效的施术手法,虽操作特点各异,但均能取得良好的治疗效果。

毫针刺入皮下,为了使患者产生针刺感应,或进一步调整针感强弱,以及使针感向某一方向扩散、传导而采取的操作方法,称为"行针",也称"运针"。行针时采用的手法即为行针手法。针刺操作手法按照手法的施术部位,可分为作用于经络的手法与作用于毫针的手法;按照操作术式,分为单式手法与复式手法。单式手法是最基本的行针手法,是复式手法的基础,其操作多比较简单,手法操作方式或运动趋势单一。复式手法的操作相对复杂,一般是两种或多种单式手法的组合。

针刺手法的意义,主要有两点:一是促使得气;二是施行补泻。

促使得气。当针刺入人体,且达到一定深度后,由于"气未至"或者机体正气虚衰"无气可至",而"不得气"时,应用手法可以产生针感,此时应用的手法也称催气法,是针刺发挥治疗作用的关键。其中得气包括:①保持针感,是在获得针感后,应用适当手法,加强针感刺激量,或延长针感持续时间,以提高治疗效果,此时应用的操作方法也称调气法。②传导针感,是指针刺得气后,施以适当手法,使针感沿一定路线传导,此时所用手法又称行气法。针刺得气后,有时针感自然传向病区,而出现明显的治疗效果,说明针感有一定的趋病性,故称"气至病所",但多数情况,针感并不明显传导,为了提高疗效,就要施以诱发和激发针感传导的手法,也称为行气法。

施行补泻。补泻手法是需要在得气基础上,根据疾病虚实性质和虚补实泻的治疗原则,施行相应的补泻手法。《灵枢·经脉》载:"盛则泻之,虚则补之,热则疾之,寒则留之,陷下则灸之。"这是针刺治病的一个重要环节,也是毫针刺法的核心内容。补法是泛指能鼓舞人体正气,使低下的功能恢复旺盛的方法。泻法是泛指能疏泄病邪使亢进的功能恢复正常的方法。补泻手法分为基本手法和复合手法。其中提插法和捻转法为基本补泻手法,其他复合手法都是在此基础上组合、综合的应用,如烧山火、透天凉等均是其中的代表。

第二节　针灸治疗特色

针灸是不同于药物的治疗方法。孙思邈《千金翼方》云，"凡病皆由血气壅滞，不得宣通，针以开通之，灸以温暖之"，"表针内药，随时用之，消息将之"，"汤药攻其内，针灸攻其外"，"内外相扶，病必当愈"。主张在临床上，应该针灸、药物结合，辨证而施，以提高疗效。实际上，在《黄帝内经》时代，艾灸、针刺、放血诸法远较药物十三方应用广泛，已经形成具有完备理论基础的针灸治疗体系。

一、针灸治疗特色

(一)经络理论和辨证论治

经络理论是针灸的主要理论基础。"经脉者，所以行血气而营阴阳"(《灵枢经·本藏》)。十二经脉是经络的主干，是以三阴三阳理论构建的人体气血循行模型。在《灵枢经》诸篇中，存在有迥然不同的经脉循行流注走向体系，其中较重要的是以《经脉》《营气》为代表的十二经(或十四经)周而复始的循行路线，和以《九针十二原》《本腧》《根结》为代表的向心性经气(原气)运行流注的循行路线。实际上，前者只是营气流注，是个生理状态模式。类此记述在《黄帝明堂经》《黄帝针灸甲乙经》，乃至后世针灸各医籍均有反映。从临床病变及针灸治疗角度来分析，还是后者更符合临床实际，如循经感传和针感、灸感走向和子午流注用五腧穴等，大都按向心性走行。

经络理论目前最重要的研究内容是经脉——脏腑相关。说得更清楚些，经络理论是解决病变部位、反应部位和治疗部位内在关系的理论。因此，指导针灸临床应以经络辨证为主，更多侧重病变部位和所属十二经脉的关系，以患者气血、寒热、虚实状态变化为主。针灸治疗常以症状发生部位为依据，以经气、络血之盛(实)虚寒热为辨证施治纲领，循经取穴或以痛为腧，指导选穴组方。可根据患者具体反应的不同，在选穴、定穴、施术等方面有所调整，形成病症(以症为主)一部位一腧穴的辨证思维方式。其论治一般以"通其经脉，调其血气"(《灵枢经·九针十二原》)为总则，主张"凡刺之道，气调而止"(《灵枢经·终始》)、"无问其病，以平为期"(《黄帝内经素问·三部九候论》)的效应和目标。因此，针灸与中药治疗(以藏象理论为主，以八纲、病因、脏腑辨证结合，以脏腑虚实证候为辨证纲领，论治以中医治病八法为主、扶正祛邪)大不相同。

(二)针灸以腧穴为治疗部位

腧穴是人体"神气游行出入之所"，故称气穴、气府，是机体在疾病状态下的疾病反应点和良性治疗点。作为针灸施术部位，腧穴包括经穴、奇穴和以痛为腧的阿是穴，以及耳穴等微刺系统穴位。腧穴具有相对特异性和双向调节作用，不论寒热、阴阳、表里均能运用，与中药有寒热补泻偏性不同。较为重要的是，腧穴功能状态的改变，用针者"必先察其经络之实虚，切而循之，按而弹之，视其应动者，乃后取之而下之"(《灵枢经·刺节真邪》)。腧穴取定，"则欲得而验之，按其处，应在中而痛解"(《灵枢经·背腧》)。针灸技术以经络(腧穴)状态决定，"盛则泻之，虚则补之，热则疾之，寒则留之，陷下则灸之，不盛不虚以经取之"(《灵枢经·经脉》)。针灸效能以"气至而有效"（《灵枢经·九针十二原》）为基础,都说明了腧穴功能状态变化在临床上的重要性。

迄今的研究证明,疾病反应点是动态的、个体化的、敏化的腧穴。疾病反应点的表现,可分为形态改变和功能改变两方面。形态改变,如皮下组织和肌肉处出现条索结节状改变,皮肤出现皮疹、浅表血管改变和色泽变化。功能改变,如压痛、低阻点和皮温变化等。压痛点和热敏化是不同性质的穴位敏化类型,压痛点属力敏化,对机械能刺激敏感,如针刺、按压等;热敏化对热能刺激敏感,如艾灸等,两者有时可在同一穴位发生。对艾灸热敏化和针刺得气的研究,可为正确选择针灸适应证和效能机制提供客观依据。

（三）针灸效能和病症性质

针灸调节作用的本质,决定了针灸效能的大小及其局限性。一般而言,凡能直接作用的部位,针灸效果就较为优越,如肌肉骨关节病、皮肤病、眼和鼻咽病、胃肠病、膀胱功能障碍病、妇科腹部病,可见针灸局部作用的表现尤其突出。

再者,针灸效能和机体整体调节状态密切相关,当针灸局部刺激与依靠经络传导调节的远端效应和整体调节相结合时,其效果要优于单一局部或远端的效能。因此,针灸能有效治疗内分泌代谢障碍、神经系统疾病和精神行为障碍。诚然,针灸效能的发挥大多在疾病初始或康复阶段,有一定的时限性,故必须认真选择介入时段和病症类型。

（四）针灸治疗技术和过程

针灸治疗技术的运用主要包括针刺和艾灸两大类。针刺有刺经得气、刺络放血等区分;艾灸则有直接灸、间接灸等不同。

毫针疗法是主要的针刺方法,其中运用各种得气、候气、行气、补气、泻气、调气、导气手法,尤其是针刺"随气用巧"的核心技术。《灵枢经·官能》云:"语徐而安静,手巧而心审谛者,可使行针艾。"这说明针刺时医家要神定气闲、心静手巧、心手合一。针灸治疗过程是医者治神和患者得气的统一,强调医患相得、形神对同一患者用同样的穴位和针灸方法,不同的医师由于技艺水平的高低,其疗效即大不相同。因此,著名针灸学家王雪苔先生认为:"辨证论治如同棋艺,要靠头脑的运思;针灸操作如同书法、绘画,要靠手下的技巧。"（《雪苔针论》）

二、经络诊法和针灸技法

根据经络学说原理,在经络腧穴上进行诊察,以判断疾病性质和部位的方法,称为经络诊法。经络诊法的主要内容有按诊、望诊等,通过这些方法可审察经脉的虚实,络脉的形色变化和皮部、经筋的异常征象,从而指导针灸治疗和技法操作。

（一）经脉和皮部的异常征象

1.经络腧穴按诊

十二经脉内属脏腑,外连体表,各有其循行分布路线,而隶属于相应的脏腑。十二皮部"以经脉为纪"（《黄帝内经素问·皮部论》）,其分布区域以十二经分布路线和范围为主。在临床上,通过对经脉和皮部异常征象的诊察,可发现和判断人体内在的病症,来指导针灸取穴和技法操作。故《灵枢经·根结》云:"用针之要……必审五藏变化之病,五脉之应,经络之实虚,皮之柔粗,而后取之也。"对经脉和皮部分区进行循推、按压、戳捏、触摸,可发现腧穴皮下的压痛、麻木、酸胀、陷下、寒热、滑涩和形态变化（包括结节、条索状物等"阳性反应物"征象）,在诊法范畴内,称为经络腧穴按诊,为临床所常用。

2.压痛、酸胀和麻木

是经脉和皮部常见的异常征象,多见于腧穴局部,也可循经脉走向放散。医者用手指按摸经脉腧穴,可发现其疼痛、酸胀、麻木的感觉。压痛主要出现在实证、热证时,酸胀、麻木感则以虚证为多见。"以痛为腧"是临床取穴常用的方法,对酸胀、麻木处同样适用;以该处为针刺部位或取穴标志,可采用经刺、巨刺、报刺和各种局部多针刺法,也可用远道刺和有效点针刺法。实证、热证用浅刺、疾刺和针刺泻法,虚证、寒证用深刺、留针和针刺补法来进行操作。根据疼痛和酸麻程度的轻重,随时调整刺激量的强弱,在临床上亦普遍使用。当然,压痛、酸胀和麻木处也常作为艾灸的取穴处;一般久病以直接灸为主,新病则可选间接灸、温和灸、拔罐等法。

3.腧穴皮温

经脉腧穴的皮温高低,常可通过触摸或仪器测试发现。皮温高、局部热者为热证,初按觉热、久按热减为虚热,久按热甚为实热。皮温低、局部寒冷者为寒证,初按觉寒、久按寒减为虚寒,久按寒甚则为实寒。诸此征象又可通过诱导针下寒热的徐疾补泻和烧山火、透天凉等来进行治疗调节,寒甚者还可以用艾灸以温通散寒。

4.皮下组织紧张度

皮肤的滑涩、腧穴皮下的组织紧张度,可通过循推、触摸而察知。所谓涩,即皮肤粗糙干燥,局部高出正常皮肤呈隆起状,肌肉紧张,甚而有颗粒状丘疹、赘疣出现,针刺穴内有紧涩阻滞感,是为实证之象,当用针刺泻法或挑刺、络刺等法。所谓滑,即皮肤柔润光滑,肌肉松弛,局部低于正常皮肤呈凹陷状,穴内按揉有囊样柔韧和滑动感,针刺穴内如刺豆腐,可顺手而入,是为虚证之象,当用针刺补法。此时,根据"陷下者灸之"的原则,用艾灸温通举陷,也是常规的治疗方法。

5.阳性反应物

结节和条索状等阳性反应物,多见于脊柱两侧,头颈、四肢也时有发现,常通过脊柱两侧经脉和其他部位的循推、按捏发现。其出现部位、大小多少和质地软硬及移动固定程度,常与内在病症的性质和部位有密切关系。在临床上,类此征象多表示经脉气血结聚,可用皮肤针重刺激手法,或毫针多针刺法及刺络拔罐等法进行施术,以疏经通络、行气活血。

(二)络脉形色变化

1.浅表皮下血络

络脉是经脉分出的斜行支脉,主要有15条,且包括诸多孙络、浮络、血络等,直到细小分支,由线状延展扩大为面状弥散,同躯体各部发生紧密的联系,是经络系统的重要组成部分。由于络脉多循行分布于体表,所以观察浅表皮下的血络、浮络、孙络变化,常可诊断疾病。

2.络脉的形色变化

络脉的形色变化与皮部相类似,色泽黯淡青黑者主寒,色泽明亮、红黄者属热,色深者主实证,色淡者主虚证。如络脉瘀阻,则可见充盈怒张的青紫血络显露;如瘀血甚者,又可见局部肿胀疼痛等症。在针刺治疗时,根据络脉形色变化和所出现的部位,采取络刺、缪刺、刺络拔罐,配合艾灸、按摩等方法,可活血通络、化瘀止痛,改善和缓解局部体征。皮肤针、局部多针刺法也可取络脉充盈处施行,常予以重点叩刺,或加强其手法刺激强度。《灵枢经·官能》云:"经陷下者,火则当之;结络坚紧,火所治之。"用灸法温通,对瘀阻血络、见结络坚紧者有效。

3.结膜(白睛)血络

眼针是一种现代微刺系统针法,在临床上常可根据结膜(白睛)血络的形色变化来取治。凡见眼球血络变化明显处,即可在该处相应的眶周穴区上,用毫针沿皮横刺或直刺。挑针刺法,常以脊柱两侧等处的小疹点为刺激部位,这些疹点稍有突起,似针帽大小,呈灰白、黯红、棕褐、浅红等色,压之常不褪色,形似丘疹,实际上也是血络、孙络变化的征象。用挑针穿皮,挑断该处皮下白色纤维,实际上也是一种络刺法。

(三)经筋缓急变化

1.经筋缓急

十二经筋是经络系统在肢体外周的连属部分,其分布以四肢关节和躯体为主,但不进入脏腑;功能职司肌肉的收缩、关节的屈伸和躯体的运动。经筋的病变,常表现为筋脉的牵引、拘挛、弛缓、转筋、强直等征象,可用缓急体征来归纳。所谓"急",即局部发硬疼痛,肌肉、肌腱、韧带等软组织增厚,按之有较敏锐的放射痛,指拨时有声响出现。所谓"缓",即局部软缓松弛,肌肉无力或萎缩。缓急体征在各类瘫痪、麻痹和骨关节病变、软组织损伤等疾患中常可发现,不少患者还常呈现"阳缓而阴急,阴缓而阳急"的肌群挛急现象,造成关节畸形。

2.相应刺法

根据经筋病候的局部表现,缓则阴有余而阳不足,当用徐疾补法,轻刺进针,三进一退,久留针;急则阳有余而阴不足,当用徐疾泻法,重刺进针,一进三退,少留针或不留针。在治疗中风偏瘫和面瘫等疾病时,可根据病程长短,分别对健侧和患侧施行补泻手法。恢刺、关刺、竖横针刺、报刺、齐刺、傍针刺等刺法,是经筋病常用的针刺方法。此外,采用苍龟探穴、青龙摆尾、接气通经等法,以加强刺激量、扩大刺激范围,也是治疗经筋拘急或弛纵所常用的方法。小儿麻痹后遗症,现代常用"以上带下"的排刺电针法,对肌肉萎缩和肌群挛急常有显著疗效。采用各种运动针刺法,对急慢性软组织损伤引起的疼痛肿胀,常有良效。现代研制的长圆针、松解金针、锋钩针等是治疗经筋病的专用针具,同时也发展了各自的特殊针刺手法。诸此都说明根据经络诊察来选用相应的针刺手法,是临床治疗的重要原则之一。

三、针灸临床处方特点

(一)针灸对症治疗

《灵枢经·官针》中诸法均针对局部症状而设。《灵枢经·经筋》中用火针劫刺法治经筋病,也属对症治疗。在杨继洲《针灸大成·治法总要》等医著和针灸歌赋中,不少内容也反映了针灸对症治疗的特点。不少腧穴可治同一内脏不同的病症,如《灵枢经·五邪》治"邪在脾胃","皆调于三里",而无须辨其寒热虚实。《四总穴歌》等都说明合谷治头面五官病症、足三里治肚腹胃肠病症,表明特定腧穴和特定部位的病症之间有较固定的相应关系。不少腧穴具有双向调节作用,在不同的证候中,使用同样的穴位、针灸方法常能取得同样的疗效。如针刺足三里,无论寒、热、虚、实,皆治脘腹痛。周楣声《灸绳》认为针灸就是通过疏通经脉而治症的,见症治症、以症概病、异病同治,八纲等辨证并不适合针灸临床。

(二)针至病所和气至病所

针至病所和气至病所两法各有所长,适用于不同的病症。一般而言,针至病所,采用《灵枢经·官针》"五刺"针法等,常用于定性、定位明确,病在皮、脉、肉、筋、骨,而由气血、痰湿、瘀滞聚结所致的病症;临床以病变局部取穴为主,针至病所,针到气到,通经活络而运行局部血气。气至病所以"刺之要,气至而有效"为治疗宗旨和效应标准,大多取四肢远端特定穴,用行气等手法激发经气,而促使较强针感循经传导;一般多用治内脏病,如用内关治冠心病、足三里治胃肠病等,有时也可用治肢体瘫痪、痿痹风痛等疾病。

(三)阶梯形的针灸处方

古代针灸处方有首选、备选而先后取穴,呈现出"阶梯形治疗"的处方格局,对现代针灸临床有一定的影响。如《灵枢经·杂病》治"心痛引背不得息",先"刺足少阴","不已,取手少阳"。《灵枢经·厥病》治"厥头痛,贞贞头重而痛","泻头上五行行五,先取手少阴,后取足少阴"。《灵枢经·周痹》治周痹,根据疼痛游行方向,或"先刺其下以过之,后刺其上以脱之",或"先刺其上以过之,后刺其下以脱之",以截断病势为要。在杨继洲《针灸大成·治法总要》等医著和针灸歌赋中,不少内容也反映了针灸处方有取穴先后的特点。如眼红肿痛先刺睛明、合谷、四白、临泣,不已复刺太溪、肾俞、行间、劳宫;中风瘫痪先针无病手足,后针有病手足等。三国曹翕《曹氏灸经》云:"孔穴去病有近远也。头病即灸头穴,四肢病即灸四肢穴,心腹背胁亦然。是以病其处即灸其穴,此为近道法。头病皆灸手臂穴,心腹病皆灸胫足穴,此为远道法。"从古至今,以近道(局部)取穴和远道取穴相结合,从而提高疗效,已成针灸处方组成定例。除刺穴有先后外,还有刺灸先后的针灸治疗处方。

(四)几种特殊的配穴方法

除针灸教科书上已多次详述者之外,以下还结合各家经验和个人体会,对几种较特殊的配穴方法进行介绍。

1.相类穴

即同一穴性类别的特定穴相配处方,较多运用的有背腧穴、原穴、井穴、荥穴等配穴。如用毫针或三棱针点刺少府、前谷治脏躁,劳宫、液门治口疮、口臭,内庭、大都治阳明火热牙痛,足通谷、然谷治产后尿失禁,行间、侠溪治带状疱疹后遗神经痛,鱼际、二间治咳喘肺热内壅者,表里荥穴相配,阴阳表里同调。又如用麦粒灸法,少商、商阳治乳蛾、疟腮、目赤、肿痛,少冲、少泽治面热面赤口舌糜烂,大敦、足窍阴治胁痛、崩漏,为表里井穴相配;商阳、厉兑安中止痢,清利头目,少商、隐白止咳平喘、安心宁神等,为上下井穴相配。

2.相平穴

以背、腹标部穴为主,其穴可相配处方,用治相应脏腑病症。如背部有督脉,足太阳经第1、2侧线,和相应华佗夹脊穴相平。身柱、肺俞、魄户和第3胸椎棘突相平,配方用治鼻、皮、肺、气病和神志悲伤者;神道、心俞、神堂和第5胸椎棘突相平,配方用治舌、脉、心、血病和喜笑不休者;命门、肾俞、志室和第2腰椎棘突相平,配方用治耳、骨、肾、精病和惊恐不宁者,如此等。腹部有任脉、足少阴、足阳明、足太阴穴相平行。神阙、肓俞、天枢、大横相平,配方用治大、小肠病;中脘、阴都、梁门相平,配方用治胃病;中极、大赫、归来相平,配方用治膀胱、胞宫、精室病等,如此等。

3.相应穴

《扁鹊神应针灸玉龙经》所载《玉龙歌》及《穴法相应三十七穴》明确指出,在处方腧穴相配时,各穴之间有主应关系。如治喷嚏、鼻流清涕,风门应列缺等。其中或上下相应(如治肩痛,肩髃应胯骨),或前后相应(治项强,承浆应风府),或远近相应(治耳聋,听会应合谷、足三里),或邻近相应(如治痴呆,神门应后溪),具标本兼施、相互呼应、相辅相成的作用。实际上,此类配穴很多,有的尚未在书中明确其主应关系,但在针灸临床中应用广泛而有效,如治汗证合谷应复溜,治胎死不下合谷应三阴交,治消渴尺泽应复溜等。现代临床有"同名经相应取穴法",以手足、上下相对为据,取同名经相应部位腧穴配方,治肢体疼痛等病症有效,也属本法范畴。

4.相对穴

是指四肢内外侧或躯干前后方相对位置上的部分腧穴,具有阴阳相对或阴阳表里相对的特点,故其在沟通阴阳、调和阴阳、从阴引阳、从阳引阴,加强阴阳二经关系,增强针感等方面有特殊作用,取穴少,疗效佳。如杨继洲《针灸大成》用间使、支沟治"鬼击",阴陵泉、阳陵泉治水肿。《玉龙歌》取绝骨、三阴交治寒湿脚气,昆仑、太溪治草鞋风。黄羡明用间使透支沟治精神狂躁,阴陵泉透阳陵泉治膝关节痹痛等。相对穴常用对刺或透刺之法,可单用一穴,也可两穴并用。常用的有大陵与阳池,少府与中渚,内关与外关,间使与支沟,郄门与三阳络,曲池与少海,肩髃与极泉,血海与梁丘,曲泉与膝阳关,阴陵泉与阳陵泉,商丘与丘墟,蠡沟与光明,悬钟与三阴交,昆仑与太溪,申脉与照海,哑门与廉泉,水沟与风府,神阙与命门,关元与腰阳关等。

第三节　针灸基本作用

一、针灸之要,调和阴阳

(一)阴阳学说是针灸技法的理论基础

《黄帝内经素问·阴阳应象大论》云:"阴阳者,天地之道也,万物之纲纪,变化之父母,生杀之本始。"阴阳学说是中医学用以认识和概括生理现象、病理变化的基础理论。它反映了机体内部统一、机体变化与外界环境相适应的整体观,说明了疾病发生、发展的机制,有效地指导着诊断治疗、用药处方的临床实践过程。

《黄帝内经素问·金匮真言论》云:"夫言人之阴阳,则外为阳,内为阴。言人身之阴阳,则背为阳,腹为阴。"这说明人体内外、前后各部分之间,无不包含着阴阳的对立和统一。《黄帝内经素问·阴阳应象大论》云:"阴在内,阳之守也;阳在外,阴之使也。"阴阳相互依存,是机体维持正常生理状态的基础。如阴阳失调而偏盛偏衰,则可造成疾病,即《黄帝内经素问·阴阳应象大论》所谓:"阴胜则阳病,阳胜则阴病;阳胜则热,阴胜则寒。"

在临床上,采取各种治疗方法调和阴阳,促使阴阳恢复平衡状态,是中医重要的治疗法则。《灵枢经·根结》云:"用针之要,在于知调阴与阳。调阴与阳,精气乃光。"《黄帝内经素问·阴阳应象大论》云:"故善用针者,从阴引阳,从阳引阴。"这说明针灸治疗必须以调和阴阳为总则,来指导临床穴位选配和针灸技法操作。

根据背为阳、腹为阴的理论,在临床上采用偶刺法或俞(背)募(腹)配穴,一针取前治阴,一针取后治阳。根据人体上部为阳、下部为阴的理论,上部有病下取之,以从阴引阳;下部有病上取之,以从阳引阴,也即远道刺灸法之旨。阴阳经脉,经气交接,表里相配,故在临床上可取阳经穴以治阴经病,取阴经穴以治阳经病,如此则可调和阴阳,恢复平衡,达到治疗目的。

《黄帝内经素问·阴阳应象大论》云:"左右者,阴阳之道路也。"阴气右行,阳气左行;阴者主内,阳者主外。根据阴阳左右理论,捻转针体的手法就可区分左右用力方向。"左转从阳,能行诸阳;右转从阴,能行诸阴"(杨继洲《针灸大成》)。捻针时拇指往外,向左转针从阳,故为补;捻针时拇指往里,向右转针从阴,故为泻。在明代,陈会、李梴、杨继洲各家又在阴阳理论指导下,根据午前(阳)午后(阴)、男(阳)女(阴)和左侧肢体(阳)右侧肢体(阴)的不同,采取多元阴阳左右捻转手法,来达到补泻目的,也为调和阴阳总则的滥觞。

病邪侵袭机体,由于其受邪程度和机体正气盛衰的不同,病邪所在部位也不相同。病邪在表为阳,病情较轻;病邪在里为阴,病情较重。针刺手法根据表里阴阳理论,采取深浅不同的操作方法,诚然也属调和阴阳的治则。《灵枢经·终始》云:"病痛者阴也……深刺之。痒者阳也,浅刺之。"《灵枢经·阴阳清浊》云:"刺阴者,深而留之;刺阳者,浅而疾之。"这说明病位深浅不同,其操作手法也相应区别。深者为阴,当用深刺法、留刺法,大艾炷顿灸、重灸;浅者为阳,当用浅刺法、疾刺法,也有用皮肤针刺络的。此外,针灸技法又应根据人体禀赋阴阳不同情况来进行。如禀赋属阴者当深刺留针,大艾炷重灸;禀赋属阳者当浅刺疾刺,或刺络放血等。

(二)调和阴阳是针灸技法的重要作用

《灵枢经·营卫生会》云:"人受气于谷,谷入于胃,以传于肺,五藏六府皆以受气,其清者为营,浊者为卫,营在脉中,卫在脉外。"这说明了营气与卫气的性质和运行分布情况。用阴阳学说解释,卫气属阳,行于脉外,居于浅表;营气属阴,行于脉内,居于深里。所以,营阴、卫外的相互依存关系,又包括了人体内外、表里的因素在内。徐疾补泻和提插补泻手法是根据营卫阴阳理论倡立的。明代杨继洲《针灸大成·经络迎随设为问答》云:"夫荣卫者阴阳也,经言:阳受气于四末,阴受气于五脏。故泻者先深而后浅,从内引持而出;补者先浅而后深,从外推内而入之。"徐疾泻法由深而浅、一进三退,提插泻法紧提慢插、以上提动作为主,从内引持邪气外泄,是"从阴引阳";徐疾补法由浅而深、三进一退,提插补法紧插慢提、以下插动作为主,从外推纳阳气内入,是"从阳引阴"。如此则"阳下之曰补,阴上之曰泻"(《针灸大成·经络迎随设为问答》),可治"阳入阴分,阴出阳分,相易而居"(《针灸大成·经络迎随设为问答》)之病,有调和阴阳的治疗作用。烧山火和透天凉以徐疾补泻和提插补泻为主要组成形式构成,烧山火补阳散寒,透天凉泄邪清热,也以调和阴阳为治疗目的。

《灵枢经·终始》云:"阴盛而阳虚,先补其阳,后泻其阴而和之。阴虚而阳盛,先补其阴,后泻其阳而和之。"人体疾病是阴阳平衡失调的结果,阴盛阳虚则寒,阳盛阴虚则热。在针刺手法操作上应当分别对待,采取各种不同的形式。在一穴之中补泻兼施,阳中隐阴在浅层行烧山火补阳,在深层行透天凉泻阴,先补其阳而后泻其阴;阴中隐阳在深层行透天凉泻阴、在浅层行烧山火助阳,先泻其阴而后补其阳。上述两法有调和阴阳的作用,故可分别用于先寒后热和先热后寒等阴阳失调的病证。在一经或两经之中选穴,补泻兼施,则用补母泻子(子母补泻)、左补右泻、上补下泻等方法,是用以调和阴阳的针刺配穴补泻法。

二、疏经通络,运行气血

(一)经络学说是针灸技法的理论基础

经络是经脉和络脉的统称。根据中医经络学说的阐述,经络系统是由十二经脉、奇经八脉、十五络脉和十二经别、十二经筋、十二皮部,以及无数的孙络、浮络组成的系统;其功能主要是运行气血,联络脏腑和沟通人体内外表里。其中,十二经脉是经络系统的主干,"内属于脏腑,外络于肢节"。十二经脉各有其循行路线,相互之间又有密切的联系;其联系途径主要有阴经和阳经在四肢部的交接,阳经和阳经(手足同名经)在头面部的交接,阴经和阴经在体腔内脏的连接(如足太阴和手少阴连接于心中)等方面。通过手足阴阳表里经的连接,气血营卫周而复始,流注循环,以司行血气、营阴阳、濡筋骨、利关节之职。作为针灸治疗的操作技术方法,关键在于"通其经脉,调其血气,营其逆顺出入之会"(《灵枢经·九针十二原》)。所谓"会",即气血流注出入聚会之处,亦即腧穴。

针刺经脉腧穴,采取不同的手法操作,必须根据所属经脉循行逆顺的规律而施。"迎随"作为广义补泻手法的概念,主要依据即是十二经脉的循行逆顺和流注时刻。《难经·七十二难》所云"所谓迎随者,知荣卫之流行,经脉之往来也,随其逆顺而取之"就说明了这个道理。捻转补泻手法强调向左或向右用力的方向。汪机《针灸问对》所载的捻转补泻手法,在这个基础上又结合十二经脉循行逆顺来进行操作。补法,捻针顺其经而转;泻法,捻针逆其经而转。

根据十二经脉气血流注时刻而施行的补泻手法,其理论则发端于《黄帝内经》。《灵枢经·营气》指出,营气行于经脉之中,"常营无已,终而复始",依十二经脉循行路线而逆顺。以营气流注盛衰时刻而施补泻,则产生纳支补泻,即十二经流注时刻补母泻子迎随补泻法。《黄帝内经》指出,卫气行于脉外,白昼散布于体表,夜间则运行于体腔内脏,上下往来不以期。根据卫气运行的规律,《灵枢经·卫气行》所云"刺实者,刺其来也;刺虚者,刺其去也。此言卫气存亡之时,以候虚实而刺之。是故谨候气之所在而刺之,是谓逢时",也属于迎随补泻的另一种方法。

(二)疏通经络、调和气血是针灸技法的作用

作为针刺操作技术的手法,其主要作用是通过各种方式刺激经络腧穴,以调和气血,促使经络气血的运行。在复式补泻手法范畴中,以补泻法和行气法组合者,大多有疏通经络、调和气血的作用。如李梴《医学入门》认为"青龙摆尾"法可行气,"白虎摇头"法可行血;汪机《针灸问对》认为"苍龟探穴"法可"行经脉","赤凤迎源"法可"行络脉",即是其例。至于留气、纳气用治癥瘕积聚,龙虎交战手法用治各种疼痛,其疏通经络、调和气血的作用就更为显著。

又如以呼吸与提插手法结合,采用抽添和接气通经(均指《针灸问对》所载),针刺感应强烈,主要适用于肢体的瘫痪麻痹,有通关过节、调和气血的作用,临床疗效较好。根据经络左右贯通的规律而施的巨刺和缪刺法,巨刺者治经病,缪刺者治络病,其疏调经气和活络行瘀的作用又有所区别,故采用针具和手法又有所不同。

在《灵枢经·官针》中记载有各种深浅刺法和多针刺法,大多有疏通经络、调和气血的作用,临床上主要以阿是穴取治。其中,根据病位深浅分别采用的刺法,如皮表病用毛刺、半刺、直针刺,血络病用络刺、豹文刺和赞刺,经筋病用恢刺、关刺,肌肉病用分刺、合谷刺和浮刺,骨病用短刺和腧刺(十二刺之一)等,总以疏通经络,"通则不痛"为治则。又如多针刺法也以病变

局部的痛点和阿是穴为主进行针刺,采用多支毫针来刺激局部,以加强刺激量,扩大刺激范围,加强针感传导,其用意也在于调和气血,促进经络气血运行。

(三)针灸感应循经传导是针灸技法的累积效应

1.灸感的产生

灸感的产生以艾灸为主,如应用艾条在穴区反复上下左右移动,上下来回如雀啄,左右摇摆类飞腾,要求刺激强度大、刺激时间长,以产生一种动态的艾灸刺激,连续均衡而不间断地有效积累艾灸刺激量。在此基础上,常可出现灸感的循经传导。如用艾炷灸时,则必须应用连续法,不待艾炷燃尽,当其将灭未灭之际,就在余烬上再加新艾炷,连续而不使火力中断,每可出现循经感传。《医宗金鉴》所云"凡灸诸病,必(艾)火足、(经)气到,始能求愈"就说明灸感的产生与艾灸灸量有关。周楣声报道,灸感的产生可分为 4 个时相:第一为感传先兆期,灸处出现与针感类似的酸、胀、重、麻得气感,其感应局限或广泛,可先见于病所,再在施灸穴区逐步显现。第二为定向传导期,灸感按一定径路传导,其方向直指病痛所在,且所止处也多为病痛所在,即所谓气至病所者。第三为作用发挥期,感传效应有一定规律,又呈现其多样性,大多以患处中心为强烈,常随病情好转,其感应也逐步减弱或消失。第四为循经再传期,此时感传可逐步消失,也可在原处往返或轮番出现,全身周流,上下连贯等,所谓循经再传。再传可在同一部位,也可在另一患病部位产生。

2.艾灸热敏化

陈日新等通过临床发现,腧穴对艾灸热敏化是疾病在体表产生病理反应的一种现象,也就是热敏化腧穴对艾灸的反应相对敏感,具有小刺激、大反应的特点。在热敏点高发部位可按四步法操作:先行回旋灸 1min,而后以雀啄灸、往返灸各 1min,再施以温和灸 1min。当患者感到透热、扩热、传热、局部不热远部热、表面不热深部热,或施灸部位或远端部位产生酸胀、重麻、寒冷、重压等 6 种不同程度反应感觉时,此点即为热敏化穴。在急慢性病症中,以寒证、湿证、瘀血证、虚证者出现热敏现象居多。热敏现象可随时间而发生强度等变化,具有时变特性。艾灸热敏穴极易发生循经感传,灸感传导处病症可随之缓解,在病愈后腧穴热敏化出现率下降。

3.针刺手法促进循经感传

大量资料证明循经感传现象具有普遍性、潜在性、趋病性、效应性、可激性、可控性、循经性、变异性等规律。对循经感传的研究,可证实十四经循行的客观存在。熟练运用针刺手法,可激发经气,提高循经感传的发生率。促使经气循经传导,甚而直达病所的针刺手法称为行气法。行气法包括捻转、提插、针刺方向、龙虎龟凤、运气法、进气法,以及循、摄、按压、关闭、接气通经等,在临床上可根据具体情况结合应用。如反复轻捻针,结合小幅度速提插,经 30～40 次激发操作后,约有 85％ 的患者可激发出感传,感传出现率及"气至病所"率随激发次数的增加而增加。在针刺得气后,医者用手紧持针柄,用意念守气勿失,意念集中于针尖,以意引气,不仅可维持针感,还可促进经气运行,循经感传甚而气至病所。又如循摄引导法,可在进针前或进针得气后应用,以促使针感传导。在进针前,先循经脉路线用拇指指腹适当用力按揉 1～2 遍,再用左手拇指指甲切压针孔,直至出现酸麻胀感沿经传导,再行进针。又如按压关闭法,医者充分运用押手,按压针柄或按压针穴上下,以促使针感向预定方向传导,则是临床常用的辅助手法。按压针穴法即用左手拇指按压针穴上下,关闭经脉的一端,并向经脉开放的一端缓缓揉动,向针尖加力的方法。在应用时,用力要适当,关闭、引导和指尖揉动要密切配合,可与循摄引导相结合。

三、补虚泻实,扶正祛邪

(一)邪正盛衰理论是针刺手法的指导思想

《黄帝内经素问·评热病论》云:"邪之所凑,其气必虚。"《黄帝内经素问·刺法论》云:"正气存内,邪不可干。"这说明人体疾病的发生和变化总以正气和邪气的盛衰变化为转归。正气即机体内在的抗病能力;邪气即各种致病的因素,包括外感六淫、内伤七情和饮食劳倦不节等病因在内。正气充足,病邪无以侵犯,人体就能保持健康状态;只有当正气不足时,病邪才能乘虚侵犯机体,造成外感和内伤疾患。

《黄帝内经素问·通评虚实论》云:"邪气盛则实,精气夺则虚。"实指邪气亢盛。邪气盛而正气未伤,邪正相搏,即呈实证。虚指正气虚弱。正气不足与邪气抗争,精气亏损,即呈虚证。在临床上,实证多由外感六淫,或痰饮、食积、瘀血、水湿等病理产物滞留为患;虚证则可能由先天不足、后天失养,或因病致虚等造成。虚与实是对机体抗病能力(正气)和致病因素(邪气)相互对抗消长形势的归纳和总结,是中医病因病机制论的重要纲领。

根据邪正盛衰的病情发展趋势,采用针刺补泻不同的方法,是针刺手法的核心内容。《灵枢经·九针十二原》指出:"虚实之要,九针最妙,补泻之时,以针为之。泻曰……邪气得……补曰……中气乃实。"《灵枢经·淫邪发梦》云:"十二盛者至而泻之","十五不足者至而补之"。《灵枢经·胀论》云:"补虚泻实,神归其室。"这说明针刺泻法可以祛邪而用以治疗实证,针刺补法可以扶正而用以治疗虚证的道理。在临床上,针刺补泻必须在形气脉象诊察的前提下进行。《灵枢经·终始》云:"凡刺之法,必察其形气。"《灵枢经·九针十二原》云:"凡将用针,必先诊脉,视气之剧易,乃可以治也。"这都说明根据诊察所得,判断病证虚实寒热,是针刺补泻的指导思想和应用原则。如"虚则实之者,气口虚而当补之也;满则泄之者,气口盛而当泻之也"(《灵枢经·小针解》)即是其例。

(二)扶正祛邪是针刺补泻的重要作用

《灵枢经·终始》云:"凡刺之道,气调而止,补阴泻阳。"《灵枢经·小针解》云:"气至而去之者,言补泻气调而去之也。"这都说明针刺的临床意义在于调和经气,使其有余者泻之、不足者补之,恢复正常的气血运行状态,达到扶正祛邪的目的。

针刺补泻的临床效果,常可根据针下感觉的变化(亦即辨气)来判定。《灵枢经·终始》云:"邪气来也紧而疾,谷气来也徐而和。"根据针下感觉的不同,分别采用针刺补泻,其效应迥然有别。正气虚者,针下虚滑,用补法则若有所得,针下会变得沉紧;邪气盛者,针下紧涩,用泻法则恍然若有所失,针下会变得滑利。故《灵枢经·小针解》云:"言实与虚若有若无者,言实者有气、虚者无气也。察后与先若亡若存者,言气之虚实,补泻之先后也,察其气之已下与常存也。"可见针刺补泻必须与辨气结合,体察针下感应的先后变化,这一点在临床上至关重要。

针刺补泻的作用还可从针下寒热感应的变化来判定。《黄帝内经素问·针解》云:"刺虚则实之者,针下热也,气实乃热也;满而泄之者,针下寒也,气虚乃寒也。"针刺补法(如烧山火)引导阳气入内,故针下有温热感觉,用以温阳散寒,是为扶正。针刺泻法(如透天凉)排泄阴气出外,故针下有寒凉感觉,用以清热泻火,是为祛邪。根据《黄帝内经》所示,后世以徐疾提插手法为基本形式,构成烧山火和透天凉等复式补泻操作术式,诱导针下寒热感应,为针刺手法的重要内容之一。

针刺补泻除涉及机体反应状态和针刺作用形式之外,腧穴的选用和针刺先后顺序的不同也是其中的一个影响因素。可以说,针刺补泻是以虚实辨证为前提,以穴位选配为基础,以针刺操作为具体内容的综合治疗方法。《难经》根据五行学说理论,以五腧穴为基础,通过穴位选配,采用补泻先后等方法,形成并发展成为补母泻子、泻南补北之法,对脏腑虚实夹杂病证有显著的效果。《难经·六十九难》云:"虚则补其母,实则泻其子。"《难经·七十九难》云:"迎而夺之者,泻其子也;随而济之者,补其母也。"在本经或他经上选用子经、子穴或母经、母穴,进行先后补泻,是为子母补泻法。《难经·七十五难》云:"东方实,西方虚,泻南方,补北方。"根据五行生克关系,对肝实肺虚之证,用泻心火、补肾水的配穴补泻法来进行针刺治疗,则是对子母补泻法内容的补充。此后,历代各家又在《黄帝内经》《难经》理论指导下,运用左右、上下、表里配穴补泻,以及担截抽添、接气通经诸法,总以扶正祛邪为目的,来达到治病的效果。诸此都说明了针刺补泻和各种配穴补泻,是在虚实辨证原则和邪正盛衰发病理论指导下,进行针刺治疗的具体方法和操作形式。

(三)艾灸补泻和扶正祛邪作用

李梴《医学入门》云:"虚者灸之,使火气以助元阳也;实者灸之,使实邪随火气而发散也;寒者灸之,使其气之复温也;热者灸之,引郁热之气外发,火就燥之义也。"可见艾灸可根据病证虚实,施行补泻操作,扶正祛邪。

1.以艾灸火力强弱和时间长短区分补泻

《灵枢经·背腧》云:"以火补者,毋吹其火,须自灭也;以火泻者,疾吹其火,传其艾,须其火灭也。"目前,此法主要用于艾炷灸,实际上是以艾灸火力强弱和时间长短分别进行补泻操作。补法:艾炷点燃置穴,不吹其火,徐徐燃尽待其自灭,火力缓慢温和,是为徐火、弱火;灸治的时间较长,壮数可多,有扶助正气之功。泻法:艾炷置穴点燃,用口吹旺其火,促其快燃,火力较猛,快燃快灭,是为疾火、强火;当患者觉局部灼痛时,即迅速更换艾炷再灸;灸治时间较短,壮数较少,取其祛散邪气的作用。

2.以不同选穴、选药进行补泻

(1)选用不同的穴位进行补泻:如张景岳《类经图翼》选用中脘、气海灸治脱血色白、手足厥冷,其效如神;徐春甫《古今医统大全》选用气海、丹田、关元等,灸治中寒见四肢厥冷、脉微欲绝者有效;《针灸易学》选用中极、子宫灸治血崩漏下,固冲止崩,以上均为补法。孙思邈《备急千金要方》选用病灶局部,以艾炷灸治痈疽、附骨疽;龚廷贤《寿世保元》以巴豆肉捣烂填脐中(神阙),艾炷隔物灸治疗大便闭塞、心腹疼痛,则均为泻法。此外,选用下部穴如涌泉穴,灸治鼻衄、咯血、口疮、目赤等,引火下行,有清热泻火的作用;选用上部穴如百会穴,灸治脱肛、遗尿、阴挺,举陷升阳,则起到补益元气的作用。

(2)选用不同的药物、隔物灸进行补泻:要根据隔物灸和贴敷时所用的药物,按其性味、功能、主治等,予以选用。选用偏重于泻的药物进行隔物灸或贴敷,就起到泻的作用,如甘遂贴敷可攻逐水饮,豉饼隔物灸散泄毒邪。选用偏重于补的药物进行隔物灸或贴敷,则起到补的作用,如隔附子饼灸则补虚助阳,蓖麻仁贴敷百会穴常有补气固脱之功。

第二章 经 络

第一节 经络系统概述

一、经络系统的组成

经络系统是由经脉和络脉组成的,在内连属于脏腑,在外连属于筋肉、皮肤。经脉分为正经和奇经两类。正经有十二,即手三阴经、手三阳经、足三阴经、足三阳经。十二正经是运行气血的主要通路。十二经脉有固定的起止部位和穴位,有一定的循行路线和交接顺序,在肢体的分布和走向有一定规律,同脏腑有直接的络属关系。由于十二经脉是经络系统的主体,故又称之为"十二正经"。奇经是相对正经而言,因其有八条经脉,即任脉、督脉、冲脉、带脉、阴维脉、阳维脉、阴跷脉、阳跷脉,故而称之为奇经八脉。奇经八脉具有统率、联络和调节十二经脉气血的作用。另外,经脉中尚有十二经别、十二经筋和十二皮部。络脉又分为十五别络、孙络、浮络。十五别络是指从十二正经及奇经八脉中的任、督二脉各分出一支别络,再加上脾经的一条大络,称之为十五别络或十五络脉。它具有加强表里两经在体表的联系和渗灌气血的作用。浮络指浮现于体表的浅表部位的络脉。孙络是络脉中最为细小的分支。

二、经络的功能

(一)沟通表里,贯穿上下,联络全身

人体的五脏六腑、四肢百骸、五官九窍、皮肉筋骨等组织器官是在经络系统的沟通联系下,成为一个有机的整体,使机体各部分之间保持着相互协调、相互制约的平衡关系。

(二)通行气血、濡养脏腑组织

经络是运行气血的通路,气血通过经络的运行,通达全身,营养脏腑组织器官,抗御外邪、保卫机体,这些都有赖于经络的传输。

(三)阐释病理变化

经络在生理上运行气血,在病理上传递病邪,内脏有病可以通过经络的传导反映于体表。

三、经络的临床应用

(一)用于诊断疾病

经络有一定的循行部位和络属脏腑,根据病变的部位,结合经络循行及所连脏腑,即可做出诊断。

(二)指导疾病的治疗

主要是指导针灸、按摩、火罐的循经取穴和中药的归经选择。

(三)用于疾病的预防

调理经络可以预防疾病,如:常灸足三里、气海、关元等穴可以强身健体,提高机体免疫能力。

第二节　十二经脉

十二经脉,即手三阴经、足三阴经、手三阳经、足三阳经共十二条经脉。十二经脉是经络学说的主体,在经络系统中起着重要的作用。

一、十二经脉的命名、分布和走行交接规律

(一)十二经脉的命名

十二经脉的命名是结合阴阳、脏腑、手足三个方面而定的,它们分别隶属于十二脏腑。十二经脉是用其所属脏腑的名称,结合循行于肢体(包括手足)的内外、前中后的不同部位,根据阴阳学说的内容赋予了不同的名称。因为五脏属阴,所以凡是和五脏相连的经脉叫作阴经,阴经循行在四肢的内侧。六腑属阳,凡是和六腑相连的经脉叫作阳经,阳经循行在四肢的外侧。根据阴阳衍化理论,阴阳又可分为三阴三阳,即:太阴、厥阴、少阴和太阳、少阳、阳明。五脏之中的心、肺、心包都位于胸膈以上,属三阴经。它们的经脉分布在上肢内侧,属阴,为手三阴经。大肠、小肠、三焦属三阳经,它们的经脉分布在上肢外侧,属阳,为手三阳经。脾肝肾位于胸膈以下,属三阴经,它们的经脉分布在下肢内侧,属阴,为足三阴经。胃、胆、膀胱的经脉分布在下肢外侧,属阳,为足三阳经。按照各经所属脏腑,结合循行于四肢的部位,就决定了十二经脉的名称。

十二经脉分类及分布如下:

1.手

(1)阴经(属脏):太阴肺经;厥阴心包经;少阴心经。

(2)阳经(属腑):阳明大肠经;少阳三焦经;太阳小肠经。

(3)循行部位(阴经行内侧,阳经行外侧)

1)上肢前线:太阴肺经、阳明大肠经。

2)上肢中线:厥阴心包经、少阳三焦经。

3)上肢后线:少阴心经、太阳小肠经。

2.足

(1)阴经(属脏):太阴脾经;厥阴肝经;少阴肾经。

(2)阳经(属腑):阳明胃经;少阳胆经;太阳膀胱经。

(3)循行部位(阴经行内侧,阳经行外侧)

1)下肢前线:太阴脾经、阳明胃经。

2)下肢中线:厥阴肝经、少阳胆经。

3)下肢后线:少阴肾经、太阳膀胱经。

(二)十二经脉在体表的分布规律

十二经脉在体表的分布走行有着一定的规律:阳经分布于四肢的外侧面、头面和躯干,上肢的外侧为手三阳经;下肢外侧为足三阳经。阴经分布于四肢的内侧面和胸腹。上肢的内侧为手三阴经;下肢的内侧为足三阴经。手足三阳经在肢体的分布规律是:阳明经在前,少阳经

在中,太阳经在后。手足三阴经在肢体的分布规律是:太阴经在前,厥阴经在中,少阴经在后。但是足三阴经在下肢内踝上八寸以下是足厥阴经在前,足太阴经在中,足少阴经在后,行至内踝上八寸以上时则是足太阴在前,足厥阴经在中,足少阴经在后。在头面部,阳明经循行于面部、额部;太阳经循行于面颊、头项及头后部;少阳经循行于侧头部。在躯干部,手三阳经循行于肩胛部;足阳明经循行于胸腹部;足太阳经循行于腰背部;足少阳经循行于人体侧面。手三阴经循行于胸部且均从腋下走出,足三阴经均循行于腹部。

(三)十二经脉的走向和交接规律

手三阴经起于胸中,从胸走向手指末端,交手三阳经;手三阳经从手指末端走向头面部,交足三阳经;足三阳经从头面部向下走行,经过躯干、下肢,走向足趾末端,交足三阴经;足三阴经从足趾沿小腿、大腿,走向腹部、胸部,交手三阴经。手足三阴三阳经脉如此交接循行,阴阳相贯,构成一个循环往复的传注系统。

二、十二经脉的表里属络关系

十二经脉通过经别和别络互相沟通,组合成六对表里相合的关系。手太阴肺经和手阳明大肠经互为表里;手厥阴心包经和手少阳三焦经互为表里;手少阴心经和手太阳小肠经互为表里;足太阴脾经和足阳明胃经互为表里;足厥阴肝经和足少阳胆经互为表里;足少阴肾经和足太阳膀胱经互为表里。互为表里的阴经与阳经在体内与脏腑有属络关系,阴经属脏络腑,阳经属腑络脏。即手太阴肺经属于肺联络大肠;手阳明大肠经属于大肠联络肺;手厥阴心包经属于心包联络三焦;手少阳三焦经属于三焦联络心包;手少阴心经属于心联络小肠;手太阳小肠经属于小肠联络心;足太阴脾经属于脾联络胃;足阳明胃经属于胃联络脾;足厥阴肝经属于肝联络胆;足少阳胆经属于胆联络肝;足少阴肾经属于肾联络膀胱;足太阳膀胱经属于膀胱联络肾。互为表里的经脉,在生理上相互联系,在病理上相互影响。

三、十二经脉的流注次序

十二经脉中的气血运行是循环流注的。从手太阴肺经开始,依次流注,最后传至足厥阴肝经,再重新传至手太阴肺经,阴阳相通,首尾相贯,循环往复,其流注次序表述如下:

手太阴肺经→手阳明大肠经→足阳明胃经→足太阴脾经→手少阴心经→手太阳小肠经→足太阳膀胱经→足少阴肾经→手厥阴心包经→手少阳三焦经→足少阳胆经→足厥阴肝经→手太阴肺经。

四、十二经脉循行及主治病证

(一)手太阴肺经

1.循行

起于中焦,向下联络大肠,再上行穿过膈肌,入属于肺脏;从肺系(指肺与喉咙相联系的脉络)横出腋下,沿上臂内侧行于手少阴和手厥阴之前,下行到肘窝中,沿着前臂掌面桡侧入寸口(桡动脉搏动处),过鱼际,沿鱼际的边缘,出拇指的桡侧端。其支脉:从列缺穴处分出,走向示指桡侧端,与手阳明大肠经相交接。

2.主治

主治胸、肺、喉部疾患及经脉循行部位的病变。

(二)手阳明大肠经

1.循行

起于示指桡侧端(商阳),沿示指桡侧,通过第1、2掌骨之间,向上进入拇长伸肌腱与拇短伸肌腱之间的凹陷中,沿前臂背面桡侧缘,至肘部外侧,再沿上臂外侧上行至肩端(肩髃),沿肩峰前缘,向上会于督脉大椎穴,后进入缺盆,联络肺脏,通过横膈,属于大肠。其支脉:从锁骨上窝上行于颈部(扶突),经过面颊,进入下牙龈,出来回绕口唇,左右交叉于水沟,左脉向右,右脉向左,分布在鼻旁(迎香),与足阳明胃经相交接。

2.主治

主治头面、五官疾患和经脉循行部位的病变。

(三)足阳明胃经

1.循行

起于鼻翼两侧(迎香),上行到鼻根部,与足太阳膀胱经相交会,向下沿着鼻柱的外侧(承泣),入上齿龈,回出环绕口唇,向下交会与颏唇沟内(承浆),再向后沿下颌骨后缘到大迎穴处,沿着下颌角颊车,上行耳前,经过上关,沿发际至额前。其支脉:从大迎前下走人迎,沿着喉咙向下后行至大椎穴,折向前行入缺盆,向下通过横膈,属胃,络于脾脏。其直行之脉:从缺盆出体表,沿乳中线下行,挟脐两旁(旁开2寸),入小腹两侧腹股沟处。其支脉:从胃下口幽门处分出,沿腹里向下到气冲处与前脉会合,再由此向下至髀关,直抵伏兔部,下至膝膑,沿着胫骨前嵴外侧,下经足背,进入足第2趾外侧端(厉兑)。其支脉:从膝下3寸(足三里)处分出,下行足中趾外侧。其支脉:从足背上(冲阳)分出,进入足大趾内侧端(隐白),与足太阴脾经相交接。

2.主治

主治胃肠病、神志病和头、面、眼、鼻、口、齿疾患,以及经脉循行部位的病变。

(四)足太阴脾经

1.循行

起于足大趾末端(隐白),沿着大趾内侧赤白肉际,过大趾本节后半圆骨,上行至内踝前缘,再上腿肚,沿小腿内侧正中线上行,于内踝上八寸处,交出足厥阴经之前,经膝、股部内侧前缘进入腹中,属脾,络胃,过横膈上行,挟食管两旁,连系舌根,分散于舌下。其支脉:从胃别出,向上通过膈肌,注入心中,与手少阴心经相交接。

2.主治

主治胃脘痛、腹胀、呕吐嗳气、便溏、黄疸。身体沉重无力、舌根强痛、膝股部内侧肿胀、厥冷等病证。

(五)手少阴心经

1.循行

起于心中,出属于"心系"(心与其他脏器相连系的部位),向下穿过横膈,下络小肠。其支脉:从"心系"分出向上,挟着食管上行,系于目系(指眼球与脑相联系的脉络)。其直行之脉:从心系出来,退回上行于肺部,横出于腋窝(极泉),沿上臂内侧后缘、肱二头肌内侧沟,至肘窝内侧,沿前臂内侧后缘、尺侧腕屈肌腱之侧,到掌后豌豆骨部,入掌,经小指桡侧至末端(少冲),与手太阳小肠经相交接。

2.主治

主治心、胸、神志病证及本经循行部位的病变。

(六)手太阳小肠经

1.循行

起于手小指外侧端(少泽),沿手背尺侧至腕部,出于尺骨茎突,直上前臂外侧尺骨后缘,经尺骨鹰嘴与肱骨内上髁之间,循上臂外侧后缘出肩关节,绕行肩胛部,交肩上(大椎),入缺盆络于心脏,沿食管过横膈,过胃属小肠。其支脉:从缺盆出来,沿颈部上行至面颊,至目外眦,转入耳中(听宫)。其支脉:从面颊部分出,上行目眶下,至目内眦(睛明),与足太阳膀胱经相交接。

2.主治

主治头项、五官病证、热病、神志疾患及本经部位的病变。

(七)手厥阴心包经

1.循行

起于胸中,出属心包络,向下通过膈肌,从胸至腹,依次络于上、中、下三焦。其支脉:从胸中分出,沿胸出于胁部,至腋下3寸处(天池),上行抵腋窝中,沿上臂内侧中线,行于手太阴和手少阴之间,进入肘中,向下行于前臂掌长肌腱与桡侧腕屈肌腱之间,进入掌中,沿着中指桡侧,出中指桡侧端(中冲)。其支脉:从掌中(劳宫)分出,沿着环指,尺侧到指端,与手少阳三焦经相交接。

2.主治

主治心、胸、胃、神志病证。如心痛、心悸、胃痛、呕吐、胸痛、癫狂、昏迷及经脉循行部位的病变。

(八)足太阳膀胱经

1.循行

起于目内眦,上额左右交会于巅顶(百会)。其支脉:从头顶部分小,到颞颥部。其直行之脉:从头顶入里联络于脑,回行分别下行到项后,沿肩胛部内侧,挟脊柱。到达腰部,从脊旁肌肉进入体腔联络肾脏,属于膀胱。其支脉:从腰部分出,向下通过臀部,进入腘窝内。其支脉:从项部分出下行,通过肩胛骨内缘直下,经过臀部下行,沿大腿后外侧与腰部下来的支脉会合于腘窝中。然后下行穿过腓肠肌,出于外踝后,沿足背外侧缘至小趾外侧端(至阴),与足少阴经肾经相交接。

2.主治

包括头、项、目、背、腰、下肢部病证及神志病,背部第一侧线的背腧穴及第二侧线相平的腧穴,主治与其相关的脏腑病证和有关的组织器官病证。

(九)足少阴肾经

1.循行

起于足小趾下,斜走足心(涌泉),出于舟骨粗隆下,沿内踝后,进入足跟,再向上行于腿肚内侧后缘,至腘内侧,上经大腿内侧后缘,穿过脊柱,属于肾脏,联络膀胱。其直行之脉:从肾向上通过肝和横膈,进入肺中,沿着喉咙,挟于舌根两侧。其支脉:从肺中出来,联络心脏,流注胸中,与手厥阴心包经相交接。

2.主治

主治妇科、前阴、肾、肺、咽喉病证。如月经不调、阴挺、遗精、小便不利、水肿、便秘、泄泻、以及经脉循行部位的病变。

(十)手少阳三焦经

1.循行

起于环指(无名指)尺侧端(关冲),向上出于手背第4、第5掌骨之间,沿着腕背,出于前臂伸侧尺、桡骨之间,向上通过肘尖,上臂外侧三角肌后缘,上达肩部,交出于足少阳经的后面,向前进入缺盆,分布于胸中,联络心包,向下通过横膈,从胸至腹,属于上、中、下三焦。其支脉:从胸中分出,上行出缺盆,至肩部,左右交会于大椎,上行到项,沿耳后直上。出于耳上到额角,再屈而下行至面颊,到达目眶下。其支脉:从耳后入耳中,出走耳前,与前脉交叉于面颊部,到达瞳子髎,与足少阳胆经相交接。

2.主治

主治侧头、耳、目、咽喉、胸胁部病证和热病。如偏头痛、胁肋痛、耳鸣、耳聋、目痛、咽喉痛及经脉循行部位的病变。

(十一)足少阳胆经

1.循行

起于瞳子髎(目外眦),向上到额角返回下行至耳后,沿颈部向后交会大椎穴再向前入缺盆部入胸过膈,联络肝脏,属胆,沿胁肋部,出于腹股沟,经外阴毛际,横行入髋关节(环跳)。其支脉:从耳后入耳中,出走耳前,到瞳子髎处后向下经颊部会合前脉于缺盆部。下行腋部侧胸部,经季肋和前脉会于髋关节后,再向下沿大腿外侧,行于足阳明和足太阴经之间,经腓骨前直下到外踝前,进入足第4趾外侧端(足窍阴);其支脉:从足临泣处分出,沿第1、2跖骨之间,至大趾端(大敦),与足厥阴肝经相交接。

2.主治

主治侧头、目、耳、咽喉病、神志病、热病及经脉循行部位的其他病证。

(十二)足厥阴肝经

1.循行

起于足大趾上丛毛部(大敦),经内踝前向上至内踝上八寸处外处交出于足太阴经之后,上行沿股内侧,进入阴毛中,绕阴器,上达小腹,挟胃旁,属肝络胆,过膈,分布于胁肋,沿喉咙后面,向上入鼻咽部,连接于"目系"(眼球连系于脑的部位),上出于前额,与督脉会合于巅顶。其支脉:从目系分出,下行颊里、环绕唇内。其支脉:从肝分出,穿过膈,向上流注于肺,与手太阴肺经相交接。

2.主治

主治肝病、妇科、前阴病及经脉循行部位的其他病证。

第三节　奇经八脉

一、督脉

(一)循行

起于胞中(小腹内),下出于会阴部,向后行于脊柱的内部,上达项后(风府),进入颅内,络脑,上行巅顶,沿前额下行至鼻柱,止于上唇系带处(龈交)。

(二)主治

脊柱强痛,角弓反张等病证。

二、任脉

(一)循行

起于胞中,下出会阴部,上行前行至阴毛部,沿腹部和胸部正中线直上,向上经过关元经咽喉部,至下颌,环绕口唇,沿面颊,分行至目眶下。

(二)主治

疝气,带下,腹中结块等病证。

三、冲脉

(一)循行

起于胞中,下出于会阴部,从气街部起与足少阴经相并,夹脐上行,散入胸中,上达咽喉,环绕口唇。

(二)主治

腹部气逆而拘急等病证。

四、带脉

(一)循行

起于季胁,斜向下行至带脉穴,五枢穴,维道穴,横行腰腹,绕身一周。

(二)主治

腹满,腰部觉冷如坐水中等病证。

五、阴维脉

(一)循行

起于小腿内侧,足三阴经交会之处,沿大腿内侧上行,至腹部,与足太阴脾经同行,到胁部,与足厥阴经相结合,然后,上行至咽喉,合于任脉。

(二)主治

心痛,忧郁等病证。

六、阳维脉

(一)循行

起于足跟外侧,向上经过外踝,沿足少阳胆经并行,沿下肢外侧上行至髋部,经胁肋后侧,从腋后上肩,至前额,再到项后,合于督脉。

（二）主治

恶寒发热,腰疼等症。

七、阴跷脉

（一）循行

起于内踝下（照海）,经过内踝后,沿下肢内侧上行,经阴部,沿腹、胸进入缺盆,再上行,出人迎穴之前,经鼻旁,到目内眦,与手足太阳经、阳跷脉会合。

（二）主治

多眠、癃闭,足内翻等病证。

八、阳跷脉

（一）循行

起于外踝下（申脉）,经外踝后上行腓骨后缘,经股部外侧,再沿髋、胁、肩、颈的外侧,上夹口角,到达目内眦,与手足太阳经、阴跷脉会合,再上行经额,与足少阳胆经会于风池。

（二）主治

目痛（从内眦始）,不眠,足外翻等病证。

第四节　十二经别、十二经筋、十二皮部

一、十二经别

十二经别是十二正经离、入、出、合的别行部分,是正经别行深入体腔的支脉。

十二经别的分布规律:十二经别多从四肢肘膝关节以上的正经别出（离）,经过躯干深入体腔与相关的脏腑联系（入）,再浅出体表上行头项部（出）,在头项部阳经合于本经经脉,阴经的经别合于其表里的阳经经脉（合）,由此将十二经别汇合成六组,称为"六合"。

十二经别的作用:加强了十二经脉的内外联系及在体内的脏腑之间表里关系,补充了十二经脉在体内外循行的不足。由于十二经别通过表里相合的"六合"作用,使得十二经脉中的阴经与头部发生了联系,从而扩大了手足三阴经穴位的主治范围。此外,又由于其加强了十二经脉对头面的联系,故而也突出了头面部经脉和穴位的重要性及其主治作用。

二、十二经筋

十二经筋是十二经脉之气濡养筋肉骨节的体系,是十二经脉的外周连属部分。

十二经筋的分布规律:十二经筋均起于四肢末端,上行于头面胸腹部。每遇骨节部位则结于或聚于此,遇胸腹壁或入胸腹腔则散于或布于该部而成片,但与脏腑无属络关系。

十二经筋的作用:约束骨骼,完成运动关节和保护关节的功能。

三、十二皮部

十二皮部是十二经脉功能活动反映于体表的部位,也是络脉之气散布之所在。

十二皮部的分布规律:以十二经脉体表的分布范围为依据,将全身皮肤划分为十二个区域。

十二皮部的作用:由于十二皮部居于人体最外层,又与经络气血相通,故是机体的外屏障,起着保卫机体、抵御外邪和反映病证的作用。

第三章　腧穴

第一节　腧穴的含义与分类

一、腧穴的含义

腧穴是脏腑、经络之气输注于体表的部位。"腧"与"输"意通，有输注的含义，像水流的转输灌注；"穴"有"孔""隙"的意思。所以又有"气穴""骨孔""孔穴"等不同名称。腧穴又是针灸施术的部位，因而又叫砭灸处，一般称为"穴位"。

腧，又与"输""俞"，三字相通，但应用时各有所指。所谓的"腧穴"是穴位的统称；"输"是指井、荥、输、经、合五腧穴中的第三个穴位；"俞"是指脏腑之气输注于背部穴位，即五脏俞和六腑俞等背腧穴。

腧穴与经络是密切相连的，分布在一定的经脉循行通路上，所以不能把它看作是孤立于体表的点，而应把它看成是与内部脏腑组织器官有着一定联系的、互相输通的一个特定部位。腧穴从属于经络，经络通于脏腑，故腧穴、经络、脏腑间有着极为密切的联系。大量的临床观察充分证明，脏腑疾病能使某些相应腧穴出现异常反应，当刺激这些异常反应点或相关腧穴，对相应脏腑的功能活动具有相对特异的调整作用。由此可知，"输通"是双向的，从内通向外，反映病痛；从外通向内，接受刺激，防治疾病。从这个意义讲，腧穴又是疾病的反应点和治疗的刺激点。而且这种通内达外，形成一体联系的纽带是经络，所以，腧穴是经络学说的应用，而经络学说又是腧穴应用的理论基础，两者密切相关。

二、腧穴的分类

人体的腧穴很多，腧穴之间有联系，不是彼此孤立的，其作用是多方面的，不是单一的。将具有共性的腧穴，按一定方式加以系统分类，腧穴大体分为十四经穴、经外奇穴和阿是穴三类。

（一）经穴

凡归属于十二经脉与任、督二脉的腧穴统称为"十四经穴"，简称"经穴"。这些腧穴经实践证明，具有主治本经病证的共同作用。因此，以类相从地分别归纳于十四经系统中，它们都经过定位、定名，逐步由散在发展成系统的。在十四经穴中，十二经脉的腧穴均为左右对称的双穴；督脉和任脉的腧穴，则分别分布于前、后正中线上，为单穴。十二经脉和督脉、任脉的腧穴共有 361 个。

（二）奇穴

指有明确的位置和穴名，而在历代文献中尚未列入十四经系统中的一类腧穴。因其有"奇效"故称"奇穴"。又因不属十四经范畴，故又称为"经外奇穴"。奇穴是在阿是穴的基础上发展起来的，其中有明确的位置，且有名称的"有名奇穴"对某些病证有特殊的治疗作用。

奇穴的分布虽然比较散，有的在十四经循行路线上，如印堂穴、太阳穴、阑尾穴、胆囊穴，虽具有经穴的特点,但迄今仍作为经外奇穴看待。有的虽不在十四经循行路线上,而是由多个穴位组合而成,如华佗夹脊穴则介于两经之间,还有四缝、十宣等奇穴,一名多穴介于数经之间。

(三)阿是穴

指既无固定的位置,又无具体名称,而是以按压痛点所取得穴位。就"阿"字而言,是指"痛"的意思,因按压痛处,患者会"阿"的一声。《灵枢·经筋》称"以痛为腧"。"阿是穴"之称,最早见于《千金方》中,文中说:"人有病痛,即令捐其上,若里当其处,不问孔穴,即得便快或痛,即云'阿是',灸刺皆验。"嗣后又有"天应穴""不定穴"等名称,都是一样的压痛取穴。

阿是穴以压痛取穴,在针灸临床应用时,经穴和奇穴亦可应用阿是之法取之。临床也常以此作为诊断和治疗的依据。

第二节　腧穴的定位

在临床上,腧穴定位的准确与否,可以直接影响治疗效果。常用的定位方法,可分为骨度分寸定位法、解剖标志定位法、手指同身寸取穴法和简便取穴法四种。

一、骨度分寸定位法

骨度分寸法,亦称"骨度法",是以体表骨节为主要标志,用以测量全身各部的长度和宽度,定出分寸用于腧穴定位的方法。将人体各部按照比例分别规定为一定的折算长度,作为量取腧穴的标准,这种假定的长度叫"骨度"。骨度的单位是寸,这里的寸就是等份。例如,肘横纹到腕横纹为 12 寸,即是将这段距离划分为 12 个等份。不论任何年龄、体形、男女、老幼都可以按照这种标准测量。此法是腧穴定位法的基本方法。常用骨度分寸表述如下。

(一)头面部

(1)前发际正中至后发际正中:12 寸(度量法:直寸),用于确定头部经穴的纵向距离。

(2)眉间(印堂)至前发际正中:3 寸(直寸),用于确定前或后发际及其头部经穴的纵向距离。

(3)第七颈椎棘突下(大椎)至后发际正中:3 寸(直寸)。

(4)眉间(印堂)至后发际正中至第七颈椎棘突下(大椎):18 寸。

(5)前两额发角(头维)之间:9 寸(横寸),用于确定头前部经穴的横向距离。

(6)耳后两乳突(完骨)之间:9 寸(横寸),用于确定头后部经穴的横向距离。

(二)胸腹胁部

(1)胸骨上窝(天突)至胸剑联合中点(歧骨):9 寸(直寸),用于确定胸部任脉经穴的纵向距离。

(2)胸剑联合中点(歧骨)至脐中:8 寸(直寸),用于确定上腹部经穴的纵向距离。

(3)脐中至耻骨联合上缘(曲骨):5 寸(直寸),用于确定下腹部经穴的纵向距离。

(4)两乳头之间:8 寸(横寸),用于确定胸腹部经穴的横向距离。

(5)腋窝顶点至第十一肋游离端:12 寸(直寸),用于确定胁肋部经穴的纵向距离。

(三)背腰部

(1)肩胛骨内缘(近脊柱侧点)至后正中线:3寸(横寸),用于确定背腰部经穴的横向距离。

(2)肩峰缘至后正中线:8寸(横寸),用于确定肩背部经穴的横向距离。

(四)上肢部

(1)腋前、后纹头至肘横纹(平肘尖):9寸(直寸),用于确定上臂部经穴的纵向距离。

(2)肘横纹(平肘尖)至腕掌(背)侧横纹:12寸(直寸),用于确定前臂部经穴的纵向距离。

(五)下肢部

(1)耻骨联合上缘至股骨内侧髁上缘:18寸(直寸),用于确定下肢内侧足三阴经穴的纵向距离。

(2)胫骨内侧髁下方至内踝尖:13寸(内踝尖指内踝向内的凸起处)。度量法:直寸。

(3)股骨大转子至腘横纹:19寸(直寸),用于确定下肢外后侧足三阳经穴的纵向距离(臀沟至腘横纹14寸)。

(4)腘横纹至外踝尖:16寸(直寸),用于确定下肢外后侧足三阳经穴的纵向距离。

临床应用时,按取穴部位骨度全长,用手指划分为若干等份,每一等份为1寸,称作"指测等分定位法"。根据骨度的长度和取穴的需要,采用二分法、三分法和五分法等。例如,取间使穴,可用二分法将肘横纹至腕横纹的12寸等分为两个6寸,再将近腕的6寸等分为两个3寸,这样腕上3寸的间使穴便可迅速而准确地定位;腋前皱襞至肘横纹是9寸,取天府穴时可用3分法定位;肚脐至横骨是5寸,取石门、关元、中极等穴时,可用5分法定位等。

二、解剖标志定位法

解剖标志定位法又叫自然定位法,它是以人体解剖标志作为定位的依据。常用有以下两种。

(一)固定标志

是指不受人体活动影响而固定不移的标志。如人体的五官、毛发、指(趾)甲、乳头、肚脐及各种骨关节凸起、凹陷等。固定标志有利于腧穴的定位,如两眉之间取印堂穴,两乳之间取膻中穴;脐旁2寸取天枢穴;腓骨小头前下方取阳陵泉穴等。此外,还可依据肩胛冈平第三胸椎棘突,肩胛骨下角平第七胸椎棘突,髂嵴平第四腰椎棘突为标志,来确定背腰部的腧穴。这就是腧穴定位的基本方法。

(二)动作标志

通过做相应的动作姿势才能出现的标志,称动作标志,亦称活动标志。如皮肤的皱襞、肌肉部的凹陷、肌腱的显露及某些关节间隙等。例如,临床治疗让患者张口在耳屏前方出现凹陷处取耳门、听宫、听会三穴;下关应闭口取穴;取阳溪穴应将拇指跷起,当拇长、短肌腱之间的凹陷中;取养老穴,应正坐屈肘,掌心向胸,当尺骨小头桡侧骨缝中取之;握拳,掌后横纹取后溪穴等。

三、手指同身寸取穴法

手指同身寸取穴法,又称指寸定位法,是以患者手指为标准来取穴的方法。常用的取穴法有如下三种。

（一）中指同身寸

是以患者的中指中节屈曲时,内侧两端纹头之间的距离作为 1 寸,适用于四肢的直寸和背部的横寸取穴。

（二）拇指同身寸

是以患者的拇指指关节的横度作为 1 寸,适合于四肢部的直寸取穴。

（三）横指同身寸

又名"一夫法",令患者将示指、中指、环指和小指并拢,以中指中节横纹处为准,四指横量宽度为 3 寸,适用于四肢的直寸和胸腹部直寸及背部的横寸取穴。

四、简便取穴法

简便取穴法是临床一种简便易行的定位方法,此法只适用于某些少数腧穴的量取。例如,两耳尖上连线的中点定百会穴,两虎口自然平直交叉,示指末端取列缺穴,直立垂手时中指的尖端到达处定风市穴,两髂嵴上缘连线中点定腰阳关穴等。

临床应用时,对以上几种方法可单独使用,也可根据具体情况相互配合使用。一般以体表解剖标志为主,折量各部位的距离分寸,并用手指比量,从而确定穴位的位置。

第三节　腧穴的作用

腧穴与经络、脏腑关系密切,不仅是气血输注的部位,邪气侵入之所在,也是针灸防治疾病的刺激点。通过针灸对腧穴的刺激以疏通经络,调和气血,平衡阴阳,协调脏腑,从而达到扶正祛邪、防病治病的目的。腧穴在治疗上的作用主要有以下三个方面。

一、近治作用

每一个腧穴均能治疗该穴所在部位及邻近组织、器官、脏器、经络的病证,即"腧穴所在,主治所在"。例如,眼区的睛明、承泣、四白、瞳子髎各穴均能治疗眼病;耳周的耳门、听宫、听会、翳风诸穴均能治疗耳疾;头面部之穴可治疗头面部疾病;胸腹、背腰、肘膝等部位的腧穴也都能治疗该部位的病证。腧穴的近治作用是腧穴最基本的治疗作用,所有腧穴都有这种作用。腧穴的近治作用属腧穴主治作用的普遍性。

二、远治作用

这是十四经腧穴主治作用的基本规律,即"经脉所通,主治所及"。在十四经腧穴中,尤其是十二经脉在四肢肘、膝关节以下的腧穴,不仅能治疗局部病证,而且还能治疗本经循行所及的远隔部位的组织、器官、脏腑等病证,有的甚至具有影响全身的作用。例如,合谷穴,不仅能治疗上肢病证,而且能治疗颈、头面部的病证,同时还能治疗外感发热;足三里穴不仅能治疗下肢的病证,而且能调整消化系统功能,治疗胃肠、胸腹等方面的病证,又为全身强壮的要穴。

三、特殊作用

腧穴的特殊作用,实际就是整体调节作用。临床实践证明,针灸某些腧穴,可起到整体性的调节治疗作用,这是远道取穴作用的扩大。一般经穴都具有对某方面病证的调治作用,如泄泻时针刺天枢能止泻,便秘时针刺天枢能通便;高热患者针刺大椎可使之退热,恶寒患者针刺大椎可使之发汗散寒;心动过速时,针刺内关能减慢心率,心动过缓时,针刺内关则可加快心率。有些穴的特殊作用,可作为对症治疗的首选穴,如陶道穴截疟,至阴穴矫正胎位,少泽穴通乳,四白穴治疗胆道蛔虫,四缝穴治疗疳疾等。有些穴位还可调治全身性疾病,如合谷、曲池、大椎可治外感发热;足三里、关元、膏肓俞作为强壮穴,具有增强人体的防卫、免疫功能作用。这些均属于腧穴的整体作用。

第四节　特定穴

特定穴是指十四经中具有特殊治疗作用,并有特定名称的腧穴。特定穴并不是独立的腧穴,而是从属十四经脉、奇经八脉的腧穴。在十四经穴中有一些腧穴之间有一定的关系,有些有共同特点和作用,因此将这些腧穴统称为特定穴。

特定穴根据其不同的分布特点、含义和治疗作用分为九类,包括在四肢肘、膝以下的五腧穴、十二原穴、十五络穴、十六郄穴、八脉交会穴、下合穴;在胸腹、背腰部的腧穴、募穴;在四肢躯干部的八会穴。掌握了这些特定穴的含义、主治性能和临床应用,对临床选穴配方具有重要意义。

一、五腧穴

五腧穴即"井、荥、输、经、合"穴,是十二经脉分布于肘膝关节以下的五个特定腧穴,简称"五腧"。《灵枢·九针十二原》记载:"经脉十二,络脉十五,凡二十七气以上下,所出为井,所溜为荥,所注为输,所行为经,所入为合,二十七气所行,皆在五输也。"每一腧穴的称号皆有其不同的含义,表明各腧穴在经脉中的地位,又代表它们的性质和作用。

(一)五腧穴的循行分布

五腧穴分布次序是从四肢末端向肘膝方向排列。"井"穴多位于手、足之端;"荥"穴多位于掌指或跖趾关节之前;"输"穴多位于掌指或跖趾关节之后;"经"穴多位于腕踝关节以上;"合"穴多位于肘、膝关节附近。古代医家把经气在经脉中运行情况,比作自然界的水流由小到大,由浅入深的变换,用以说明经气在运行过程中的出入和经过部位的深浅不同,其作用也有区别。例如,经气所出,像水的源头,称为"井";经气所流,像刚出的泉水微流,称为"荥";经气所注,像水流由浅入深,称为"输";经气所行,像水在通畅的河中流过,称为"经";经气所合,像百川汇入海洋称为"合"。五腧穴每经五穴,十二经共有六十穴。

(二)五腧穴的应用

五腧穴是常用要穴,为古今医家所重视。五腧穴是十二经脉之气出入之所,具有治疗十二经脉、五脏六腑病变的作用。《灵枢·邪气脏腑病形篇》曰:"荥输治外经。"指出荥穴和输穴主要治疗经脉循行所过部位的病证。《灵枢·顺气一日分为四时》又曰:"病在脏者,取之井;病变于色者,取之荥;病时好时甚者,取之输;病变于音者,取之经;经满而血者,病在胃及饮食不节得病者,取之合。"《难经·六十八难》补充说:"井主心下满,荥主身热,输主体重节痛,经主喘咳寒热,合主逆气而泻。"结合临床具体应用如下。

1.井穴

六阴经的井穴,包括肺经少商穴、心经少冲穴、心包经中冲穴、脾经隐白穴、肝经大敦穴、肾经涌泉穴。六阳经的井穴,包括大肠经商阳穴、小肠经少泽穴、三焦经关冲穴、胃经厉兑穴、胆经足窍阴穴、膀胱经至阴穴。

(1)开窍泻实。凡经脉中气血失畅,气机闭结所致中风卒倒、不省人事、昏厥、癫狂等症,以及急性热病、烦满躁动、咽喉肿痛,经脉所过之处红肿热痛等,皆可施用泻法,刺井出血,有开窍醒神,清泻实热的作用。

(2)通经宣痹。凡血少不荣,气虚不煦而见肢体麻木不用、乳汁不通、溲涩不畅等,施以井穴放血、针刺、艾灸也有一定疗效。阳经井穴主要在于泻实祛邪,如少商、中冲;阴经井穴,则能助气、行血、补虚,如涌泉穴治虚喘、瘖不能言;隐白穴治妇人崩漏不止,足寒不温等。

(3)"井主心下满"。是指井穴能治疗胃脘部痞满、郁闷之证,五脏六腑病变均可引起心下满的病证,可取病变脏腑所属的井穴治疗。例如,肝失疏泄,木郁克土,常致胃脘部、胁肋部胀满,可取肝经井穴大敦治疗;脾失健运,或胃失和降,中焦气机不畅所致的心下满,可取隐白、厉兑治疗;心胸气滞、心脉瘀阻所致的心下满,可取中冲、少冲治疗。

2.荥穴

凡各经热病初起,病变于色者,皆可用荥穴治疗。所以说:"荥主身热。"主治一切热性疾病,包括实热和虚热。

六阴经的荥穴,包括肺经鱼际穴、心经少府穴、心包经劳宫穴、脾经大都穴、肝经行间穴、肾经然谷穴。六阳经的荥穴,包括大肠经二间穴、小肠经前谷穴、三焦经液门穴、胃经内庭穴、胆经侠溪穴、膀胱经通谷穴。

(1)外感身热、咳喘、咽喉肿痛、颊赤,属肺热者,可刺肺经的荥穴鱼际。

(2)牙痛、口臭、便秘、属胃火上炎者,取胃经的荥穴内庭治疗。

(3)心烦失眠,口舌生疮,属心火上炎者,可取心经荥穴少府治疗。

(4)肝火上炎所致的头痛头晕、烦热易怒,口苦咽干者,可取肝经的荥穴行间治疗。

(5)"荥主身热"虽多用于实证,但属阴虚有热者也可用之。例如,咳唾有血,咽干咽痛,潮热腰酸,属肾阴不足,虚火上炎,可取肾经的荥穴然谷、肺经的荥穴鱼际治疗。

总之,荥穴具有补中热、泻火、止血、镇痛,以及养阴的作用。

3.输穴

"输主体重节痛",是指输穴可用于治疗躯体沉重、关节疼痛等疾病。这类疾病多因风、寒、湿之邪侵袭所致。

六阴经的输穴,包括肺经太渊穴、心经神门穴、心包经大陵穴、脾经太白穴、肝经太冲穴、肾经太溪穴。六阳经的输穴,包括大肠经三间穴、小肠经后溪穴、三焦经中渚穴、胃经陷谷穴、胆经足临泣穴、膀胱经束骨穴。

(1)外感风寒引起全身肌肉骨节疼痛、酸楚,可取肺经输穴太渊,膀胱经输穴束骨,三焦经输穴中渚,小肠经输穴后溪治疗。

(2)湿困脾土,消化不良,面浮肢肿,身体困重者,可取脾经的输穴太白,胃经的输穴陷谷治疗。

（3）四肢关节痹痛、沉重、恶寒发热者可取大肠经的输穴三间，肝经的输穴太冲治疗。输穴具有益气、健脾化湿、祛风利水、舒筋活血、宣痹镇痛的作用。

4.经穴

"经主喘咳寒热"，是指经穴可治咳喘、恶寒、发热这类病证。《素问·咳论》曰："五脏六腑皆令人咳，非独肺也。"对于咳喘之证也应进行脏腑辨证，明确病位而取相应经脉的经穴。

六阴经的经穴，包括肺经经渠穴、心经灵道穴、心包经间使穴、脾经商丘穴、肝经中封穴、肾经复溜穴。六阳经的经穴，包括大肠经阳溪穴、三焦经支沟穴、小肠经阳谷穴、胃经解溪穴、胆经阳辅穴、膀胱经昆仑穴。

（1）外感咳喘，可取肺经的经穴经渠，脾经经穴商丘。

（2）肾不纳气之咳喘，除取肾经原穴太溪，肺经原穴太渊外，还可取肾经经穴复溜治之。

（3）肝火灼肺所致的咳喘，兼有胸胁胀痛、口苦咽干等症者，可取肝经经穴中封，肺经经穴经渠治疗。

经穴具有清宣肺气、健脾化痰、滋阴降火、理气镇咳的作用。

根据"病变于音者，取之于经"的原则，各经病变累及某一脏器时，也可取该经经穴治疗，以调整其偏盛偏衰。脾脉上连舌本，散舌下，所以本经发生的舌本强痛，可取本经经穴商丘治之；三焦火盛、胁痛目赤、大便不通者，可刺泻本经经穴支沟，以清泻三焦，通腑降逆。

5.合穴

"合主逆气而泄"，是指合穴可用于治疗脏腑气机失调而上逆、下泄的病证。

六阴经的合穴，包括肺经尺泽穴、心经少海穴、心包经曲泽穴、脾经阴陵泉穴、肝经曲泉穴、肾经阴谷穴。六阳经的合穴，包括大肠经曲池穴、小肠经小海穴、三焦经天井穴、胃经足三里穴、胆经阳陵泉穴、膀胱经委中穴。

（1）外感、伤食所致的气逆呕吐、腹痛泄泻，可取肺经的合穴尺泽、胃经的合穴足三里治疗。

（2）脾胃虚弱的溏泄，可取脾经的合穴阴陵泉、胃经的合穴足三里治疗。

（3）肾阳虚衰，下元不固所致的遗尿、遗精、滑胎等，可取肾经的合穴阴谷治疗。

合穴能和中降逆、通腑止痛、行气利水、舒筋利节的作用。此外，合穴还具有健脾强胃、扶正祛邪，防病之效。如足三里可治一切胃肠疾病；阴陵泉有利尿作用；少海可治心脏疾病等。

（三）五腧穴子母补泻

根据五腧穴的主治性能与木、火、土、金、水五行配合，并结合脏腑五行属性，采取"虚者补其母，实者泻其子"的方法，即母子补泻取穴法。它包括本经子母补泻和它经子母补泻两种取穴法。例如，肺在五行中属"金"，肺经的实证应"泻其子"，"金"之子为"水"（金生水），故可选取本经五腧穴中属"水"的合穴尺泽以泻之；若肺经的虚证应"补其母"，"金"之母为"土"（土生金），可选取本经五腧穴中属"土"的输穴太渊，这就是本经子母补泻取穴。它经的子母补泻取穴为实证"泻其子"用子经子穴，虚证"补其母"用母经母穴。例如，肺经实证，可选取水经水穴"泻其子"，即肾经属水的合穴阴谷；肺经虚证，可选取土经土穴"补其母"，即脾经属土的输穴太白。

二、原穴

原穴是脏腑原气输注所经过和留止的部位，具有调理、宣发原气的功能，可调和内外，宣导上下,加强脏腑气化功能。所以,原穴不仅具有祛邪的功能,而且还有补虚扶正的特点。取原穴能使三焦原气通达,从而激发原气,发挥其维护正气,抗御病邪的功能。十二经络在四肢各有一个原穴,又名"十二原"。在六阴经五腧穴中的"输穴"就是原穴;但在六阳经中,原穴单独存在,排列在输穴之后。

(一)原穴的分布

原穴与原气有关,原气源于肾间动气,是人体生命活动的原动力,也是十二经脉维持正常生理功能的根本。原气借三焦之道,贯通运行上、中、下三焦,输布到五脏六腑、头身、四肢。原者,是三焦的尊号,所以将三焦运行的原气,其中留止于四肢部位的腧穴称为原穴,它分布在四肢腕、踝关节附近。

十二原穴,即肺经原穴出于太渊,心包经原穴出于大陵,肝经原穴出于太冲,脾经原穴出于太白,肾经原穴出于太溪,心经原穴出于神门,大肠经原穴出于合谷,胃经原穴出于冲阳,小肠经原穴出于腕骨,膀胱经原穴出于京骨,三焦经原穴出于阳池,胆经原穴出于丘墟。

(二)原穴的应用

《灵枢·九针十二原》曰:"五脏有疾,当取之十二原。十二原者五脏之所以禀三百六十五节气味也。五脏有疾也,应出十二原,十二原各有所出,明知其原,睹其应而之五脏之害矣……十二原者,主治五脏六腑之有疾者也。"说明原穴的临床应用,主要表现在诊断和治疗两个方面。

1.诊断方面

原穴是脏腑原气所留止之处,能敏感地反映脏腑功能。因此,脏腑发生病变时,往往在相应的原穴部位会出现一定的反应;反之,如果原穴部位出现各种异常变化,也同样可以推断脏腑盛衰情况。例如,应用现代经络测定仪测定原穴,根据所测数据推断其相应脏腑气血的虚实,以诊断脏腑疾病。

2.治疗方面

针灸原穴可以通达三焦原气,有调整其脏腑经络虚实的作用。所以,凡是脏腑疾病均可取相应的原穴治疗。心经的原穴神门,能治疗癫狂、癫痫、惊悸、怔忡、健忘、失眠、心悸、心痛等病证;肺经的原穴太渊,能治疗咳嗽、哮喘;脾经的原穴太白,能治疗腹胀、腹痛、饥不欲食、泄泻等;肝经的原穴太冲,能治胸胁胀痛烦躁易怒、头痛头晕;肾经的原穴太溪,能治腰膝酸软、头晕耳鸣、遗尿、遗精等。六腑之疾也可类推,如大肠之疾取合谷;胃腑之疾取冲阳;胆腑之疾取丘墟;邪入三焦的疟疾、消渴可取三焦之原穴阳池等。

3.其他

在腧穴配伍上,原穴往往与络穴配伍,称为原络配穴,用以治疗表里经之间的经脉和脏腑疾病。

三、络穴

"络"有联络、网络之意,十二经各分出一支大络联络表里的经脉。除此之外,任、督二脉和脾经各有一大络,共有十五条络脉。络穴,是络脉从经脉分出部位的腧穴,故称"十五络穴"。各经别络均与络穴之名称相同。因此,络穴是联系表里经脉的纽带、枢纽、联络点,也是经脉之气表里相通、散布、传注的地方,所以络穴为气血汇集与转输、分流的重要部位。

（一）络穴的分布

十二经的络穴多分布于腕、踝等关节部位。而任脉之络主躯干、胸腹诸络，其络穴位于胸部的鸠尾穴。督脉之络主躯干、腰背部诸络，其络穴位于尾骶部长强穴；脾之大络主躯干、胁肋部诸络，其络穴位于胸胁部的大包穴。

1.阴经络穴

肺经列缺穴、心包经内关穴、心经通里穴、脾经公孙穴、肝经蠡沟穴、肾经大钟穴、任脉鸠尾穴、脾之大络大包穴。

2.阳经络穴

大肠经偏历穴、三焦经外关穴、小肠经支正穴、胃经丰隆穴、胆经光明穴、膀胱经飞扬穴、督脉长强穴。

（二）络穴的应用

络，即联络之意。十二经的络脉表里相通，络穴是表里两经联络之处，故有"一络通二经"之说。因此，络穴不仅能够治疗本经疾病，也能治疗其相表里之经的病证。如手太阴肺经的络穴列缺，既能治疗肺经的咳嗽、哮喘，又能治疗手阳明大肠经的头痛、牙痛、面瘫等；足阳明经络穴丰隆，既能治疗胃脘痛，又能治疗脾失健运、湿郁成疾的痰涎壅盛病证。

在临床中原穴和络穴既可单独应用，也可相互配合应用。本经的原穴与其相表里经的络穴相互配合应用，称为原络配穴，又称主客原络配穴。这是以脏腑、经络发病的先后为依据，先病者为主则取其经的原穴，后病者为客则取其经的络穴。例如，肺经先病，取肺经的原穴太渊为主，大肠经后病，取大肠经的络穴偏历为客。反之，若大肠经先病，肺经后病时，则先取大肠经的原穴合谷为主，肺经的络穴列缺为客。此法属于表里配穴法的一种。

四、腧穴

五脏六腑之气直接输注于背腰部的腧穴，称之为背腧穴，简称为"腧穴"。"俞"有传输之意，即脏腑之气血由内向外输注于此，且由此可传输于彼。

（一）腧穴的分布

腧穴的分布规律与五脏六腑所在位置密切相关，六脏六腑各有一个背腧穴，位于背部足太阳膀胱经第一侧线，即背部正中线（督脉）旁开1.5寸处，其位置大体与相关脏腑所在部位的上下排列，分别冠以脏腑之名，但唯心包俞名为厥阴俞。

脏腑的背腧穴分别是：肺俞、厥阴俞、心俞、肝俞、胆俞、脾俞、胃俞、三焦俞、肾俞、大肠俞、小肠俞、膀胱俞，共计十二俞。

（二）腧穴的应用

腧穴在临床上主要是以诊断和治疗与其相应的脏腑疾病为主。

（1）诊断方面：因腧穴与脏腑的特殊联系，最能反映脏腑的虚实盛衰。当腧穴局部出现各种异常反应，如结节、陷下、条索状物、压痛、过敏、出血点、丘疹、温度或电阻变化时，往往反映相关脏腑的功能异常，以判断该脏腑有病。

（2）治疗方面：因腧穴位置的高低均与脏腑的位置相应，故针灸背腧穴就可直接、迅速地达到治疗脏腑疾病的目的。如肺腧穴治疗咳嗽、喘息、寒热；脾俞治疗腹胀、腹泻等。腧穴不仅对脏腑疾病有很好的治疗作用，同时也经常用于治疗与之相应脏腑有关的五官九窍、皮肉筋骨等病证。肝俞既能治疗肝病,又能治疗与肝有关的目疾、筋脉挛急等病;肾俞既能治疗肾病,也可治疗与肾有关的耳鸣、耳聋、阳痿及骨病等。

(3)腧穴往往与相应的募穴相配,称为"俞募配穴",用以治疗有关脏腑疾病。

五、募穴

募穴是脏腑之气汇集于胸腹部的腧穴。又称腹募穴,简称为"募穴"。募有汇集之意,即脏腑之气血由内向外汇聚于此。

(一)募穴的分布

六脏六腑各有一个腹募穴。募穴都分布在胸腹部,其位置大体上与脏腑所在部位相对应,即脏腑位置高的募穴在上,位置低的募穴在下。募穴不一定分布在脏腑所属的经脉上,分布在任脉上的为单穴,分布在经脉上为左右对称,一名两穴。

脏腑的募穴分别是:肺中府穴、心包膻中穴、心巨阙穴、肝期门穴、脾章门穴、肾京门穴、胃中脘穴、胆日月穴、膀胱中极穴、大肠天枢穴、三焦石门穴、小肠关元穴。

(二)募穴的应用

1.诊断方面

因为募穴接近脏腑,故与脏腑生理、病理上有密切的联系。当脏腑有病时,可在相应的募穴上出现异常反应,如压痛、酸胀、过敏等。临床根据这些反应,可以辅助诊断相应脏腑病证。

2.治疗方面

募穴因为具有调整脏腑功能的作用,所以在临床上能治疗脏腑疾病,尤多用于治疗六腑病。胃病取中脘穴;胆病取日月穴;大肠病取天枢穴;膀胱病取中极穴,临床都有很好的疗效。

脏腑之气与腧穴、募穴是相互贯通的,同时腧穴与募穴又均与相应的脏腑最邻近,其主治性能有共同之处,在临床上还常常配合应用,称为"俞募配穴"。肺病取肺俞和中府穴;胃病取胃俞和中脘穴;膀胱病取膀胱俞和中极穴等。

六、八脉交会穴

八脉交会穴,是指奇经八脉与十二经脉之气相交的 8 个腧穴,又称交经八穴、流注八穴。

(一)八脉交会穴的循行分布

八脉交会穴是古人根据腧穴的主治特点,认为在四肢部有与奇经八脉相通的 8 个腧穴。它们均分布在腕、踝关节上下。奇经八脉对十二经脉气血起着蓄溢、渗贯、调节的作用,而这 8 个穴位正是奇经八脉循行时与十二经脉相交汇的地方。在八脉交会穴中,申脉、照海穴分别是足太阳膀胱经与阳跷脉、足少阴肾经与阴跷脉直接汇聚之处。余 6 穴均未直接在穴位所在之处与奇经交会,而是通过所属经脉与奇经八脉在身体的某些部位相交会,是经交而穴通。

八脉交会穴,包括脾经公孙穴、心包经内关穴、三焦经外关穴、胆经足临泣穴、小肠经后溪穴、膀胱经申脉穴、肺经列缺穴、肾经照海穴。

八脉交会穴与奇经八脉的关系是:公孙穴与冲脉相通;内关穴与阴维脉相通;冲脉与阴维脉通过足太阴脾经、手厥阴心包经的联属关系而相合于胃、心、胸部;足临泣穴与带脉相通,外关穴与阳维脉相通,带脉和阳维脉通过手少阳三焦经与足少阳胆经的联属关系而相合于目外眦、耳后、肩、颈、缺盆、胸膈部;申脉穴与阳跷脉相通,后溪穴与督脉相通,阳跷脉和督脉通过手太阳小肠经与足太阳膀胱经联属关系而相合于目内眦、项、耳、肩胛;照海穴与阴跷脉相通,列缺穴与任脉相通,阴跷脉和任脉通过手太阴肺经与足少阴肾经的联属关系而相合于肺、胸膈、咽喉。

(二)八脉交会穴的应用

因为十二经脉与奇经八脉的脉气在8穴相通,所以八脉交会穴对调节经脉气血盈亏、虚实就特别重要。由于奇经与正经的经气以八脉交会穴相通,所以此8穴单独应用既能治奇经病,又能治正经病。例如,公孙穴通冲脉,故公孙穴既能治足太阴脾经病,又能治阴维脉病,余皆仿此。临床上八脉交会穴常上下组合、四组辨脉凭证应用,称为八脉交会穴配穴法。

1.内关配公孙穴

具有宽胸理气、和胃降逆、通调脏腑、宣通上下的功效,主治心、胸部、脾胃、神志、妇科、五官等病证。

2.后溪配申脉穴

具有安神定志、清头明目、通经活络之功,主治头项、耳、目、肩、小肠、膀胱、神志等病证。

3.足临泣配外关穴

具有清头明目、宽胸利胁、理气通络、疏风清热的功效。主治目、耳、面颊、颈项、肩、妇科等病证。

4.列缺配照海穴

具有理肺气、益肾气、宁神志、清虚热之功,主治肺病、胸膈病、咽喉、神志、膀胱、妇科等病证。

七、八会穴

八会穴是指人体脏、腑、气、血、筋、脉、骨、髓八种精气分别汇聚的8个腧穴。

(一)八会穴的分布

八会穴分布于人体的躯干和四肢部。八会穴是根据人体生理情况和穴位的特点命名的。八会穴为:章门、中脘、膻中、膈俞、阳陵泉、太渊、大杼、绝骨。

八会穴与其所属的八种脏腑组织的生理功能有着密切关系。章门为脾的募穴,五脏皆禀气于脾,故称为脏会;中脘为胃的募穴,六腑皆禀气于胃,故称为腑会;膻中为宗气所聚之处,内为肺脏,肺主气,故称为气会;膈俞位于心俞与肝俞之间,心主血脉,肝藏血,本穴居中,故称为血会;太渊为肺经之原穴,肺朝百脉,其穴又居于寸口为脉之大会,故称为脉会;大杼为骨会,是因其位近于椎骨(柱骨之根)的原因;阳陵泉为筋会,是其穴位于膝下,膝为筋之腑;绝骨属胆经,胆主骨所生病,骨生髓,故称为髓会。其中脉会、髓会、骨会与奇恒之腑有关。

(二)八会穴的应用

八会穴分属不同的经脉,但均对各自相应的脏腑组织等病证具有特殊的治疗作用。

1.脏会章门穴

具有调理脏腑、行气活血、健脾和胃、疏肝利胆之效。治疗五脏病,以肝脾病为主。

2.腑会中脘穴

具有调理气急、升清降浊、行气止痛、通降腑气、健运脾胃、补益中气等功效。主治六腑病,以胃与大肠病为主。

3.气会膻中穴

具有调气活血、益气通脉、宽胸理气、降逆止痛之效。主治一切气病,如胸膈胀满、呼吸不利、呕吐、嗳气、噎膈、哮喘等。

4.血会膈腧穴

具有补血止血、清血凉血、活血化瘀之效。主治一切血证,如咯血、吐血、衄血、崩漏、尿血、便血、痔血及外伤出血等。

5.筋会阳陵泉穴

具有舒筋利节、活络通痹、息风定痉之效。主治筋病,如半身不遂、抽搐、瘫痪、痿症、疼痛等。

6.骨会大杼穴

具有强健筋骨的作用。主治骨病,如周身关节疼痛、项背强急、角弓反张等。

7.髓会绝骨穴

具有养精益髓、补肾健脑、舒筋活络之效。主治骨病、髓病,如下肢瘫痪、痿软、疼痛、头晕、耳鸣、记忆力减退等。

8.脉会太渊穴

具有理气、活血、通脉、复脉之效。主治一切血脉病,如无脉症、心肺疾病等。

八会穴常与郄穴配合应用,可与郄穴的应用互参。

八、郄穴

郄穴是各经脉在四肢部经气深聚的部位。

(一)郄穴的分布

郄与"隙"通,有"空隙""间隙"之意。郄穴多分布在四肢肘膝关节以下的筋骨间隙,故名。十二经脉及阴维脉、阳维脉,阴跷脉、阳跷脉各有一郄穴,共为十六郄穴。十二经的郄穴分别是:手太阴肺经孔最穴,手厥阴心包经郄门穴,手少阴心经阴郄穴,手阳明大肠经温溜穴,手少阳三焦经会宗穴,手太阳小肠经养老穴,足阳明胃经梁丘穴,足少阳胆经外丘穴,足太阳膀胱经金门穴,足太阴脾经地机穴,足厥阴肝经中都穴,足少阴肾经水泉穴。另有奇经四郄穴,即阴维脉筑宾,阳维脉阳交,阴跷脉交信,阳跷脉跗阳。

阴经郄穴为:孔最、郄门、阴郄、地机、中都、水泉、筑宾、交信;阳经郄穴为:温溜、会宗、养老、梁丘外丘、金门、阳交、跗阳。

(二)郄穴的应用

郄穴的临床应用有诊断和治疗两个方面。

1.诊断方面

郄穴是经脉之气汇聚之处,也是脏腑经络功能失调在四肢出现明显压痛等异常反应的部位。因此,郄穴常用于辅助诊断急性病痛。当脏腑、经络患有急症时,按压郄穴,常在本经郄穴上出现阳性反应。例如,心绞痛、急性胸膜炎可在心包经郄穴郄门出现压痛,急性胃脘部疼痛、急性乳腺炎可在胃经的郄穴梁丘出现压痛,月经不调、痛经可在脾经郄穴地机出现压痛。

2.治疗方面

郄穴,具有调理脏腑功能,疏导经络气血的功效,是治疗本经循行所过部位及其所属脏腑的急、重病痛以及顽固性疾病和出血性疾病的常用穴。郄穴应用阴阳有别,阴经(包括阴维脉、阴跷脉)的郄穴活血止血力强,常用来治疗血证,如孔最穴治咯血;阴郄穴治吐血、鼻出血,中都穴治崩漏,地机、交信穴治月经不调等。阳经(包括阳维脉、阳跷脉)的郄穴行气通络作用强,多用来治疗急性疼痛,如梁丘穴治急性胃痛,温溜穴治头痛;外丘穴治颈项、胸胁疼痛。

郄穴除单独使用外,常和八会穴配合应用,故有"郄会配穴"之称。肺经的郄穴孔最配血会膈俞穴,治疗肺结核咯血;胃经的郄穴梁丘配腑会中脘穴,治疗胃痛吐酸。

九、下合穴

下合穴即六腑下合穴,是六腑之气下合于足三阳经的六个腧穴。

(一)下合穴的分布

下合穴是指六腑在下肢各有一个合穴,共6个,故又称"六腑下合穴",分布于膝关节及其附近。下合穴包括下巨虚、上巨虚、委阳、委中、足三里、阳陵泉。即足太阳膀胱经合穴委中,足阳明胃经合穴足三里,足少阳胆经合穴阳陵泉,它们本属足经,位于下肢。但手三阳在下肢也各有一个合穴,即手三阳经在足经的下合穴,为手太阳小肠经下合于足阳明下巨虚穴,手阳明大肠经下合于足阳明上巨虚穴,手少阳三焦经下合于足太阳委阳穴。所以手、足三阳经在下肢的合穴,合称"六腑下合穴"。

(二)下合穴的应用

六腑之信息皆可反映在相应的下合穴上,故临床上,下合穴常作为诊断治疗六腑病的主穴。

1.诊断方面

下合穴在辅助诊断方面应用颇广,例如肠痈患者上巨虚穴往往有明显压痛,胆道疾病阳陵泉穴有明显的压痛。

2.治疗方面

下合穴是治疗六腑病证的主要穴位。《素问·咳论篇》说:"治府者治其合。"即根据"合治内府"的原则,按照疾病所属内腑的不同,可取其相应的下合穴治疗。足三里穴治疗胃脘痛、腹胀、饮食不化;阳陵泉穴治疗胆囊炎、胆结石、呕吐、黄疸等;下巨虚穴治疗泄泻;上巨虚穴治疗大肠病如肠鸣、腹痛、泄泻、痢疾、肠痈(阑尾炎)等;委中、委阳穴,主治三焦、膀胱病,如气化不畅、水道不利、小便癃闭或遗溺等。

第四章　针刺疗法

针法和灸法是两种不同的治疗方法，针法是指用各种形状不同的金属针具，如毫针、三棱针、梅花针等，通过一定的手法，刺激人体一定的部位；灸法是指用艾绒或其他药物，点燃熏灼或外敷，以熏熨或烧灼体表一定部位。两者所用器材和操作方法虽然不同，但同属外治法，都是通过经络腧穴，以协调阴阳、扶正祛邪、疏通经络、行气活血，从而达到防病治病的目的。由于两法在临床上常配合应用，故合称为针灸疗法。

第一节　毫针的基本知识

毫针刺法，是针刺治疗的主体，临床应用最广，几乎全身所有穴位均可适用。因此，正确掌握毫针基本知识和针刺法，是针灸临床所必须掌握的基本技术。

一、毫针的结构

毫针是针刺治疗的主要针具。目前临床上所用的毫针，多以不锈钢为主要原料制成。但也有用金、银或其他合金为制针原料的。毫针的结构可以分为五个部分。

（一）针尖

指针前端锋锐部分，又称针芒。

（二）针体

又称针身，指针尖与针柄之间的部分，毫针的长短、粗细的不同规格，主要指此部分。

（三）针根

指针身与针柄连接的部分。

（四）针柄

指针身上段，一般用钢丝或铝丝缠绕而成，是持针着力的部位。

（五）针尾

指针柄的末端，一般用金属丝缠绕呈圆桶状。

二、毫针的规格

毫针的规格，主要是指针身的粗细和长短。一般以粗细 28～30 号，长短 1～3.5 寸的毫针，临床上应用最多。选择毫针时，应注意规格和质量，针身要光滑、坚韧而富有弹性，针尖要圆而不钝，呈松针形较好。

第二节 针刺的练习

针刺的练习主要是对指力和手法的锻炼。由于毫针比较细软,如不经过反复练习,没有一定的指力,就很难顺利进针和随意地进行捻转、提插等各种手法,势必影响治疗效果,甚至引起患者的不适和疼痛。因此,针刺练习,是初学针刺者的重要基本技能训练。练针方法常用的主要有以下三种。

一、纸垫练针法

用质料疏松的软纸,折叠成长 7～8cm、宽 4～5cm、厚约 2cm 的纸垫,右手拇、示、中三指持针柄,前后交替捻动,并渐加一定的压力,待针穿透纸垫后,另换一处再捻,反复练习,纸垫的练习主要是锻炼指力和捻转的基本手法。

二、棉团练针法

用棉花一包做里,外用布将棉花包裹,再用线缝紧或封口扎紧,做成直径 6～7cm 的棉团。用棉团练针的特点是由于棉团松软,可做进针、出针、捻转、提插等基本操作练习。要求通过反复练习,达到进针迅速、捻转灵活、提插自如、指力匀称、操作熟练得心应手。

三、手法练习

在上述练习方法的基础上,进行针刺手法的练习。其手法如下。

(一)速刺

以右手持针,使针尖迅速刺入 2～3mm,反复练习以掌握进针速度,减少疼痛。

(二)捻转

以右手拇、示、中指持针,刺入后,拇指与示、中指做顺时针、逆时针方向捻转。要求捻转角度均匀,运用灵活,快慢自如。

(三)提插

以右手拇、示、中指持针,刺入后,在原处做上提下插的动作。要求提插的深浅适宜,针体垂直无偏斜。

第三节 针刺前的准备

一、针具的选择

临床如何正确地选择使用不同规格的针具,是提高疗效和防止医疗事故的一个重要条件。针刺前,根据患者的性别、年龄、形体胖瘦、体质强弱、病情虚实、病变部位和所选腧穴的具体部位等因素,选择长短、粗细适宜的针具。如男性、形胖、体壮且病变部位较深者,可选稍粗、稍长的毫针;反之,若为女性、形瘦、体弱而病变部位较浅者,就应选择较细、较短的针具。至于根据腧穴的所在具体部位进行选针时,一般是皮薄肉少之处和宜浅刺的腧穴,则选用针身短而细的毫针;皮厚肉多和宜深刺的腧穴,应选用针身稍长、稍粗的毫针。临床选针时,常以针刺入应刺的深度,而针身还应露在皮肤外少许为宜。如应刺入 0.5 寸,可选择 1 寸的毫针,应刺入 1 寸时,可选择 1.5 寸的毫针。

二、体位的选择

为了使患者适应针刺术,针刺前应根据处方所选用的穴位,指导患者选择适当的体位。这样便有利于正确的取穴、顺利的操作、持久的留针,并可防止针刺意外发生。

(一)仰卧位

应用范围很广,如取前头、面颈、胸腹、上肢掌侧、下肢前侧及手足部等部位的腧穴,均可用此体位。取会阴穴可用截石位。

(二)俯卧位

适用于取后头、项、背、腰、骶部及下肢后侧腧穴。

(三)侧卧位

适用于取侧头、侧胸、侧腹、臀部及下肢外侧腧穴。

(四)仰靠坐位

适用于取前头、颜面、颈前、上胸部的腧穴。

(五)俯伏坐位

适用于取头顶、后头、项背部的腧穴。

(六)侧伏坐位

适用于取侧头部、面颊、颈侧、耳区的腧穴。

(七)其他

在卧位和坐位的基础上,根据取穴的要求,四肢可放置在适当的屈伸姿势。如仰掌位、屈肘位、屈膝位等。

总之,安排体位以医者能正确取穴、操作方便,患者舒适并能持久为原则。在可能情况下,尽量采取一种体位而能暴露针刺处方所选的腧穴。在条件许可的情况下,应该尽可能采用卧位,以防止发生晕针、弯针、滞针、折针等异常情况,这对于体质虚弱或精神太紧张者尤为重要。

三、消毒

在临床治疗针刺前对针具、医生手指和腧穴部位的消毒是十分重要的环节,以防止术后不良后果的发生,它保证了治疗全过程的安全。

(一)针具消毒

可根据具体条件,选用下列方法。

1.高压消毒

将所用毫针等器具用纱布包扎好,或装在针盒内,放在高压蒸汽锅内灭菌。一般在 15 磅的气压、120℃的高温下保持 15min,即达到消毒要求。

2.煮沸消毒

将毫针等应用器具用纱布包扎,放置冷水锅中,待水沸后再煮 10~15min,即可达到消毒目的。此法无需特殊设备,简单而有效,目前比较常用。但对锋利的金属器械,容易使锋韧变钝,如在水中加入碳酸氢钠使之成为 2% 的溶液,可提高沸点至 105℃,且有减低沸水对器械的腐蚀作用。

3.药物消毒

将针具放在 75％的酒精内浸泡 30min，取出用消毒纱布擦干即可应用。玻璃器具等耐热性较差的物品，可放在 1∶1000 的苯扎溴铵溶液内浸泡 1～2h。

直接和毫针接触的针盘、镊子等也应进行消毒，已消毒的毫针，必须放在消毒的针盘内，盖上盖(如无针盘可用消毒的弯盘代替)或覆盖消毒的纱布。

对于有条件的，针具可采用一次性无菌针针刺。

(二)医生的手指和腧穴部位的消毒

(1)医生双手在施术前要用肥皂水和清水洗刷干净，待干后再用 75％的酒精棉球擦拭手指后，方可持针施术。

(2)根据治疗，在患者所需要针刺的腧穴局部皮肤进行消毒。一般应用 75％的酒精棉球，由腧穴部位的中心向四周绕圈擦拭，或用 5％碘伏棉球擦拭，方可持针操作。

第四节　针刺的方法

一、刺手和押手

针刺操作时，左右手常互相配合，大多以右手持针，左手按压腧穴局部，辅助进针。故称持针的右手为"刺手"，按压腧穴的左手为"押手"。押手的作用，主要是固定腧穴皮肤，使针能准确地去刺中腧穴，并使长针针身有所依靠，不至于摇晃和弯曲，便于行针施术。如能熟练运用押手方法，不仅可减轻针刺时的疼痛，使行针顺利，而且能调整和加强针刺的感应，以提高治疗效果。

二、持针的姿势

一般以拇、示指夹持针柄，以中指或环指抵住针身。临床施术时，刺手和押手常配合使用。进针时一边按压，一边刺入，使针尖快速透过皮肤，然后按照要求，施行各种手法操作。《灵枢·九针十二原》说："右主推之，左持而御之。"《标幽赋》中说："左手重而多按，欲令气散；右手轻而徐入，不痛之因。"这都说明了针刺操作时，左右两手协作的重要性。

三、常用进针法

(一)单手进针法

是只用刺手将针刺入穴位的方法。以刺手拇、示指夹持针柄，中指端抵住腧穴，指腹紧靠针身下段，当拇示指向下用力按压时，中指随之屈曲，将针刺入，直刺至所要求的深度。该法多用于较短毫针的进针。

(二)双手进针法

即左右手相互配合，协同进针。根据押手辅助动作的不同，又分为以下四种进针法。

1.指切进针法

又称爪切进针法。用左手拇指或示指端切按在腧穴位置的旁边，右手持针，紧靠左手指甲面快速将针刺入皮下 1～2 分,然后缓慢送至应刺的深度。此法多用于 1.5 寸以内的短毫针的进针。

2.夹持进针法

又称并指进针法。即用左手拇、示二指持捏消毒干棉球,夹住针身下端,将针尖固定在所刺腧穴的皮肤表面位置,右手持针柄捻动将针刺入穴位。此法适用于长针进针。

3.提捏进针法

用左手拇、示两指将针刺腧穴局部的皮肤肌肉捏起,右手持针从捏起部上端刺入。此法适用于皮肤浅薄而又可捏起之处,特别是面部腧穴的进针。

4.舒张进针法

是以左手拇、示指分开置于腧穴上,两指将腧穴部皮肤向两侧撑开,使之绷紧,右手持针刺入。此法多用于腹部等皮肤松弛部位腧穴的进针。

四、针刺的角度和深度

针刺操作过程中,正确掌握针刺的角度、方向和深度,是获得针感、提高疗效、防止针刺异常情况发生的重要一环。针刺的熟练程度,与掌握针刺的角度、方向和深度密切相关。往往同一腧穴,由于针刺的角度、方向和深度不同,治疗的效果也就有很大差异。临床上所取的针刺的角度、方向和深度,虽然主要以腧穴所在局部的解剖特点来决定,但还要兼顾患者的体质、胖瘦、年龄、病情和治疗需要等具体情况灵活掌握。

(一)针刺的角度

针刺的角度,是指进针时针身与皮肤表面所形成的夹角。其角度的大小,主要根据腧穴所在部位的特点和治疗要求而定。一般分为直刺、斜刺和横刺三类。

1.直刺

针身与皮肤表面呈 90°或接近垂直刺入,常用于肌肉较丰厚的腰、臀、腹、四肢等部位的腧穴。

2.斜刺

针身与皮肤呈 45°左右倾斜刺入。适用于肌肉较薄处或内有重要器官不宜深刺的腧穴,如胸部、背部及某些关节部的穴位。

3.横刺

又称平刺或沿皮刺。即将针身倾斜与皮肤表面呈 15°～25°沿皮刺入。适用于皮肉浅薄之处,有时在实施透穴刺法时也用这种角度针刺。

(二)针刺的方向

针刺方向一般根据经脉循行方向、腧穴的特点和临床治疗需要等情况而确定。

1.依据经脉循行方向

在临床治疗中根据针刺补泻的需求,为达到"迎随补泻"的目的,在针刺时结合经脉循行方向,或顺经而刺,或逆经而刺。一般当针刺用补法时,针尖须与经脉循行方向相一致;当针刺用泻法时,针尖须与经脉循行方向相反。

2.依据腧穴的特点

即根据腧穴所在部位的特点,为保证安全,某些穴位必须朝向某一特定的方向或部位而刺。例如,哑门穴,针尖应朝向下颌方向缓慢刺入;针刺廉泉穴时,针尖朝舌根方向缓慢刺入;针刺背部某些腧穴,针尖要朝脊柱方向斜刺。

3.依据治疗需要

即根据病情的治疗需要,为了使针感达到病所,也可将针尖朝向病痛处刺入。针刺的方向与针刺的角度是密切相关的,如针刺迎香穴,采用横刺针尖透向四白穴,可治胆道蛔虫症;而用斜刺针尖透向鼻通穴(鼻唇沟上端尽处),则治鼻腔疾病。又如针刺翳风穴,针尖向内前下方针刺,治耳聋耳鸣;而针尖向对侧眼球方向针刺,则可治疗面瘫或流行性腮腺炎。

(三)针刺的深度

针刺的深度是指针身刺入腧穴皮肉的深浅度。一般以既有针感而又不伤及重要组织器官为原则。每个腧穴的针刺深浅都有原则要求,但在临床应用时,还应根据患者的年龄、体质、病情和所选腧穴的解剖部位等情况做全面考虑,灵活掌握。

1.年龄

年老体衰及小儿稚嫩之体,宜浅刺;中、青年,身体强壮者,宜深刺。

2.体质

身体瘦弱者浅刺,身强体胖者宜深刺。

3.病情

阳证、新病宜浅刺;阴证,久病则宜深刺。

4.部位

头面、胸、背部及皮肉浅薄之处宜浅刺;四肢、臀、腹部及肌肉丰满处可深刺。

针刺的角度、方向和深度之间,有着相辅相成的关系。一般而言,深刺多用直刺,浅刺多用斜刺或横刺。对于眼区、胸背部腧穴及哑门、风府、风池等穴,针刺时必须严格掌握一定的针刺角度、方向和深度,以免发生意外。

五、针刺的得气

针刺得气是指将针刺入腧穴后所产生的经气感应,亦称"针感"。

(一)得气的表现

在针刺产生针感后,患者及施术者均有感应。一是患者在针刺得气时,感到针刺部位酸、麻、胀、重等感觉,有时还会出现不同程度的感应扩散及传导;二是施术者也会感到针下有沉重、紧涩等感觉,并根据操作感觉来调整针感,使针感达到治疗需要的强度。而针刺未得气时,患者针刺部位无特殊感觉;施术者亦感到针下空虚无物。正如《标幽赋》中所形容的:"轻滑慢而未来,沉涩紧而已至……气之至也,如鱼吞钩饵之沉浮,气未至也,如闲处幽堂之深邃。"

(二)得气的作用

得气与否以及"气至"的快慢,不仅直接关系到针刺的治疗效果,而且可以借此窥测疾病的预后。《灵枢·九针十二原》说:"刺之要,气至而有效。"《标幽赋》亦说:"气速至而速效,气迟至而不治。"这都充分说明了得气与否的重要意义。临床上一般是得气迅速,疗效较好;得气较迟或不得气,一般疗效较差,甚至没有疗效,预后亦差。一般来说,痿症、痹症、偏瘫和急性疼痛性疾病得气强则效果好。因此,临床上若刺之而不得气时,就要检查针刺的角度、深度和取穴是否准确,手法是否恰当,并及时予以调整,这样再次进行针刺时,大多即可得气。例如,患者久病体虚,正气虚惫,以至经气不足;或因其他病理因素,感觉迟钝,甚或丧失而不易得气时,可采用行针催气或留针候气,或加艾灸、温针等方法,以助经气的来复,而促使得气。若用上法而仍不得气者,多为脏腑经络之气虚衰已极。对此,当考虑配合或改用其他治疗方法。

六、行针手法

行针又叫运针,是指将针刺入腧穴后,为了使之得气,调节针感进行补泻而实行的各种针刺手法。行针是促使得气、调气和进行补泻的手段,得气是机体对行针刺激所产生的反应。

行针手法很多,常用的一般分为基本手法和辅助手法两类。

(一)基本手法

行针的基本手法,是针刺的基本动作。主要有以下两种。

1.提插法

是将针刺入腧穴达到一定的深度后,用右手中指指腹扶持针身,指端抵住腧穴表面(长针用左手辅助),拇、示二指捏住针柄,将针由深层提至浅层,再由浅层插至深层,如此反复地上提下插。操作时要求:提插幅度相等,指力均匀,防止针身弯曲。至于提插幅度的大小、层次的有无、频率的快慢以及操作时间的长短等,应根据患者的体质、病情和腧穴的部位及医者所要达到的目的而灵活掌握。

2.捻转法

是将针刺入腧穴一定的深度后,以右手的拇指和示、中指持住针柄,进行顺时针、逆时针方向旋转捻动的操作方法。捻转的幅度一般掌握在180°~360°。操作时,注意不能单向转动,以免肌纤维缠绕针身而产生疼痛,甚至造成出针困难。至于捻转角度大小、频率的快慢、操作时间的长短等,也因病情和腧穴而异。

以上两种手法既可单独使用,也可以配合使用。配合使用时,一般是以环指抵住针身,拇、示、中三指捏住针柄协同动作。拇指向前捻转时,即将针向下插;指向后捻转时,将针向上提。临床上医者可根据患者的具体情况,灵活运用。

(二)辅助手法

行针的辅助手法,是为了促使针刺腧穴后得气,或加强针感的一些方法。常用的有以下几种。

1.循法

是用手指顺着经脉的循行路径,或所刺腧穴的周围上下进行轻柔徐徐地循按的方法,多在针刺后不得气情况下施用。本法主要是激发经气的运行,具有通气活血的作用。在针刺不得气时可用此法催气。

2.刮法

亦称刮柄法或划柄法。是将针刺入腧穴一定深度后,用拇指指腹抵住针尾,以示指或中指指甲轻刮针柄。通过刮动,使针体震动以激发经气的运行。此法可加强针感和促使针感的扩散。

3.弹法

亦称弹动法。是将毫针刺入一定的深度后,以手指轻轻叩弹针柄或针尾,使针身轻微地震动,以加强针感使气速行的作用。在针刺后经气未至或得气迟缓者亦可应用。

4.摇法

是将针刺入腧穴一定的深度后,手持针柄轻轻摇动针体。此法直立针身而摇,可以加强针感,多由深而浅随摇随提,用于出针泻其邪气;卧倒针身而摇,往往可以促使针感向一定方向传导。

5.震颤法

是将针刺入腧穴一定深度后,以右手拇、示、中三指捏住针柄做小幅度、快频率的提插动作,使针身发生轻微震颤,以增强针感促使得气及增强祛邪扶正的作用。

上述几种常用的辅助手法,临床上可根据不同情况灵活选用。如循法多用于四肢部的腧穴;刮法、弹法可应用于一些较为浅表的腧穴;摇法可应用于一些较为表浅的腧穴;震颤法可用于一些肌肉丰厚的腧穴。熟练而又灵活地配合使用针刺的基本手法与辅助手法,可激发经气,使针刺部位产生良好的针刺感应,进而达到针刺治疗疾病的目的。

七、针刺补泻

针刺补泻,是根据《灵枢·经脉》中"盛则泻之,虚则补之"的理论而确立的两种不同的治疗原则和方法。一般地说,凡是能鼓舞人体正气,使低下的功能恢复旺盛的方法叫补法;凡能疏泄病邪,使某些亢进的功能恢复正常的方法叫泻法。他们都是通过运用适当的针刺手法刺激腧穴,激发经气以补虚泻实,从而调整人体脏腑经络功能,使阴阳平衡协调而恢复健康的。

针刺补泻效果的产生,主要取决于以下三个方面。

(一)功能状态

人体功能在不同的病理状态下,针刺可具有一定的整体性、双向性和良性的调整作用,从而产生补和泻的不同效果。如机体处于疲惫状态而呈虚证时,针刺可以起到回阳、固脱、补虚的作用;若机体处于邪盛而表现为实证的情况下,针刺又可以泄邪、清热、启闭等泻实作用。胃肠痉挛疼痛时,针刺可以止痉而使疼痛缓解;胃肠蠕动缓慢而呈迟缓状态时,针刺又可以增强胃肠蠕动而使功能恢复正常。

(二)腧穴特性

腧穴的主治作用,不仅有他的普遍性,而且有很多腧穴还有一定的相对特异性,有的腧穴在功能上偏于补虚,有的腧穴在功能上偏于泻实。如足三里、气海、关元、膏肓俞等穴具有强壮补虚作用,多用于虚证;而十宣、少商、曲泽、委中等穴具有泻热祛邪作用,多用于实证。

(三)单式补泻手法

针刺手法是产生补泻作用,促使机体内在因素转化的重要手段。我国古代针灸医家在长期的医疗实践中,总结和创造了很多针刺补泻手法。临床常用的诸如提插法、捻转法、疾徐补泻、迎随法等。

1.提插法

(1)补法:先浅后深,重插轻提,幅度小,频率慢,操作时间短。

(2)泻法:先深后浅,轻插重提,幅度大,频率快,操作时间长。

2.捻转法

(1)补法:捻转角度小,用力轻,频率慢,时间短。

(2)泻法:捻转角度大,用力重,频率快,时间长。

3.疾徐补泻

(1)补法:进针慢,少捻转,出针快,可一次退至皮下。

(2)泻法:进针快,可一次刺到一定深度,多捻转,出针慢,可缓慢退出。

4.迎随法

(1)补法:针尖顺着经脉循行方向,顺经而刺。

(2)泻法:针尖迎着经脉循行方向,逆经而刺。

此外,临床上还有一种不分补泻而仅以达到得气为目的的针刺法,称为"平补平泻"。得气后,均匀地提插、捻转即可出针。

(四)复式补泻手法

是单式补泻手法的综合应用,也可以说是单式补泻手法进一步组合,即把操作形式不同,而其作用相同的手法结合在一起,来达到补泻目的的操作方法。如烧山火、透天凉是常用的复式补泻手法,其操作方法如下。

1.烧山火

将针刺入腧穴应刺深度的上 1/3(天部),得气后行捻转补泻法,再将针刺入中 1/3(人部),得气后行捻转补泻法,然后将针刺入下 1/3(地部),得气后行捻转补泻法,再慢慢地将针提到上 1/3。如此反复操作 3 次,即将针紧按至地部留针。在操作过程中,或配合呼吸补泻法中的补法,即为烧山火法,多用于冷痹顽麻等虚寒性疾病等。

2.透天凉

将针刺入腧穴应刺深度的下 1/3(地部),得气后行捻转泻法,再将针紧提至中 1/3(人部),得气后行捻转泻法,然后将针紧提至上 1/3(天部),得气后行捻转泻法,再将针缓慢按至下 1/3。如此反复操作 3 次,将针紧提至上 1/3 留针。在操作过程中,或配合呼吸补泻中的泻法,即为透天凉法,多用于热痹、急性痈肿等实热性疾病。

八、留针与出针

(一)留针

留针是指针刺施用一定手法后,根据治疗需要将针留置体内一定时间,其目的是便于间歇行针(每隔 3~5min 1 次)或持续行针,对提高治疗效果具有重要意义。留针的目的是加强针刺感应,延长刺激时间。如果进针施术后得气不明显者,还可通过留针以待针下得气,称为"留针候气";对进针后得气明显者,通过留针调气,在留针过程中做间歇性行针,以增强疗效或巩固疗效。

留针与否及留针时间长短,主要取决于病情。治疗一般病证,只要针下得气并施以适当的补泻手法后,即可出针,如需留针可留针 15~30min。但对一些慢性、顽固性、疼痛性、痉挛性等疾病,甚至留针可长达 1h 左右。如采用耳针或皮内针治疗,根据病情需要埋针可长达 1~7 日不等。

(二)出针

出针时先用左手轻压针旁皮肤,右手持针,轻轻捻转以松动针身,按所施补泻手法的具体要求,将针起出,注意不要猛拔。出针后用消毒干棉球轻擦局部。嘱患者休息片刻方可活动,医生要检查针数,以防遗漏。

第五节　针刺异常情况的处理与预防

针刺治病,虽具有相对安全、无不良反应等优点,但如果在操作时粗心大意或针刺技术不熟练,或对人体解剖位置不熟悉,在针刺过程中也可能出现一些异常情况,给患者带来痛苦,甚至危及生命。因此,医者必须加强对工作的责任心,对技术的精益求精,避免发生意外事故。如发生针刺异常情况,就应该沉着、镇静、严肃、认真地及时妥善处理,一般不会造成严重后果。

一、晕针

晕针是在针刺过程中患者发生的晕厥现象。轻度的晕针,表现为精神疲倦、头晕目眩、恶心欲呕;严重者表现心慌气短、面色苍白、出冷汗、脉象细弱,甚至神志昏迷、唇甲发绀、血压下降、大小便失禁、脉微欲绝等症状。

(一)晕针的原因

多见于初次接受针刺治疗的患者,其他可因精神紧张、体质虚弱、过度劳累、饥饿空腹、大汗后、大出血后等。也有因为体位不适,或施术手法过重,而致针刺时或留针过程中发生晕针。

(二)晕针的处理

当发生晕针现象后,应立即停止针刺,迅速将已刺入的针拔出,扶持患者平卧,头部放低,松开衣带,注意保暖。轻者静卧片刻,给予温开水或糖水饮服,一般可逐渐恢复。重症晕厥者行上述处理后,可以选取水沟、素髎、合谷、内关、足三里、涌泉、中冲等穴指掐或针刺急救,也可灸百会、气海、关元、神阙等穴,即可恢复。

(三)晕针的预防

主要针对晕针发生的原因加以预防,对于初次接受针刺治疗和精神紧张的患者,应在针刺前认真地做好解释工作,消除恐惧、疑虑心理,选穴不宜过多,手法不宜过重,并尽量采用卧位针刺。对于劳累、体弱、饥饿和重病的患者,针刺前应先休息片刻或进食后,待体力恢复后再进行针刺。针刺过程中,医生应随时注意观察患者的表情及面色,问候患者的感觉,以便尽早发现晕针的先兆,及时处理,切不可远离患者。

二、滞针

滞针是指在行针时或留针后医生感觉针下涩滞,捻转不动,提插、出针均感困难,若勉强捻转、提插,患者出现痛不可忍的现象。

(一)滞针的原因

患者精神紧张,针刺腧穴后而致肌肉强烈收缩,或操作手法不当,捻转幅度过大,或向单一方向捻转使肌纤维缠绕针身而成滞针。若留针时间过长,有时也可出现滞针。

(二)滞针的处理

对精神紧张的患者,应解除患者的思想顾虑,嘱其放松肌肉,医者用手指在针刺腧穴四周做循按动作,或弹动针柄,也可在该穴附近再刺一针,以宣散气血,缓解肌肉紧张状况即可将针退出。如因单向捻转幅度过大而致的滞针,可将针轻轻地向反方向捻转,并用刮柄、弹柄法,使缠绕的肌纤维回释,即可消除滞针。

（三）滞针的预防

对初诊患者针刺前做好解释工作，消除不必要的顾虑，同时针刺手法要轻巧，捻转幅度不要太大，更不宜单向捻转过紧。

三、弯针

弯针是指进针时或将针刺入腧穴后，针身在体内形成弯曲现象。弯针是针柄改变了进针或刺入时的方向和角度，提插、捻转和出针困难，患者感到针处疼痛。

（一）弯针的原因

（1）医生进针手法不熟练，用力过猛、过速，以致针尖碰到坚硬的组织器官。

（2）因患者体位不舒适，在留针的过程中移动体位；或是因针柄受到某种外力压迫、碰击等，均可造成弯针。

（二）弯针的处理

（1）出现弯针后，就不能再行提插、捻转手法，如系轻度弯曲，可慢慢将针退出。

（2）若针身弯曲角度过大应顺着弯曲方向，将针退出；如因患者体位变动所造成的，应先纠正体位，然后顺势将针退出。

（3）在处理弯针时切忌用力过猛或捻转，以防断针。

（三）弯针的预防

（1）要求医生的手法要熟练，指力要轻巧，避免进针过猛过速。

（2）针刺前应嘱患者采用舒适而耐久的体位，针刺后嘱其不要变动体位。

（3）要注意保护针刺部位，针柄不要受到外物的碰撞和压迫。

四、断针

断针又称折针，是指针身折断在人体内，表现为行针时或出针时出现针身折断，其断端部分针身露于皮肤之外，或断端全部埋在皮肤内。

（一）断针的原因

（1）针的质量不好，针身尤其是针根部有剥蚀损伤，脆性太大或有砂眼，临床应用时疏于检查。

（2）针刺腧穴时将针身全部刺入体内。

（3）行针时强力提插、捻转，致使肌肉强力收缩。

（4）留针时患者的体位移动较大，肌肉强烈收缩，或外力碰撞。

（5）弯针处理不当，用力抽拔，以致折断。

（二）断针的处理

（1）如遇断针，医生首先要冷静，嘱病员不要移动体位，切忌惊慌，以防断针继续向深层陷入。

（2）如断端与皮肤相平，可轻轻下压周围组织，使针体显露，再用镊子夹出。

（3）如针尖到达了对侧皮下，从对侧部位穿透者（如内关和外关），可揉按断端针孔，使针从另一端透出皮肤，随之拔出。

（4）如完全陷入皮下或肌肉层，应在 X 线定位下，用外科手术取出。

（三）断针的预防

（1）为防止断针的发生，医者在施术前应仔细检查针具，对不符合质量要求的针具，要弃用。

（2）留针时，嘱患者不要移动体位，术中不可用力过猛地提插、捻转。

（3）由于针根是针刺时着力的重要部分，较易折断，所以针刺时必须将针身露出皮肤 2 分以上，不可一直刺到针根。

（4）当发生滞针、弯针时应正确处理，不要强行硬拔。

五、血肿

血肿是指针刺部位出现皮下出血而导致肿痛的现象。表现为出针后，见针刺腧穴部肿胀疼痛，皮肤呈青紫色。

（一）血肿的原因

均因针刺时损伤皮下小血管所致，尤其是针尖弯曲带钩时，更易使皮肉、血管受损而出现血肿。

（二）血肿的处理

（1）若见微量的皮下出血所致局部小块青紫时，一般不用处理，可自行吸收消退。

（2）若局部青紫面积大，肿胀疼痛较重，而且影响功能活动时，可先做冷敷止血处理，24h 后再做热敷，促使其吸收消散。

（三）血肿的预防

（1）针刺前认真检查针具，熟悉人体解剖部位情况，针刺时尽量避开血管。

（2）为了避免内出血，在刺眼球周围、大血管所在部位及其他重要器官所在部位时，均不宜采用提插手法。

六、外伤性气胸

外伤性气胸是在针刺后，患者突然出现胸痛、胸闷、心慌、气短，同时伴有咳嗽、呼吸不畅，严重者则有呼吸困难、心跳加快、发绀、出汗、虚脱、血压下降等休克现象。体检时，患侧肋间隙变宽，气管向健侧移位，叩诊呈高清音，肺泡呼吸音明显减弱或消失，如气窜至皮下，可见患侧颈部或胸部出现捻雪音。X 线胸透检查可进一步诊断，并可观察漏出的空气多少和肺组织的压缩情况。有的患者针刺当时并无明显异常现象，隔几小时后，才逐渐出现胸痛、胸闷、呼吸困难等症状。

（一）气胸的原因

造成气胸的原因，多因医者在针刺胸背部腧穴操作不当所致。

（1）凡针刺锁骨上窝、胸骨切迹上缘，以及第十一胸椎两侧、侧胸（腋中线）第八肋间、前胸（锁骨中线）第六肋间以上腧穴，如针刺方向、角度和深度不当，都有刺伤肺脏的可能。

（2）在掌握针刺深度时忽视了年龄、性别、胖瘦不同等因素，未因人而异或取穴不准，如背部第七颈椎至第十一胸椎之间的夹脊穴，应离脊柱正中线半个同身寸以上。

（3）针刺胸、背部的穴位，针刺的位置、方向、深度都是正确的，但因覆盖的毛巾或被子直接压在针柄上，使针刺深度随着呼吸运动的活动而不断加深，皆可刺穿脏层胸膜，肺泡破裂，导致创伤性气胸的发生。

（4）发生创伤性气胸的常见穴位有定喘、天突、肩井、肺俞、膏肓等穴。

（二）气胸的处理

（1）一旦发生气胸，应立即起针，并让患者采取半卧位休息，要求患者心情平静，切勿恐惧而反转体位。

（2）一般少量漏气者，可自然吸收。医生要密切观察，随时对症处理，适当给予镇咳、止痛、抗感染药物，以防止肺组织因咳嗽扩大伤口，加重漏气和感染。

（3）如发现呼吸困难、发绀、休克等现象的严重气胸，应立即抢救，如胸腔穿刺抽气，输氧，抗休克等。

（4）如因条件限制而处理有困难者，须及时转院进行抢救。

（三）气胸的预防

在临床治疗施术中，医者必须思想集中，准确掌握解剖部位，选好适当体位，根据患者体型的胖瘦，掌握进针角度和深度，施行提插手法的幅度不宜过大，胸、背部腧穴应斜刺、横刺，不宜长时间留针。

七、防止刺伤其他重要脏器

除了刺伤肺脏引起外伤性气胸外，如操作的角度、深度不当还可伤及其他重要脏器而引起严重后果。刺伤肝、脾脏时，可引起内出血，肝区或脾区疼痛，有的向背部放射，如出血不止、腹腔积血过多、腹痛、腹肌紧张，并有压痛和反跳痛等急腹症症状；刺伤心脏时，轻者可出现强烈刺痛，重者有剧烈撕裂痛，引起心外射血，即刻导致休克等危重情况；刺伤肾脏时，有腰腹痛、肾区叩击痛，并有血尿出现，严重时血压下降可引起休克。刺伤胆囊、膀胱、胃、肠等空腔脏器时，可引起疼痛、腹膜刺激征或急腹症等症状。若刺伤脑脊髓，如误伤延髓时，可出现头痛、恶心、呕吐、呼吸困难、休克和神志昏迷等；刺伤脊髓，可出现触电样感觉向指端放射，甚至引起暂时性肢体瘫痪，有时可危及生命。

（一）刺伤原因

导致刺伤重要脏器或器官的原因，主要是施术者缺乏解剖学、腧穴学知识，对腧穴和脏器、器官的部位不熟悉，加之针刺过深，或提插幅度过大，造成相应的脏器或器官受到损伤。

（二）刺伤脏器的处理

如刺伤内脏，损伤轻者经卧床休息一段时间后，一般可自愈。如损伤严重或有继续出血倾向，应加用止血药，或局部冷敷止血处理，并加强观察，注意病情及血压变化。若损伤严重，出血较多，出现休克时，则必须迅速采取输血等急救措施。刺伤脑髓，轻者经过一段时间后，可自行恢复；严重者应及时送到医院神经外科进行抢救。

（三）脏器损伤的预防

施术者要有一定的解剖学、腧穴学知识，掌握穴位的结构，明确穴位深层的脏腑组织，针刺腹部腧穴前，必须注意相应脏器的叩诊。对肝、脾、胆、肾肿大的患者，严禁刺其相应的腧穴；对膀胱尿潴留的患者及食后过饱的患者，其相应部位的腧穴不可深刺。凡针刺第十二胸椎以上的督脉腧穴及华佗夹脊穴，都要认真掌握针刺深度、方向和角度，如刺风府、哑门穴，针尖方向不可上斜，不可过深；悬枢穴以上的督脉腧穴及华佗夹脊穴，均不可深刺。上述腧穴在行针时只宜捻转手法，避免提插手法，禁用捣刺手法。

第五章 灸 法

灸法是以艾绒为主要材料制成的艾炷和艾条,点燃后在体表的一定部位或腧穴上熏灼,借以温热性的刺激及药物的药理作用,通过经络穴位的作用,调整人体生理功能的平衡,以达到防病治病目的的一种外治方法。

灸法是针灸学的重要组成部分。灸法与针法一样,都是建立在脏腑、经络腧穴等基础上,通过刺激腧穴而起到防病治病作用的。灸法在临床应用范围广泛,它既可治疗体表的病证,也能够治疗脏腑气血病证;既可治疗慢性疾病,也可治疗某些急性疾病;既可治疗虚寒性病证,也可治疗某些实热性病证。由于灸法治疗疾病的方式与针灸不同,又有不同的治疗特点,因此,在治疗上灸法弥补了针法的不足,对于针法治疗无效或效果不显著的病证,单纯使用灸法或与针法配合应用往往能提高治疗效果。《灵枢·官能篇》说:"针所不为,灸之所宜。"《医学入门》也说:"药之不及,针之不到,必须灸之。"充分肯定了灸法在治疗疾病中的应用价值。

第一节 灸法的分类与治疗作用

一、灸法的分类

灸法的种类很多,根据古今医家所创并改进的经验,灸法有 90 余种之多,其中常用的灸法包括艾炷灸、艾卷灸、非艾灸等。

二、灸法的治疗作用

灸法主要的材料是艾叶制成的艾绒。《本草正》指出:"艾叶,能通十二经……善于温中,逐冷,行血中之气,气中之滞。"因此,利用艾在穴位上烧灼、熏熨和贴敷,使其产生温热性或化学性刺激,通过经络穴位的作用而达到治疗目的。灸法之所以在临床有较好的疗效,是由于它具有温经散寒、调和气血、消肿止痛、解毒生肌、回阳固脱等作用。

(一)温经散寒,调气和血

灸法是通过经络穴位的温热性刺激,以加强机体气血运行。因为艾火之热力能深透肌层,而温通经络,行气调血,且能驱散寒湿,温通血脉,散凝化瘀,而达到临床治疗的目的。《灵枢·刺节真邪》篇中记载:"脉中之血,凝而留止,弗能火调,弗能取之。"《灵枢·禁服》篇中也说:"陷下者,脉血结于中,中有蓄血,血寒,故宜灸之。"《丹溪心法》中曾指出:"血见热则行,见寒则凝","直指则血滑,气寒则血凝。"由此可见灸法有温经散寒、调气和血的作用。在临床治疗中,凡阳虚导致的虚寒证,或寒邪侵袭所致的实寒证,以及寒凝经脉,气血阻滞所致的各种疼痛,都是灸法使用范围。

(二)补虚培本,回阳固脱

灸能增强脏腑的功能,补益气血,填精益髓。因此,大凡先天不足,后天失养及大病、久病之后导致的脏腑功能低下、气血虚弱、中气下陷、精亏髓空等病证,皆为灸法的适应证。许多慢性疾病适宜灸法治疗,也正是基于灸法的这种补虚培本的作用,通过扶正以祛邪而起到治疗保健作用。另外,灸法对阳气虚脱而出现的大汗淋漓、四肢厥冷、脉微欲绝的脱证也有显著的回阳固脱作用。《伤寒论》中载有:"下利,手足厥冷,无脉者,灸之。"《扁鹊心书》中也指出治疗伤寒等病证,"若能早灸,自然阳气不绝"。说明灸治有温阳固脱的功效。

(三)行气活血,消肿散结

气为血之帅,血随气行,气得温则疾,气行则血行。灸之温热刺激,可使气血调和,营卫和畅,起到行气活血、消肿散结的作用。因此,大凡阴寒之邪,如寒、湿、痰浊等所致的气血凝滞及形成的肿块均是灸法的适宜病证。另外,灸疗还有消肿止痛、解毒生肌的效果。早在宋初王怀隐等编著的《太平圣惠方》就记载有用"硫黄灸"治疗疮瘘的方法。明代李梴的《医学入门》载有:"桑枝灸法,治发背不起,发不腐,桑枝燃着,吹熄火焰,以火头灸患处。日三五次,每次片时,取瘀肉腐动为度,若腐肉已去,新肉生迟,宜灸四周。"明代陈实功《外科正宗》则论述得更为具体。《本草纲目》把这种灸法称为"桑柴火"。除治背痈外,特别是疮疡阴证之日久不溃、久溃不敛者,使用灸法以拔毒止痛,补接阳气,祛腐生肌,更显其独特的治疗效果。

(四)预防疾病、保健强身

灸法不仅能治病,而且还可激发人体正气,增强抗病能力,起到预防保健作用。对于中老年人,长期坚持灸关元、气海、神阙、足三里、曲池等穴,可起到培补元气、健运脾胃、降逆明目等作用。《千金方》中有"凡吴蜀地游宦,体上常须两三处灸,勿令疮暂瘥,则瘴疠温疟毒不能着人也"的记载,《针灸大成》千金灸法也有"若要安,三里常不干"的论述,这对用于灸法健身防病都有一定的指导意义。近年来,在灸法保健以及灸疗预防高血压、中风、流感方面取得一定的成就。

第二节　常用灸法

一、艾炷灸法

艾炷灸法是采用艾绒制成圆锥形小体,把适量的艾绒放在桌面上,用拇、示、中三指一边捏一边旋转,将艾绒捏紧即成规格大小不同的艾炷。有条件的可用艾炷器制之。艾炷分大、中、小三种。大艾炷高约1cm,炷底直径0.8cm,重约0.1g;中艾炷为大艾炷的1/2,如枣核大;小艾炷如麦粒大。燃烧1炷即为1壮。临床应用炷之大小,壮之多少,随病证、施灸部位的不同而异,少则1～3壮,多则可达数百壮。一般阳虚、阴虚弱之证宜多灸,体壮者宜少灸;肌肉丰满深厚之处宜大炷,浅薄之处宜小炷。

艾炷灸法可分为直接灸和间接灸两类。

(一)直接灸

又称为肤灸、明灸。是把艾炷直接放在皮肤上施灸的一种方法,施灸时为防止艾炷倾倒,可事先在皮肤上涂一点蒜汁、粥汤、清水或酒精。直接灸法又分瘢痕灸、无瘢痕灸两种。

1.瘢痕灸

又称化脓灸。施灸前根据施灸的部位不同,则采取不同的体位,如背腰部腧穴,采用坐位、俯伏位或俯卧位,胸腹部腧穴则采用仰卧位。

(1)操作方法。施灸时用大蒜汁涂敷施灸部位,以增强黏附和刺激作用,然后放置艾炷施灸。操作时,两侧对称施灸,每壮艾炷必待全部燃尽,除去灰烬,易炷再灸,将规定壮数灸完为止。术中产生剧痛,可用手在施灸周围拍打,借以缓解灼痛。灸后贴敷清水膏或胶布以保护灸后的创面,并促使灸处化脓,一般情况下,灸后1周左右化脓,从灸到灸疮结疤,一般为6周左右痊愈,结痂脱落,留下瘢痕,故称瘢痕灸。

(2)适应证。此法具有扶正祛邪、疏通经络、调理脏腑、行气和血的功能。常用于哮喘、瘰疬、肺痨、痞块、癫痫、溃疡病、发育障碍等。此外,对高血压、预防中风、类风湿关节炎及防病健身都有较好的作用。

2.无瘢痕灸

又称非化脓灸。

(1)操作方法。先将施灸部位涂以少许凡士林,以增加黏附作用,再放上艾炷点燃(一般选用中、小艾炷)。用中等艾炷,施灸时艾炷燃剩1/4~2/5,而患者感到灼痛时,立即更换艾炷再灸;如用麦粒灸时,当患者感觉灼痛,医者立即用手指甲将艾炷压熄,继续易炷施灸。以局部皮肤充血红润为度。

(2)适应证。本法常用于慢性虚寒性疾病,如哮喘、眩晕、慢性腹泻及皮肤疣等。

(二)间接灸

间接灸,又称隔物灸、间隔灸。即利用其他药物将艾炷和穴位隔开施灸的一种方法。这样既可避免灸伤皮肤而致化脓,还可以借间隔物之药力和艾的特性发挥协同作用,取得更大的治疗效果。该法种类很多,被广泛应用于内、外、妇、儿、皮肤、五官等科疾病的治疗中,有较好的治疗效果。依其衬隔物品的不同,它分为如下灸治方法。

1.隔姜灸

是用姜片作间隔物而施灸的一种方法。生姜辛温无毒,有升发宣散,祛寒解表,调和营卫,通经活络,温胃止呕,理气止痛功效。取姜艾结合起来施灸,发挥两者的协同作用,可取相得益彰之效。

(1)操作方法。用鲜生姜切成厚约0.3cm的薄片,中间以针刺数孔,置于腧穴或患部,上置艾炷点燃施灸。如患者感觉灼痛时易炷再灸,以局部皮肤红润为度。一般每次选2~3穴,每穴灸2~3壮,可根据病情反复灸治。

(2)适应证。适用于一切虚寒病证,如呕吐、腹痛、腹泻、遗精、阳痿、早泄、不孕症、痛经、面瘫及风寒湿痹等。

2.隔蒜灸

是用蒜作间隔物而施灸的一种方法。具有消肿、拔毒、止痛、发散、化结等功效。临床常用有隔蒜片灸和隔蒜泥灸两种。

(1)操作方法

1)隔蒜片灸。用新鲜紫皮独头蒜,切成0.1~0.3cm厚的蒜片,中间用针刺数孔,置于腧穴部位或患处,上置艾炷点燃施灸,每灸 3～4 壮后,可更换蒜片,继续灸治。

2)隔蒜泥灸。取新鲜大蒜适量,捣烂如泥状,放于穴位或患处,上置艾炷点燃灸之。另外,将蒜泥平铺于脊柱上(自大椎穴至腰腧穴),宽约 2cm,厚约 0.5cm,周围用桑皮纸封固。灸大椎、腰腧穴数十壮,以灸至患者口鼻觉有蒜味为度。此法称之为"长蛇灸",多用于治疗虚症。

(2)适应证。阴疽流注,疮色发白,不红不肿,不化脓者,不拘日期,宜多灸之。对疮痛疔毒、乳痈、一切急性炎症,未溃者均可灸之。亦治虫、蛇、蜂、蝎咬蜇伤,局部灸之可解毒止痛。治疗瘰疬、疮毒、痈疽、无名肿毒等外科病证有奇效。

3.隔盐灸

用食盐作间隔物而施灸的一种方法。有回阳救逆,益气固脱的功效。

(1)操作方法。用纯净干燥的细食盐适量或炒热,敷于脐部,使与脐平,上置艾炷施灸。如患者稍感灼痛,即可更换艾炷。也可在盐上置姜片而再施灸,以避免食盐受火爆起引致烫伤。临床上一般施灸 3～9 壮,对急性病证可根据病情多灸,不拘壮数。

(2)适应证。临床上主要用于急性腹痛、吐泻、痢疾、淋病、脱症等。急症重症宜多灸。

隔盐灸对治阴寒证或霍乱吐泻、中风脱证等有回阳、救逆、固脱作用,但需连续施灸,不论壮数,直至脉起,肢体回温,证候改善为止。

4.隔葱灸

是以葱作为间隔物而施灸的一种方法。具有散寒通阳,理气消胀功效。

(1)操作方法。把葱白切成 0.3～0.5cm 的葱片或把葱捣烂如泥状,敷于脐中及四周,或敷于患处,上置艾炷点燃施灸,以内部感到温热舒适,无灼痛为度。一般灸 5～10 壮为宜。

(2)适应证。主要用于治疗虚脱、腹痛、尿闭及乳痈。

5.隔附子灸

是用附子作为间隔物施灸的一种方法。该法具有逐风寒,祛湿邪,温肾壮阳,消坚破积等功效。

(1)操作方法。临床上常用的有隔附子片灸和隔附子饼灸两种。

1)隔附子片灸。取熟附子用水浸透后,切成 0.3～0.5cm 厚的附片,中间用针刺数孔,放置施灸部位,上置艾炷点燃施灸。

2)隔附子饼灸。将附子研成细粉,加白及粉或面粉少许(用其黏性),再加水调和捏成饼厚0.3～0.6cm,待稍干,中间针刺数孔,放于局部之。也可用生附子 3 份、肉桂 2 份、丁香 1 份,共研末,以蜜调和制成 0.5cm 厚的药饼,扎数孔,置局部施灸。

(2)适应证。对各种阳虚病证,痈疽初起,疮疡久溃不愈、阳痿、早泄、遗精等有显著疗效。

二、艾卷灸法

艾卷灸法,又称艾条灸法。是将艾绒放在细棉纸(或易燃的薄纸)上,像卷香烟一样卷制而成。一般规格长 20cm,直径 1.7cm,每支约重 10g,可燃烧 1h 左右。若在艾绒内加入药物,名为"雷火神针"或"太乙神针"。取艾绒放在 3 层厚棉纸上,加入药末 6g,如上法卷制,外用鸡蛋清或胶水封合即成。临床常用艾条灸有纯艾条灸和药物艾条灸两种。

(一)纯艾条灸

即用艾绒制成艾条而施灸的一种方法。依据操作方法、应用范围的不同又分为温和灸、回旋灸、雀啄灸三种。

1.温和灸

(1)操作。将艾条一端点燃,对准施灸部位与皮肤保持1寸左右距离,进行熏烤,使患者局部有温热感而无灼痛,一般每处灸3～5min,灸至皮肤稍起红晕为止。对于昏厥或局部知觉减退的患者和小儿,医者可将示中两指,置于施术部位两侧,这样可以通过医者手指的感觉来测知患者局部受热程度,以便随时调节施灸距离,掌握施灸时间,防止烫伤。

(2)适应证。适用于灸疗各种病证。

2.回旋灸

回旋灸,又称"熨热灸"。

(1)操作。将点燃的艾卷接近灸的部位平行往复回旋熏灸,距皮肤约3cm。一般可灸20～30min。

(2)适应证。适用于风湿痹痛、神经性麻痹及广泛性皮肤病等。

3.雀啄灸

(1)操作。将艾条点燃的一端,与施灸部位的皮肤并不固定在一定距离,而是像鸟雀啄食状忽近忽远的上下移动。这种灸法温热感较强,但容易灼伤皮肤,必须注意防止烫伤。

(2)适应证。多用于治疗小儿疾病、急性晕厥、胎位不正、无乳等。

(二)药物艾条灸

又称实按灸。即用药物艾条点燃后,垫上纸或布,趁热按到穴位上,使热气透达深部的一种灸疗方法。如雷火神针、太乙神针。

1.雷火神针

(1)操作。将所选药物研成细末,和匀(药物见附方)。以桑皮纸1张,宽约30cm见方,摊平,先取艾绒24g,均匀摊在纸上,次取药末6g,均匀掺在艾绒里,然后卷紧如爆竹状,外用鸡蛋清或胶水糊上桑皮纸一层,两头留空纸3cm许,捻紧即成药物艾绒灸条。施灸时,先选好穴位,将艾条点燃一端。一种方法是,在所灸的穴位上,覆盖10层绵纸或5～7层棉布,再将艾火隔着纸或布紧按在穴位上,留按1～2s即可,若艾火熄灭,可重新点燃,如此反复施灸。每穴按10次左右。另一种方法是将点燃的一端,以七层棉布包裹,紧按在穴位上,如患者感觉太烫,可将艾条略微提起,待热减再灸。如火熄、冷却,则重新点燃灸之。每穴可按灸5～7次。

(2)适应证。风寒湿痹、痿证、腹痛、泄泻、闪挫肿痛。

2.太乙神针

太乙神针与雷火神针无实质区别,是雷火针的进一步发展。其艾条制法、操作方法与雷火针基本相同,只是所用药物略有不同。适应证与雷火神针同。

三、温针灸法

温针灸法,又称"针柄灸、传热灸、烧针尾"。是针刺与艾灸合并使用的一种方法,适用于既宜针又宜施灸的患者。

(一)操作方法

先按疾病虚实在穴上施行补泻手法后,然后在适当深度留针时,将艾绒搓团捏在针柄上,或取约2cm长艾条1节,套在针柄上,距离皮肤2～3cm,从艾炷或艾条的下端点燃施灸,通过针体将热力传入穴位,产生治疗作用。

(二)适应证

适用范围较广,虚寒型病证、寒凝之痛证、痹证,如腰脊、关节、肢体冷痛,胃腹冷痛、闭经、痛经等疾病,以及阳脱等急症。

此外,还有温灸器灸,是用特殊的器具内置艾绒点燃后,进行施灸的一种方法,便于控制艾灸时间与温度。以及非艾灸法,如敷灸、灯火灸、天灸、药线灸、硫黄灸、黄蜡灸等。

四、注意事项

(一)施灸程序

一般情况下可以先灸上部,后灸下部,先背后腹,先头身后四肢,但在特殊情况下,可以灵活运用。

(二)施灸禁忌

(1)不宜在过饱、过饥、酒醉的情况下施灸。

(2)颜面部不宜瘢痕灸,妇女在妊娠期内少腹和腰骶部不可施灸。

(3)不论外感或阴虚发热,凡脉象数者,均不宜灸。

(三)灸后处理

施灸后局部皮肤仅有微红灼热现象的,很快就可消失,无需处理;如因施灸过重,皮肤出现小水疱,只需注意不擦破,可任其自愈;如水疱较大,可用消毒的针刺破放出水液;如有化脓现象,要保持清洁,可用敷料保护灸疮,待其吸收愈合。

第六章 其他针法

第一节 三棱针

三棱针是由古代"九针"中的"锋针"演变而来,一般用不锈钢制成,长6～8cm,针柄较粗呈圆柱形,针身呈三棱形,尖端三面有刃,针尖锋利。用其刺破患者身体上一定的腧穴或浅表血络,放出少量血液或体液,或挑破皮下纤维组织,以治疗疾病的方法,称为三棱针针法,其中放出少量血液者为刺血疗法,又称刺络法。

一、操作方法

操作时右手拇、示指持住针柄,中指抵住针尖部,露出针尖3～5mm,以控制针刺深度。针刺时,左手捏住或夹持住所刺部位的皮肤,右手持三棱针针刺。临床中较常用的手法有以下几种

(一)点刺法

先在应刺腧穴部位的周围按揉、挤捏,使局部充血,然后消毒穴位皮肤并迅速刺入3mm左右,立即出针,轻轻挤压针孔周围,使其出血数滴,再用消毒干棉球按压针孔止血。此法多用于四肢末端、耳穴等。

(二)刺络法

是用三棱针刺入浅表血络或静脉,使出血适量。操作时可先用带子或橡胶管结扎在应刺部位的上端,左手拇指压在应刺部位的上端,常规消毒,右手持三棱针,对准针刺部位的浅静脉,快速刺入,随即迅速将针拔出,使之出血。待血止后用消毒干棉球按压针孔。多用于肘窝、腘窝部的浅静脉点刺出血。

(三)散刺法

又称"豹文刺法",是在局部周围进行点刺的一种方法。操作时根据病变部位大小不同,可刺10～20针,由病变外缘环形向中心点刺,以促使瘀血或热毒的消散,达到祛瘀生新、清热解毒的目的。多用于局部瘀血、顽癣、痈肿初起和丹毒等。

(四)挑刺法

是用三棱针刺入腧穴内挑断皮下纤维组织的方法。操作时,用左手按压施术部位两侧,使皮肤固定,右手持三棱针将已消毒过的腧穴或反应点的表皮挑破,然后深入皮下5mm左右,将针身倾斜并使针尖轻轻挑起,挑断皮下部分纤维组织,然后出针,并挤出血液或体液少量,覆盖敷料。此法常用于治疗面部痤疮、血管性头痛、肩周炎、失眠、痔疮、睑腺炎等病证。

二、适用范围与注意事项

(一)适用范围

三棱针刺法具有开窍泄热、活血祛瘀、疏通经络的作用,适用于各种实证、热证、瘀证、痛证

等。较常用于昏厥、高热、中暑、中风闭证、急性吐泻、急性咽喉肿痛、目赤肿痛、顽癣、疖痈初起、扭挫伤、痔疾、疳积、头痛、丹毒、顽固性痹证、手足麻木等。

（二）注意事项

（1）必须严格消毒，以防感染。

（2）针刺时不宜用力过猛、过深，切勿刺伤动脉，出血不宜过多，一般以数滴为宜。

（3）身体虚弱、气血两亏，或有出血性疾病及出血不止的患者，不宜使用。

（4）三棱针刺激较强，应注意预防晕针。

（5）三棱针各法治疗每日或隔日 1 次，3～5 次为 1 个疗程；急症也可每日治疗 2 次；如治疗时出血较多者，每周 1～2 次为宜；挑刺治疗一般 3～7 日 1 次，3～5 次为 1 个疗程。

第二节　皮肤针

皮肤针法是以皮肤针垂直叩刺体表一定部位以治疗疾病的方法，由古代"毛刺、扬刺、浮刺、半刺"等刺法发展而来。它利用皮部与经络脏腑的密切联系性，使用皮肤针叩刺皮部，激发调节脏腑经络功能，以达到治疗疾病的目的。

皮肤针的针头呈小锤形，针柄一般长 15～19cm，一端附有莲蓬状的针盘，针盘上散嵌着不锈钢短针。根据短针的数目不同，可分别称为梅花针（5 支针）、七星针（7 支针）、罗汉针（18 支针）等。现代又发明一种滚筒针，是用金属制成的筒状皮肤针，具有刺激面广、刺激量均匀、使用方便等优点。

一、操作方法

皮肤针一般采用叩刺法进行操作。将针具及施术部位常规消毒后，右手握住针柄后部，示指压在针柄上面，针尖对准应刺部位，使用手腕之力，将针尖垂直叩打在皮肤上并立即提起，反复进行叩刺，用力及快慢要均匀。刺激强度可分为弱、中、强。弱刺激以局部皮肤潮红而患者无疼痛感为度；强刺激时叩刺部位发红可见隐隐出血，患者有疼痛感；中刺激介于强弱之间，局部皮肤潮红，但无渗血，患者稍有疼痛感。叩刺强度应根据患者体质、年龄、病情及操作部位的不同而灵活应用。

二、叩刺部位

（一）循经叩刺

是循经络进行叩刺的一种方法。最常用的是项背、腰骶部位的督脉和膀胱经。因为督脉能调节一身之阳气，五脏六腑的背腧穴皆分布在背部的膀胱经，督脉和膀胱经又有密切关系，所以叩刺督脉、膀胱经的路线，其主治范围甚广。其次是四肢肘、膝以下的经络，因原穴、络穴、郄穴、五输穴多分布在肘膝以下，可治疗各相应脏腑经络的疾病。

（二）穴位叩刺

是根据腧穴主治作用和病情需要进行叩刺的一种方法。临床上较常用的有各种特定穴、华佗夹脊穴、阿是穴等。

（三）局部叩刺

即在病灶部位进行叩刺的一种方法。如扭伤后局部瘀肿疼痛、皮肤顽癣等。

三、适用范围与注意事项

（一）适用范围

皮肤针多用于小儿麻痹，末梢神经炎，神经性皮炎，肌肤麻木，慢性胃肠病，消化不良，头痛，胁痛，脊背痛，高血压，感冒，咳嗽，失眠，痛经，斑秃，皮肤顽癣，带状疱疹，近视，小儿遗尿等。

（二）注意事项

（1）皮肤针针尖必须平齐，无钩，针柄与针头联结必须牢固，以防叩刺时松动或脱落。

（2）叩刺时针尖必须垂直而下，垂直而起，避免斜刺、压刺、拖刺等，以减少疼痛。

（3）针具和叩刺部位均应注意消毒，重叩后如有出血，应用消毒棉球进行处理，以防感染。

（4）局部皮肤有外伤或溃疡者，不宜使用皮肤针。

第三节　皮内针

皮内针又称"埋针法"，是以特制的小型针具刺入并固定于腧穴部位的皮内或皮下，较长时间留针的一种方法。皮内针一般又分图钉型或颗粒型 2 种针具，将它留埋在皮下，能给皮部以弱而长时间的刺激，调整经络脏腑功能，达到治病防病的目的。

一、操作方法

常规消毒后，用镊子夹住颗粒型皮内针针身，沿皮横刺入皮内，针身埋入皮内 0.5～1cm，然后用胶布将留在皮外的针柄固定。或用镊子夹住图钉型皮内针针圈，将针尖对准穴位垂直刺入，使环状针柄完整地留在皮肤上，用胶布固定。

皮内针留置的时间根据病情和季节不同而有一定的差异，一般为 3～5 天，最长为 1 周，炎热天一般留置 1～2 天。留置期间应按压埋针处数次，以加强刺激，增加疗效。

二、适用范围与注意事项

（一）适用范围

常用于某些需要久留针的慢性顽固性疾病和经常发作的疼痛性疾病，如偏头痛、三叉神经痛、牙痛、胃痛、月经不调、痛经、遗尿、顽固性失眠、高血压、哮喘、咳嗽等。

（二）注意事项

（1）埋针要选择易于固定和不妨碍肢体活动的部位，关节附近不宜埋针，胸腹部因呼吸运动时会活动，亦不宜埋针。

（2）埋针期间针处不可着水，避免感染；热天出汗较多，埋针时间勿过长，以防感染；发现感染应及时处理。

（3）埋针后，如患者感觉疼痛或妨碍肢体活动时，应将针取出，改选穴位重埋。

第四节　电针法

电针法是用电针器输出脉冲电流,通过毫针作用于经络穴位以治疗疾病的方法,是毫针的刺激与电的生理效应的结合。电针法不但提高了毫针的治疗效果,而且扩大了针灸的治疗范围。

一、电针仪器

目前我国普遍使用的电针仪均属脉冲发生器类型,比较通用的有:G6805 型电针仪和 WQ1002 韩氏多功能治疗仪。以 G6805 型治疗仪为例,其基本结构是由电源、方波发生器、控制部分、脉冲主振部分和输出电路组成。

其作用原理为在极短时间内出现电压和电流的突然变化(电量的突然变化)构成电的脉冲,脉冲电通过对机体产生电的生理效应而起治疗作用。

这种治疗仪可以精确选择脉冲电波型和刺激强度,维持较长时间针感,减少手法捻转的工作量,普遍为患者所接受。

(一)G6805 型电针仪

本机性能较稳定,交直流两用电源,可输出连续波、疏密波、断续波。在 $1k\Omega$ 负载下的参数为:①频率,连续波 160～5000 次/分,疏密波和断续波 14～26 次/分;②脉冲幅度(峰值),正脉冲 50V,负脉冲 35V;③波宽,正脉冲 $500\mu s$,负脉冲 $250\mu s$。

该型号电针仪的控制和指示设备说明:氖灯是指示连续波、疏密波、断续波的频率。左侧旋钮用来调节疏密波、断续波的频率。右侧旋钮用来调节连续波的频率。中间旋钮用来选择输出波形,控制输出连续波、疏密波及断续波。拨动开关是选择交流电源或干电池电源用。各插孔可插入针夹电极插头或电极板插头。仪器顶部共有 5 个小型输出插孔,各插孔可插入针夹电极插头或电极板插头。相对应面板上有 5 个控制旋钮,调节控制旋钮能改变输出强度。

(二)WQ1002 韩氏多功能电治疗仪

采用电子集成电路,结构小巧,功能多,可发出多种波形脉冲电,达到不同治疗作用。其性能如下:脉冲幅度,负载为 250Ω 时,峰值电流 0～60V(电针疗法用);脉冲宽度,$300\mu s$;频率范围,2～100Hz。

调制方式:连续波 2～100Hz 可调。簇形每移发出 2 串脉冲,脉冲频率 15～100Hz 可调。疏密波是疏波(2Hz)和密波(15～100Hz)脉冲串交替出现,每种波形持续 2.5s。

输出:双路,四电极。双路同步刺激或交替刺激,每对电极的输出持续 5s。

电源:内装直流 9V 电池或外接电源。

二、操作方法

(一)操作程序

使用电针时,除一般操作程序外,必须注意电针仪准备和其他一些环节,并选择适当的穴位(选穴及穴位配对)和刺激参数。

使用前将强度调节旋钮调至零位(无输出),将电针仪上每对输出的 2 个电极分别连接在

2根毫针针柄上。一般同一对输出电极连接在身体同侧,避免电流回路经过心脏。开启电源开关,逐渐加大电流强度。

临床治疗时间一般持续通电 15～20min,从低频至中频,使患者出现酸、胀、热等感觉或局部肌肉节律性收缩。如通电时间较长,患者会产生适应性,即感到刺激渐渐变弱,此时可适当增加刺激强度,或采用间歇通电法。各种不同疾病的疗程不尽相同,一般 5～10 天为一疗程,每天或隔天治疗 1 次,急症患者每天 2 次。疗程中间可间隔 3～5 天。

通常使用电针在 2 个穴位以上。如只需单穴电针时,可选取有主要神经干通过的穴位(如下肢的环跳穴)刺入,接通电针仪的一个电极,另一针接用水浸湿的纱布作为无关电极,固定在同侧经络皮肤上。

(二)选穴

选穴的方法除辨证取穴外,还可根据神经干分布和肌肉神经运动点取穴。

1.头面部

听会、翳风(面神经);下关、阳白、四白、夹承浆(三叉神经)。

2.上肢部

6～7 颈夹脊、天鼎(臂丛神经);青灵、小海(尺神经);手五里、曲他(桡神经);曲泽、郄门、内关(正中神经)。

3.下肢部

环跳、殷门(坐骨神经);委中(胫神经);阳陵泉(腓总神经);冲门(股神经)。

4.腰骶部

气海俞(腰神经);八髎(骶神经)。

穴位配对如属神经功能受损,可按神经分布特点配穴。如面神经麻痹,可取听会、翳风;蹙额障碍取阳白、鱼腰;鼻唇沟变浅配水沟;口角歪斜配地仓、颊车;坐骨神经痛取环跳、大肠俞,配殷门、委中、阳陵泉等穴。

(三)刺激参数的选择

电针刺激参数包括波形、波幅、波宽、频率等。

1.波形

常见脉冲波形有方形波、尖峰波、三角波和锯齿波,也有正向是方形波,负向是尖峰波。单个脉冲波可以不同方式组合而形成连续波、疏密波、断续波和锯齿波等。

2.波幅

指脉冲电压或电流的最大值与最小值之差,也指从一种状态变化到另一种状态的跳变幅度值。电针刺激强度主要取决于波幅高低。波幅的计量单位一般以电压表示为伏(V),如电压在 0～30V 反复突然跳变,则脉冲幅度为 30V,治疗时通常不超过 20V。若用电流表示,则为毫安(mA),一般在 1mA 以下,不超过 2mA。也有以电压和电流乘积表示。

电针的刺激强度因人而异,一般以中等强度,患者能耐受为宜,过强或过弱都会影响疗效。

3.波宽

指脉冲的持续时间。脉冲宽度也与刺激强度有关,宽度越宽刺激量越大。适合人体的输出脉冲宽度约为 0.4ms。

4.频率

脉冲电流的频率不同,作用也不同。临床使用时应根据不同病情选择适当波形。常见的波型有:密波、疏波、疏密波、断续波和锯齿波。

(1)密波:频率快,50～100 次/秒,属于连续波。能降低神经的应激功能,常用于镇痛、镇静、缓解肌肉和血管痉挛,也用于针刺麻醉等。

(2)疏波:频率慢,2～5 次/秒,属于连续波。刺激作用较强,能引起肌肉收缩,提高肌肉韧带张力,常用于治疗痿证,各种关节、肌肉、韧带损伤。

(3)疏密波:疏波、密波自动交替出现的波型,疏密交替持续时间各约 1.5s。该波不易产生适应性,能促进代谢和血液循环,改善组织营养,消除炎性水肿。常用于外伤、关节炎、痛症、面瘫、肌肉无力等。

(4)断续波:有节律时断时续自动出现的疏波,断时在 1.5s 时间内无脉冲电输出;续时密波连续工作 1.56s。该波不易产生适应性,能提高肌肉组织兴奋性,对横纹肌有良好刺激作用。常用于治疗痿证、瘫痪。

(5)锯齿波:脉冲波幅按锯齿型自动改变的起伏波,16～20 次/分或 20～25 次/分,其频率接近人体呼吸节律,可用于刺激膈神经做人工电动呼吸,配合抢救呼吸衰竭。

三、适应范围

电针的适应范围与毫针刺法基本相同。广泛用于内、外、妇、儿、五官、骨伤等科的各种疾病。尤常用于各类痛证、骨关节病变、肢体瘫痪、脏腑疾患、五官疾患、神经官能症、预防保健等。也可用于针刺麻醉。

四、注意事项

(1)电针器使用前必须检查其性能是否良好,输出是否正常。

(2)调节电流量应逐渐从小到大,切勿突然增大,以免发生意外。

(3)胸、背部穴位使用电针时不可将 2 个电极跨接身体两侧,以免电流回路。

(4)靠近延脑、脊髓等部位使用电针时,电流量宜小,不可过强刺激,孕妇慎用电针。

(5)相邻一对穴位通电时距离不宜太近,电流强度也应稍小,以免刺激过强。

(6)作为温针使用过的毫针,针柄表面氧化而不导电,应用时应将输出线夹在毫针针体上。

(7)年老、体弱、醉酒、饥饿、过饱、过劳等患者,不宜电针。

第五节　穴位注射法

穴位注射法,又称水针,是选用某些中西药物注射液注入人体有关穴位,以防治疾病的方法。它是在针刺腧穴治疗疾病的基础上,结合药物的药理作用,使针刺与药物对穴位的双重刺激作用有机地结合起来,发挥其综合效能,以提高疗效。

一、针具和常用药物

(一)针具

根据使用药物的剂量大小及针刺的深浅,选用不同规格的注射器和针头号,经常规消毒即可使用。一般可使用 1mL、2mL、5mL 注射器,若肌肉肥厚部位可使用 10mL、20mL 注射器。针头可选用 5～7 号普通注射针头、牙科用 5 号长针头,以及封闭用的长针头。

(二)常用药液

穴位注射法的常用药液有三类。

1.中草药制剂

如复方当归注射液、丹参注射液、川芎嗪注射液、生脉针注射液、人参注射液、鱼腥草注射液、银黄注射液、柴胡注射液、板蓝根注射液、威灵仙注射液、徐长卿注射液、清开灵注射液等。

2.维生素类制剂

如维生素 B_1、维生素 B_6、维生素 B_{12} 注射液、维生素 C 注射液、维丁胶性钙注射液。

3.其他常用药物

5％～10％葡萄糖、0.9％生理盐水、注射用水、三磷酸腺苷、辅酶 A、神经生长因子、硫酸阿托品、山莨菪碱、加兰他敏、泼尼松、盐酸普鲁卡因、利多卡因、氯丙嗪、利血平等。

二、操作方法

(一)选穴处方

一般根据针灸治疗时的处方原则辨证取穴。局部取穴可选用压痛点、皮下结节、条索状物等阳性反应点进行治疗。选穴宜精练,以 1～2 个穴为妥,最多不超过 4 个穴,并宜选取肌肉比较丰满的部位进行穴位注射。

(二)操作程序

根据所选穴位的不同及用药剂量的差异,选择比较合适的注射器及针头。局部常规消毒,用无痛进针法刺入穴位,然后慢慢推进或上下提插,待针下有"得气"感后,回抽一下,若回抽无血,即可将药推入。

(三)针刺的角度和深度

根据穴位所在部位与病变组织的不同要求,决定针刺角度和注射的深浅。如头面及四肢远端等皮肉浅薄处的穴位多浅刺;腰部和四肢肌肉丰厚部位的穴位可深刺;三叉神经痛于面部有触痛点,可在皮内注射成一"皮丘";腰肌劳损的部位多较深,故宜适当深刺注射。

(四)药物剂量

穴位注射的用药剂量决定于注射部位及药物的性质和浓度。一般耳穴每穴注射 0.1mL,面部每穴注射 0.3～0.5mL,四肢部每穴注射 1～2mL,胸背部每穴注射 0.5～1mL,腰臀部每穴注射 2～5mL。5％～10％葡萄糖每次可注射 10～20mL,刺激性较大的药物(如酒精)和特异性药物(如抗生素、激素、阿托品)一般用量较小,即所谓小剂量穴位注射,每次用量多为常规量的 1/10～1/3,中药注射液的穴位注射常规剂量为 1～4mL。

三、注意事项

(1)严格遵守无菌操作,防止感染。

(2)注意药物的性能、药理作用、剂量、禁忌及毒副作用。如青霉素、链霉素、普鲁卡因等能引起过敏的药物,须在皮试阴性后应用。副作用较严重的药物,和某些用后有反应的中草药制剂,使用时应谨慎。

(3)使用穴位注射法前,须检查药物的有效期,并检查药液有无沉淀变质,不得使用已过期或变质的药液。

(4)药物不可注入关节腔、血管和脊髓腔。药物误入关节腔,可致关节红肿热痛;误入脊髓腔,有损伤脊髓的可能,重者可致瘫痪。

(5)在主要神经干通过的部位做穴位注射时,应注意避开神经干,以免损伤神经。如针尖触到神经干,有触电样感觉,应及时退针,更不可盲目地反复提插。内有重要脏器的部位不宜针刺过深,以免损伤内脏。

(6)年老体弱及初次接受治疗者,最好取卧位,注射部位不宜过多,药量也可酌情减少,以免晕针。孕妇的下腹部、腰骶部及合谷、三阴交等穴,不宜做穴位注射,以免引起流产。

第六节　穴位激光照射法

穴位激光照射法,是利用低功率激光束直接照射穴位以治疗疾病的方法,又称"激光针"。激光,即受激辐射光,是人们综合研究原子物理学、光学、光谱学、微波技术和量子力学等多种学科的结果,是从 20 世纪 60 年代开始发展的。激光具有单色性好、相干性强、方向性优和能量密度高等特点。其治疗作用的产生,主要因它能产生光、热、压强和电磁场等对人体具有多重影响的效应,尤其是光电效应,能使人体局部血管扩张,血流加快,细胞活力加强,而达到活血祛瘀、消炎止痛的目的。用细微的激光束照射治疗具有无痛、无菌、简便、安全、强度可调和、适应范围广等特点,医学上常用的激光有二氧化碳激光、半导体激光、氦—氖激光等。

一、激光器具

能产生激光的装置叫激光器,针灸最常用的激光器是氦—氖(He—Ne)激光器和半导体激光器。

He—Ne 激光器是一种原子气体激光器,它主要由放电管、光学谐振腔、激励源三部分组成,发出波长 632.8nm 的红色激光,功率一般为 2~20MW,光斑直径为 1~2mm,通过柔软的导光纤维,可随意投射到任何穴位上。He—Ne 激光束能部分到达生物组织 10~15mm 深处,故可在一定程度上代替针刺刺激穴位以达治病目的。

二、操作方法

为防止触电或机器烧毁,在使用之前,必须检查地线是否接好,有无漏电、混线等问题。确定照射部位后,接通电源,He—Ne 激光器发射出橘红色的光束。若此时激光管不亮或出现闪烁现象,表明启动电压过低,应立即断电,并将电流调节旋钮顺时针方向转 1~2 挡,停 1min 后,再打开电源开关。切勿多次开闭电源开关,以免引起故障。调整电流,使激光管发光稳定,然后将激光束的光斑对准需要照射的穴位直接垂直照射,距离皮肤为 8~100mm,每次每穴 5~10min,共照射时间一般不超过 20min,每天照射一次,10 次为一疗程。

三、适应范围

本法的临床适应证较广,常用于头痛、支气管炎、哮喘、神经衰弱、急慢性咽炎、扁桃体炎、口腔黏膜病、胃及十二指肠溃疡、高血压、慢性结肠炎、湿疹、冻疮、白癜风、皮肤和黏膜的慢性溃疡、皮肤血管瘤,慢性盆腔炎、乳腺炎、前列腺炎、前列腺肥大、小儿腹泻,神经炎、面神经麻痹、周围神经炎,关节炎、肩周炎、网球肘、鼻炎、鼻窦炎等。此外还作为拔牙、扁桃体摘除等手术的麻醉替代。

四、注意事项

(1)避免直视激光束,以免损伤眼睛。工作人员及面部照射的患者,应戴防护眼镜。

(2)照射部位的准确与否与疗效有密切关系,故光束一定要对准需要照射的病灶或穴位,嘱患者切勿移动,以免照射不准。

(3)若治疗中出现头晕、恶心、心悸等副作用,应缩短照射时间和次数,或终止治疗。

目前还有一种光导纤维通过注射针直接将激光导入穴位深处,以治疗疾病的新型激光治疗仪,对某些疾病如前列腺炎等疗效更高。

第七节　微波针灸法

微波针灸是在毫针针刺的基础上,把微波天线接到针柄上,向穴位注入微波或直接照射腧穴以治疗疾病的一种方法。微波针灸综合了微波理疗和针灸的长处,是现代微波技术同传统的针灸方法相结合的产物。

一、原理和特点

微波是一种波长很短,频率很高,频率范围很宽的电磁波,目前医疗上最常用的微波频率为 2450mHz,波长为 12.5cm,在医用电磁波谱中,它位于超短波和长波红外线之间。微波具有特殊的产热作用,其热量均匀,热效率高,临床和实验还证明,它还对神经、内分泌、心血管和消化系统的功能产生热外效应。

用于微波针灸法的微波针灸仪主要由微波发生器和微波天线两大部分组成。天线采用一种同轴微波系统,外导体呈螺旋弹簧形,内导体即一般用的毫针。通过微波针灸仪把微波定量、定向地辐射到人体穴位内,即可产生微波热效应、热外效应、电磁场效应等多种治疗效应。其特点主要有:得气感较强,有良好的疏通经络、活血祛瘀的作用;针感后效应较长,可维持4~48h;操作安全,无副作用。

二、操作方法

先接好仪器的电源、天线和各连接线,预热。将毫针刺入所选腧穴并行针得气后,把微波针灸仪的天线接到针柄上,并用支架固定好天线的位置,再分别调节各路输出的功率,使微波沿针输入穴位。输出大小以患者感到舒适为度。成人使用电压不超过 25V,小儿不超过 20V,而以 17~18V 为宜。每穴每次 5~20min。治疗完毕,将输出功率旋钮转到最小位置,关闭输出开关,取下天线,起针。术后皮肤应有红晕或红斑。每天或隔天 1 次,10~15 次为一疗程。

此外,也可用微波理疗机直接照射腧穴或患处。

三、适应范围

可用于各种急慢性疼痛性疾患,如偏头痛、三叉神经痛、坐骨神经痛、胃脘痛、痛经、痹痛等。还可用于面神经麻痹、偏瘫、肠炎、滑膜炎、鼻窦炎、乳腺炎、盆腔炎、遗尿等。

四、注意事项

(1)靠近眼睛、睾丸、脑等部位的腧穴不宜做微波针灸。

(2)使用时,天线的内外导体之间不要发生碰撞,以免形成短路而烧毁仪器。

(3)有出血倾向的患者,高热、晚期高血压、治疗部位感觉障碍者及孕妇应忌用。

第八节 声电针

声电针,即声电波电针,是根据经络、腧穴学说,将声电波发生器产生的各种声源(音乐、广播等)的电波,转化成电刺激,再以针连接导线,将声电波导入穴位内,产生刺激作用的一种新型针灸电子治疗仪器。利用声电针治疗疾病的方法,即为声电波电针法。本法具有通调营卫气血,调整经络脏腑功能的效应。

一、原理和特点

声电针主要是根据收录机原理设计而成的。利用谐音变成相应的电流,形成音频电信号,通过毫针输入经穴部位,给人体一种特定的刺激以达治病的目的。声电针的声源,是刺激量和电信号的来源,一般是用收音机、电唱机和收录机的输出,通过音频振荡器,将 $20\sim20000\,Hz$ 范围的声波,转换成一种频率错综复杂、参差不齐、瞬息多变的随机复合波交流刺激电流,它的波形、幅度和各次谐波成分,时时都在变化。与脉冲电流相比,具有刺激柔和、不易引起机体适应性和耐受性的特点,故声电针在长时间的治疗中作用与效果不会衰减。目前还有专用录音磁带,针对不同类型的疾病以有针对性的音乐施行声电针治疗,以取得更好疗效。

二、适应范围

声电针可用于多种疾病的治疗,尤其是对各种疼痛性疾病,如坐骨神经痛、神经性头痛、扭挫伤、风湿痛等,其镇痛效果比较明显。此外,亦可用于针刺麻醉。

三、注意事项

声电针注意事项请参考电针法的注意事项。

第七章　特殊部位针法

第一节　头针疗法

头针,又称头皮针和颅针,是用针或其他方法刺激头部特定区域以防治疾病的一种方法。

山西的焦顺发根据古人关于头部经脉的理论,并结合现代医学的解剖知识,首次应用头部的运动区治疗脑源性瘫痪并获成功。目前,头针疗法主要用于治疗中枢神经系统疾病,如中风后遗症、颅脑外伤后遗症、小儿神经系统发育不全脑炎后遗症等,尤其对中风偏瘫的疗效显著。除此之外,头针还可用于各科疾病和症状的治疗,特别是各种急慢性疼痛和心身病。

现在,头针疗法已成为世界各国针灸常用的一种针灸治疗方法。1989年世界卫生组织通过的《头针穴名标准化方案》,为开展头针的临床研究和学术交流奠定了基础。

一、头针刺激区的分布与主治

目前,头针已发展成为六大体系,即头针14条标准治疗线,以及方云鹏、汤颂延、焦顺发、林学俭、朱明清等各家的头针体系,其中常用的有国际标准化头针和焦顺发头针。本节只介绍此两种常用头针。

(一)国际标准化头针

其刺激区均位于头皮部位,分4个区,14条标准线。

1.额区

(1)额中线

1)定位:在额部正中。前发际上下各0.5寸,即自神庭穴向下针1寸。属督脉。

2)主治:癫痫、精神失常、鼻病等。

(2)额旁1线

1)定位:在额部。额中线外侧直对目内角发际上下各0.5寸。即自眉冲穴沿经向下针1寸。属足太阳膀胱经。

2)主治:胸痛、胸闷、心悸、哮喘、呃逆等。

(3)额旁2线

1)定位:在额部。额旁1线的外侧,直对瞳孔,发际上下各0.5寸,即自头临泣穴沿经向下针1寸。属足少阳胆经。

2)主治:急慢性胃炎、胃和十二指肠溃疡、肝胆疾病等。

(4)额旁3线

1)定位:在额部。额旁2线的外侧,自头维穴的内侧0.75寸处,发际上下各0.5寸,共1寸。在足少阳胆经与足阳明胃经之间。

2)主治:功能性子宫出血、阳痿、遗精、子宫脱垂、尿频尿急等。

2.顶区

(1)顶中线

1)定位:在头顶部。正中线上,自百会穴向前 1.5 寸。属督脉。

2)主治:腰腿足病证,如瘫痪、麻木、疼痛,皮层性多尿,脱肛,小儿夜尿,高血压,头顶痛等。

(2)顶颞前斜线

1)定位:在头顶部侧面。从前顶止于悬厘穴。此线斜穿足太阳膀胱经、足少阳胆经。

2)主治:全线分 5 等份,上 1/5 治下肢瘫痪;中 2/5 治上肢瘫痪;下 2/5 治中枢性面瘫、运动性失语、流涎、脑动脉硬化等。

(3)顶颞后斜线

1)定位:在头部侧面。从头顶正中线向头部斜侧面条斜线。此线斜穿三条经脉,自督脉的百会穴经足太阳膀胱经到胆经的曲鬓穴。

2)主治:全线分 5 等份,上 1/5 治下肢感觉异常;中 2/5 治上肢感觉异常;下 2/5 治头面部感觉异常。

(4)顶旁纵 1 线

1)定位:在头顶部。顶中线外侧,两线相距 1 寸。自通天穴起沿经线往后针 2 寸。属足太阳膀胱经。

2)主治:腰腿病证,如瘫痪、麻木、疼痛等。

(5)顶旁纵 2 线

1)定位:在头顶部。顶旁 1 线的外侧,两线相距 1 寸,自正营穴起沿经线往后针 2 寸。属足少阳胆经。

2)主治:肩、臂、手病证,如瘫痪、麻木、疼痛等。

3.颞区

(1)颞前线

1)定位:在头部侧面。颞部两鬓内,从额角下部向前发鬓处引一斜线,自额厌穴到悬厘穴。属足少阳胆经。

2)主治:偏头痛、运动性失语、周围性面神经麻痹及口腔疾病。

(2)颞后线

1)定位:在头部侧面。颞部耳上方,耳尖直上自率谷到曲鬓穴。属足少阳胆经。

2)主治:偏头痛、眩晕、耳聋、耳鸣等。

4.枕区

(1)枕上正中线

1)定位:在枕部。枕外隆凸上方正中的垂直线。自强间穴到脑户穴。属督脉。

2)主治:眼病。

(2)枕上旁线

1)定位:在枕部。枕上正中线平行往外 0.5 寸。属足太阳膀胱经。

2)主治:皮质性视力障碍、白内障、近视眼等。

（3）枕下旁线

1）定位：在枕部。为枕外隆凸下方两侧各2寸长的垂直线。自玉枕穴到天柱穴。属太阳膀胱经。

2）主治：小脑疾病引起的平衡障碍、后头痛等。

（二）焦顺发头针体系

焦顺发头针体系是根据大脑功能定位原理，在头部拟定14个刺激区及用于取穴的两条标准线。

1.前后正中线和眉枕线

（1）前后正中线。眉间中点至枕外隆凸顶点下缘经过头顶的连线。

（2）眉枕线。眉中点上缘和枕外隆凸尖端的头侧面连线。

2.焦氏14个头针刺激区

（1）运动区

1）定位：上点在前后正中线中点后0.5cm处，下点在眉枕线和鬓角发际前缘相交处。上下两点的连线即为运动区。鬓角不明显者，可从颧弓中点向上引垂直线，此线与眉枕线交叉处向前移0.5cm，则为运动区下点。

2）主治：对侧肢体运动障碍。可将运动区划分为5个等份。运动区上1/5治对侧下肢瘫痪；运动区中2/5治对侧上肢瘫痪；运动区下2/5治对侧面瘫、运动性失语、流涎、发音障碍。运动区下2/5又称言语1区。

（2）感觉区

1）定位：在运动区后，和运动区相距1.5cm的平行线，即为感觉区。

2）主治：对侧肢体感觉障碍。可将感觉区划分为5个等份。感觉区上1/5治对侧腰腿痛、麻木、感觉异常、后头痛、颈项部疼痛；感觉区中2/5治对侧上肢疼痛、麻木、感觉异常；感觉区下2/5治对侧面部麻木、疼痛、偏头痛、颞颌关节紊乱症。

（3）舞蹈震颤区

1）定位：在运动区前，距运动区1.5cm引一平行线即是。

2）主治：舞蹈病、帕金森综合征。一侧病变针对侧，两侧病变针双侧。

（4）血管舒缩区

1）定位：在舞蹈震颤区前，距舞蹈震颤区1.5cm引一平行线即是。

2）主治：皮质性水肿（脑血管病偏瘫，其患肢并发的水肿）。上1/2治对侧下肢水肿；下1/2治对侧上肢水肿。还可治疗高血压病。

（5）晕听区

1）定位：从耳尖直上1.5cm处，向前、向后各引2cm的水平线即是。

2）主治：同侧耳鸣、皮质性听力障碍、梅尼埃病、幻听、头晕等。

（6）言语2区

1）定位：从顶骨结节引一与前后正中线的平行线，从顶骨结节沿该线向后2cm处往下引3cm长的直线，即是该区。

2）主治：命名性失语。

（7）言语 3 区

1）定位：晕听区中点向后引 4cm 长的水平线为该区。

2）主治：感觉性失语。

（8）运用区

1）定位：从顶骨结节起，向乳突中部引一直线和与该线夹角为 40°的前后两线，其长均为 3cm，此三线即是该区。

2）主治：失用症。

（9）足运感区

1）定位：在感觉区上点后 1cm 处旁开前后正中线 1cm，向前引 3cm 长的平行线，即是该区。

2）主治：对侧腰腿痛、麻木、瘫痪。针刺双侧治小儿遗尿、皮质性尿频、皮质性排尿困难、皮质性尿失禁、脱肛等。配生殖区治急性膀胱炎引起的尿频、尿急，糖尿病引起的烦渴、多饮、多尿，阳痿、遗精，子宫脱垂。配感觉区 2/5，对颈椎、腰椎增生和接触性皮炎、神经性皮炎、斑秃等有效。

脑动脉硬化并大脑前动脉供血不足或血栓形成，以及其他原因致使中央小叶功能障碍时，可出现尿频、排尿困难、尿失禁，将其分别命名为"皮质性尿频""皮质性排尿困难""皮质性尿失禁"。其他相应的皮质受损症状，也类此命名。

（10）视区

1）定位：从前后正中线旁开 1cm 的平行线与枕外隆凸水平线的交点开始，向上引 4cm 的垂直线，即是该区。

2）主治：皮质性视力障碍、白内障等。

（11）平衡区

1）定位：沿枕外隆凸水平线旁开前后正中线 3.5cm，向下引垂直线 4cm，即是该区。

2）主治：小脑损害引起的平衡障碍。

（12）胃区

1）定位：由瞳孔中央向上引平行于前后正中线的直线，从发际（发际不明显者，由眉间直上 6cm 处）向上取 2cm 即是该区。

2）主治：急、慢性胃炎，溃疡病等引起的疼痛。

（13）胸腔区

1）定位：从胃区与前后正中线间发际的中点取一与前后正中线相平行的直线，上、下各 2cm。

2）主治：支气管哮喘、支气管炎、心绞痛、阵发性室上性心动过速、胸闷、气短等。

（14）生殖区

1）定位：从额角向上引平行于前后正中线的 2cm 直线，即是该区。

2）主治：功能性子宫出血。配足运感区，治急性膀胱炎引起的尿频、尿急，糖尿病引起的烦渴、多饮、多尿，阳痿、遗精，子宫脱垂等。

二、头针的操作方法

(一)体位

患者取坐位或卧位。根据辨证,选定标准线,局部常规消毒。

(二)进针

一般选用28～30号、长1.5～2.5寸的毫针,针尖与头皮呈30°左右夹角快速将针刺入头皮下,当针达到帽状腱膜下层时,指下感到阻力减小,然后将针与头皮平行继续捻转进针,根据不同标准线,可刺入0.5～2.0寸,然后运针。

(三)运针

术者肩、肘、腕关节、拇指固定,示指半屈曲状,用拇指第一节的掌侧面与示指桡侧面夹持针柄,以示指的掌指关节快速连续屈伸,使针体左右旋转,旋转速度每分钟可达200次左右。捻转持续2～3min,然后静留5～10min再重复捻转,用同样的方法再捻转两次,即可起针。偏瘫患者留针或捻转时嘱其活动肢体(重症患者可做被动活动),加强患肢功能锻炼,有助于提高疗效。一般经3～5min刺激后,部分患者在病变部位会出现热、麻、胀、凉、抽动等感应,这种患者的疗效常比较好。也可用电针代替手捻进行治疗。

(四)出针

刺手夹持针柄轻轻捻转松动针身,如针下无紧涩感,即可快速抽拔出针,也可缓缓出针。出针后必须用消毒干棉球按压针孔片刻,以防出血。

三、注意事项

(1)因头部长有头发,针刺前必须认真消毒,以防感染。起针后要认真检查每一针孔,有无出血和血肿,如有出血,则应用消毒干棉球压迫针孔片刻,直到血止。

(2)由于头针的刺激量较强,刺激时间较长,治疗时应掌握适当的刺激强度,注意防止晕针。尤其取坐位时,更应随时注意观察患者的面色及表情变化。

(3)头颅骨缺损者、开放性颅脑损伤者禁用。未满周岁的幼儿,由于头部的前囟门及后囟门未闭合,骨化不完全,故忌用头针。对过劳或空腹患者,也应慎用,以防晕针。患有高热,心力衰竭等症者,不宜立即采用头针,待热退,心功能恢复后方可针刺。

(4)脑出血患者的偏瘫,要待病情稳定后,才能进行头针治疗。

第二节 耳针疗法

耳针是用针或其他方法刺激耳郭上的穴位,以防治疾病的一种方法。它治疗范围较广,特别是近30年来,耳针得到了迅速的发展,治疗的病种在100种以上,遍及内、外、妇、儿、皮肤、眼、耳鼻喉等各科。临床已经证明,耳针不仅可以治疗功能性疾病,对许多器质性疾病及疑难杂症也有较好的疗效。它操作方便,无副作用,并可用于外科手术麻醉。

一、耳郭表面解剖

为了便于叙述和掌握耳针穴位的部位,必须熟悉耳郭解剖名称。

（一）耳轮

耳郭最外缘的卷曲部分,其深入至耳腔内的横行突起部分叫"耳轮脚";耳轮后上方稍突起处叫"耳轮结节";耳轮与耳垂的交界处叫"耳轮尾"。

（二）对耳轮

在耳轮的内侧,与耳轮相对的隆起部,又叫对耳轮体,其上方有两分叉,向上分的一支叫"对耳轮上脚",向下分的一支叫"对耳轮下脚"。

（三）三角窝

对耳轮上脚和下脚之间的三角形凹窝。

（四）耳舟

耳轮与对耳轮之间凹沟,又称舟状窝。

（五）耳屏

指耳郭前面瓣状突起部,又称为耳珠。

（六）屏上切迹

耳屏上缘与耳轮脚之间的凹陷。

（七）对耳屏

对耳轮下方与耳屏相对的隆起部。

（八）屏间切迹

耳屏与对耳屏之间的凹陷。

（九）屏轮切迹

对耳屏与对耳轮之间的稍凹陷处。

（十）耳垂

耳郭最下部,无软骨的皮垂。

（十一）耳甲艇

耳轮脚以上的耳腔部分。

（十二）耳甲腔

耳轮脚以下的耳腔部分。

（十三）外耳道口

在耳甲腔内的孔窍。

为了便于记忆,上述解剖部位可概括为:两个轮(耳轮、对耳轮)、两个屏(耳屏、对耳屏)、三个豁(屏上切迹、屏间切迹、屏轮切迹)、四个窝(耳甲艇、耳甲腔、耳舟、三角窝)、一个口(外耳道口)、一个垂(耳垂)。

（二）耳穴分布与主治

耳穴在耳郭前面的分布,一般来说如同一个在子宫里倒置的胎儿,头部朝下,臀部朝上。与头面部相应的穴位在耳垂;与上肢相应的穴位在耳舟;与躯干相应的穴位在对耳轮;与下肢相应的穴位在对耳轮的上、下脚;与内脏相应的穴位多集中在耳腔,其中胸腔脏器相应穴位在耳甲腔,腹腔脏器相应穴位在耳甲艇,消化道穴位在耳轮脚周围呈环形排列;一些特定的耳穴散在各部。

据不完全统计,耳穴的数目,已有200多个,其中大部分在耳郭前面,有180多个,耳郭背面有50多个。这里简要介绍部分临床常用的耳穴(包括穴名、定位与主治的简单概括)如下:

(1)耳中。①定位:在耳轮脚上;②主治:呃逆、皮肤病。

(2)耳尖。①定位:将耳轮向耳屏对折时,耳郭上面的顶端处;②主治:红眼、发热、高血压。

(3)肩。①定位:与屏上切迹同水平的耳舟部;②主治:肩周炎、落枕。

(4)坐骨。①定位:对耳轮下脚上缘前1/2处;②主治:坐骨神经痛。

(5)神门。①定位:对耳轮上下脚分叉处;②主治:镇静、安神、消炎、止痛。

(6)子宫(精宫)。①定位:三角窝耳轮缘内侧的中点;②主治:妇科病、阳痿。

(7)下脚端。①定位:对耳轮下脚与耳轮内侧交界处;②主治:对内脏有解痉、镇痛作用。

(8)下屏尖。①定位:耳屏下部外侧缘;②主治:升压、抗过敏。

(9)脑干。①定位:轮屏切迹正中处;②主治:头痛、眩晕。

(10)平喘。①定位:对耳屏的尖端;②主治:哮喘、腮腺炎。

(11)缘中。①定位:在脑干和平喘穴连线的中点;②主治:遗尿、失眠。

(12)脑。①定位:对耳屏的内侧面;②主治:镇静、止痛。

(13)枕。①定位:对耳屏外侧面的后下方;②主治:头痛、神经衰弱。

(14)食管。①定位:耳轮脚下方前2/3处;②主治:吞咽困难。

(15)贲门。①定位:耳轮脚下方后1/3处;②主治:呕吐、恶心。

(16)胃。①定位:耳轮脚消失处;②主治:胃痛、呕吐、消化不良。

(17)十二指肠。①定位:耳轮脚上方后1/3处;②主治:十二指肠溃疡、幽门痉挛。

(18)小肠。①定位:耳轮脚上方中1/3处;②主治:心悸、消化不良。

(19)大肠。①定位:耳轮脚上方前1/3处;②主治:腹泻、便秘。

(20)阑尾。①定位:大肠穴与小肠穴之间;②主治:急性单纯性阑尾炎。

(21)膀胱。①定位:对耳轮下脚下缘,大肠穴直上;②主治:遗尿、尿潴留。

(22)肾。①定位:对耳轮下脚下缘,小肠穴直上;②主治:腰痛、耳鸣、听力减退。

(23)肝。①定位:胃和十二指肠穴的后方;②主治:眼病、胁痛。

(24)脾。①定位:肝穴的下方,紧靠对耳轮缘;②主治:腹胀、消化不良。

(25)胰胆。①定位:肝穴和肾穴之间;②主治:消化不良、胆道疾病。

(26)口。①定位:紧靠外耳道开口的后壁;②主治:面瘫、口腔溃疡。

(27)心。①定位:耳甲腔中央;②主治:癔病、心悸。

(28)肺。①定位:心穴的上、下和后方呈马蹄形;②主治:咳喘、皮肤病。

(29)气管。①定位:在口穴和心穴之间;②主治:咳喘。

(30)屏间。①定位:屏间切迹内耳甲腔底部;②主治:痛经、月经不调、皮肤病。

(31)目1。①定位:屏间切迹前下方;②主治:青光眼、近视、睑腺炎。

(32)目2。①定位:屏间切迹后下方;②主治:青光眼、近视、睑腺炎。

(33)眼。①定位:耳垂五区的正中;②主治:青光眼、近视、睑腺炎。

(34)牙痛点1。①定位:耳垂一区的后下角;②主治:牙痛、牙周炎。

(35)牙痛点2。①定位:耳垂四区的中央;②主治:牙痛、牙周炎。

(36)面颊区。①定位:耳垂五、六区交界线的周围;②主治:面瘫。

(37)降压沟。①定位:耳背,对耳轮下脚沟;②主治:高血压。

(38)耳迷根。①定位:耳背与乳突交界之耳根部,与耳轮脚同水平;②主治:头痛、鼻塞、胆道蛔虫症。

三、耳穴探查法

人体有病时,往往会在耳郭相应的区域内出现反应,如胃病时在胃区、肺病时在肺区可出现反应。刺激这些反应点,有较好的治疗效果。由于每个人耳郭的形状、大小、体表分布等不可能完全一致,病情各有不同,所以耳郭反应点的出现就会有变异。在临床应用耳穴时,不能只限于耳穴图、耳穴模型等所标志的位置,耳郭反应点,须探查后确定。临床常用的耳穴探查方法,主要有以下两种。

(一)观察法

医者用拇、示二指紧拉耳轮后上方,用眼或借助低倍放大镜观察耳郭表面出现的异常现象,如变色、变形、丘疹、脱屑、水疱等阳性反应。观察时最好在明亮的自然光线下进行。观察前不宜洗耳郭或揉擦耳部,以免使反应点与正常皮肤混淆不清。观察时要按区域有顺序地进行,若遇变形、丘疹、硬结等,亦可用手指触摸以协助辨别。

(二)按压法

用探针、毫针针柄或火柴梗等,以均匀的压力按压耳郭各个部位,在取得患者密切配合的情况下寻找敏感点(压痛或灼热、凉、麻木、蚁行感等)。再根据敏感点所代表的部位,用经络、脏象学说加以分析,如肝区出现敏感点则提示有肝病,十二指肠、下脚端、脑区出现压痛敏感点时则可能与消化性溃疡有关。按压时探针不宜过粗,直径在 2mm 以内为宜,尖端避免锐利,以圆形为佳。探测时压力要均匀适度,过重、过轻皆可影响阳性反应的正常出现,甚至出现假象。

临床应用时,观察法与按压法宜配合使用,要"一看二压"。看,就是仔细观察,并与对侧比较;压,就是按压,如为假阳性则压之不痛。

(三)电测定法

由于需要一定的设备,在临床中并不常用。

四、操作方法

(一)定穴

根据疾病确定处方。在准备选用的穴区内寻找反应点,作为治疗的刺激点。如果探查不到反应点,就按耳穴定位的穴点进行定位。

(二)消毒

使用耳针,必须严格消毒。消毒包括两方面,一是针具的消毒,二是皮肤消毒。耳穴皮肤消毒宜先用 2%碘酊消毒,再用 75%乙醇消毒并脱碘。如不严格消毒,感染后容易引起耳软骨膜炎,造成不良后果,必须注意。

(三)刺法

1.毫针法

可选用 0.5～1 寸长的不锈钢毫针。进针时,术者用一手拇、示指固定耳郭,其他指托着针刺部的耳背,然后用另一手进针。针刺的深度应视耳郭局部的厚薄而灵活掌握,一般刺入皮肤2～3分即可,以达软骨后毫针能站立不摇晃而又不透过对侧皮肤为度。刺入耳郭后,局部针感强烈,若局部无针感,应调整针尖方向。一般留针20～30min,慢性病、疼痛性疾病留针时间可适当延长。儿童、年迈者不宜长时间留针。在留针期间为提高疗效,可每隔5～10min行针1次。出针后宜用消毒干棉球压迫片刻,以防出血。

2.埋针法

即将针埋留于耳穴1天以上。适用于疼痛性和慢性病。可达到持续刺激、巩固疗效或防止复发的作用。操作时,用镊子夹住消毒的皮内针针柄,轻轻刺入所选穴位的皮内,一般刺入针体的三分之二,之后再用胶布固定。埋针时间一般为1～5日,最长不超过7日。留针期间,患者每日自行按压针处数次。埋针期间耳郭不宜用水洗,以免感染。局部有胀痛不适,需及时检查原因,若针刺处皮肤出现红肿、炎症,应将针取出,同时给予抗炎治疗。市售用于耳穴的皮内针主要有两种:一种为麦粒型,另一种为图钉型。

3.刺血法

用三棱针在耳穴点刺出血3～5滴或10余滴,以治疗一些实热证、炎症、剧痛。方法是:先用手按揉耳郭,使之充血,然后消毒,再用一手固定耳郭,另一手持消毒的三棱针,对准耳穴迅速刺入约2mm深。亦可用手术刀在耳背静脉进行划割,深约1mm。刺血后,局部用消毒干棉球按压,再贴胶布,以防感染。一般隔日刺血1次,急性病可每日治疗2次。多取耳尖、屏尖、耳轮、耳垂等部位或耳后静脉放血。虚弱患者放血不宜过多;孕妇、患出血性疾病或凝血功能障碍者忌用本法。

4.压丸法

是在耳穴表面贴敷压丸,以代替埋针的一种简易疗法。压丸法安全无痛,能起到持续刺激的作用。油菜籽、小米、绿豆等均可作为压丸,目前尤以中药王不留行籽应用最广。方法是:先把胶布剪成0.6cm×0.6cm的小方块,将一粒压丸贴附在胶布中央,待耳穴局部皮肤用乙醇(酒精)棉球消毒待干后,一手固定耳郭,另一手用镊子夹取粘有压丸的胶布,对准穴位贴敷好。嘱患者每日按压3～4次,每次1～2min,每3～4日更换一次压丸,并按病情、耳穴局部状态增减、更换穴位。夏季因多汗,贴敷时间不宜过长。耳郭皮肤有炎症时不宜采用。侧卧时,压丸处受压疼痛较著时,放松一下胶布或略移动压丸位置即可。

五、适应证

耳针在临床上应用很广,具有止痛、抗炎、退热、镇静、防病等作用。适应证如下。

(一)各种疼痛性疾病

如头痛、三叉神经痛、肋间神经痛、带状疱疹、坐骨神经痛等神经性疼痛;扭伤、挫伤、落枕等外伤性疼痛;五官、颅脑、胸腹、四肢各种外科手术后所产生的伤口痛;麻醉后的头痛、腰痛及手术后遗痛。对此类疼痛均有较好的止痛效果。

(二)各种炎症性疾病

如急性结膜炎、中耳炎、牙周炎、咽喉炎、扁桃体炎、腮腺炎、气管炎、肠炎、盆腔炎、风湿性关节炎、面神经炎、末梢神经炎等。对这类炎症有一定的消炎止痛功效。

(三)一些功能紊乱性疾病

如眩晕、心律不齐、高血压、多汗症、肠功能紊乱、月经不调、遗尿、神经衰弱、癔症等。对这些病证具有良性调整作用,促进病证的缓解和痊愈。

(四)过敏与变态反应性疾病

如过敏性鼻炎、哮喘、过敏性结肠炎、荨麻疹等。对这些疾病有脱敏、改善免疫功能的作用。

(五)内分泌代谢性疾病

如单纯性甲状腺肿、甲状腺功能亢进、更年期综合征等。对此类病证具有改善症状,减少药量等辅助治疗作用。

(六)多种慢性病证

如腰腿痛、肩周炎、消化不良、肢体麻木等。对这类疾病可改善症状,减轻痛苦。

(七)其他

耳针除可治疗上述疾病外,还可用于针刺麻醉。也可用于妇产科方面,如催产、催乳等。还可用于预防感冒、晕车、晕船以及戒烟、减肥。

六、选穴原则

(一)辨证选穴

根据中医的脏腑、经络学说辨证选用相关耳穴。例如,皮肤病按"肺主皮毛"的理论,选用肺穴;骨折患者,除选用相应的部位外,可按"肾主骨"的理论,选用肾穴。

(二)对证选穴

根据现代医学的生理、病理知识,对证选用有关耳穴。例如,月经病,取屏间;呃逆取耳中;休克取下屏尖。

(三)经验取穴

根据临床实践经验,选用有效耳穴。例如,耳中穴不仅用于治疗呃逆,还可用于血液病和皮肤病;胃穴用于消化系统疾病,又用于神经系统疾病;用于消炎、退热、解痉可取耳尖穴等。

(四)按病选穴

根据临床诊断,选用相应的耳穴。例如,眼病取目1、目2穴;胃病取胃穴;妇女经带病取子宫穴。

七、注意事项

(1)运用耳穴诊断疾病,仅是一种诊病的辅助手段,不能作为唯一的方法,应结合中医的"四诊"或现代医学的各种检查方法,才能做出正确诊断。

(2)应用耳针治疗时,必须加强无菌观念,严格消毒,防止感染。

(3)耳针每次取穴不宜过多,一般少则1~2个,多则3~5个,连续治疗时,可每次针1侧,两侧交替使用。

(4)有习惯性流产史的孕妇禁针。年老体弱、严重贫血、过度疲劳者,暂不用耳针或慎用,针刺时手法要轻,留针时间宜短,以防意外。

(5)耳针亦可发生晕针,应注意预防,如已发生晕针要及时处置。

第三节　眼针疗法

针刺眼周特定穴位，以治疗全身疾病的方法，叫眼针疗法。眼针具有疏通经络、调和气血之作用，对中风偏瘫、高血压及疼痛性疾病效果颇佳。

眼针疗法是彭静山教授根据《内经》中眼与脏腑经络密切相关的理论和华佗"看眼察病"的方法，经过长期的临床实践创造出来的。

一、眼球经区划分方法

两眼向前平视，经瞳孔中心做一水平线并延伸过内外眦，再经瞳孔中心做该水平线之垂线，并延伸过上、下眼眶。这样就将眼划分成 4 个象限，再将每 1 象限分成两个等区，即成为 4 个象限、8 个等区。这 8 个等区就是 8 个经区。左眼 8 区的排列顺序是顺时针的，右眼 8 区的排列则是逆时针的。但各区所代表的脏腑相同。1 区为肺和大肠，2 区为肾和膀胱，3 区为上焦，4 区为肝和胆，5 区为中焦，6 区为心和小肠，7 区为脾和胃，8 区为下焦。每区所占范围用时钟计算为 90min，如左眼 1 区由 10 时 30 分至 12 时；右眼 1 区由 1 时 30 分逆行至 0 时，以此类推。1、2、4、6、7 经区，每区代表 1 脏 1 腑，脏腑各占 1/2；3、5、8 经区为上、中、下三焦，各占整个经区。8 个区共计 13 个穴，穴位位置均距眼眶边缘 6mm。

二、看眼察病的方法

(一)根据血络形态变化诊断疾病

血络根部粗大，多为顽固性疾病；血络曲张或怒张多属血瘀或病情较重；血络延伸，甚至涉及黑睛或其他区，说明病证多有传变，或有合病、并病发生；血络隆起多见六腑病证；血络模糊或呈片状多见肝胆病证；血络垂露见于胃区说明有虫积；出现在其他区多属血瘀。

(二)根据血络颜色变化诊断疾病

血络颜色鲜红属实为新病；紫红为热盛；深绛为重证；紫黑为新病转热；红黄相间示病情较轻；淡黄说明病情好转；淡红色主虚证、寒证；暗灰色为病久。

三、取穴原则与方法

(一)取穴原则

1.循经取穴

即在与病证相符的、有明显血络形态色泽变化的、相应的经区取穴。例如，急性腰扭伤时，左、右眼下焦区及肾和膀胱区常见血络鲜红，针之多获良效。

2.看眼取穴

不管什么病，只在眼球血络变化最明显的经区取穴。例如，神经性头痛，若见右眼上焦区和左眼肝胆区有明显血络变化，刺此两区常获显效。

3.按三焦取穴

又称病位取穴，即根据疾病发生的部位，在相应经区取穴。例如，头部、上肢、胸腔疾病取上焦；上腹部、胸背部及其所包括的脏器疾病取中焦；腰骶部、小腹部、生殖泌尿系统和下肢疾病取下焦。

(二)取穴方法

(1)用点眼棒或三棱针针柄在所选经区内轻轻按压:若出现酸、麻、胀、重或发热、发凉、微痛、舒适等均为穴位反应,此时可稍用力按压,使皮肤出现凹痕,作为针刺的标志。也有人无任何感觉,但按压后出现凹痕,刺此即可。

(2)用经络探测仪寻穴:当探索导子按压时,仪表上指针读数最高的部位就是穴位。

(3)按选好的经区取穴:以瞳仁为中心找准经区界限,在经区界限沿皮直刺或横刺。

四、操作方法

针具选用 0.5 寸、32 号不锈钢针,常规消毒后,用左手按住眼球,使眼眶皮肤绷紧,右手持针,轻轻刺入,直刺进针深度为 2～3 分,也可在经区范围内沿皮横刺。眼针一般不用手法,如进针后未得气,可将针稍提出一点,调整后重新刺入。眼针针感与一般针感大致相同。如需补泻,顺经穴分布顺序进针为补,反之为泻。留针时间多为 5～15min。起针时应缓慢,起针后按压局部片刻,以防出血。

五、适应证

(1)凡针灸适应证的疾病均可试用眼针。

(2)眼针对脑血栓形成、脑出血、脑栓塞、蛛网膜下腔出血、脑外伤等所致的偏瘫疗效甚佳。病程越短,效果越好,3 个月以内者最佳。

(3)眼针对于多种疾病所致的疼痛,具有较好的镇痛效果。例如,对神经性头痛、牙痛、落枕、外伤性头痛、急慢性腕踝关节挫伤、急性胃肠痉挛、肋间神经痛、肩关节周围炎、急性胆囊炎、胆道蛔虫症、急性睾丸炎、术后伤痛、急性腰扭伤、坐骨神经痛、痛经、睑腺炎、急性结膜炎等均有良好的镇痛效果;对于炎症引起的头痛,眼针还有明显的消炎作用。

(4)眼针对于其他病症,如皮肤瘙痒症、胃神经官能症、失眠、高血压、帕金森综合征、风湿性关节炎等以及难产所致的大脑缺氧症、脊髓炎所致的下肢瘫痪等亦有较好疗效。

六、注意事项

(1)针刺经区有溃疡者禁用本法;眼睑肥厚者应慎用;患者精神过度紧张也不宜用本法。

(2)进针不宜过深,横刺不能超越所刺经区。

(3)操作手法必须熟练,切勿刺伤眼球和眼睑,针刺内眦周围时(左 8 区,右 4 区)进针不宜过深,以防刺伤动脉血管。

第四节　鼻针疗法

鼻针疗法是刺激鼻部范围内的特定穴位,以治疗疾病的一种方法。该疗法是以中医学对鼻部"色诊"的理论为基础,以鼻部皮肤色泽变化为诊治疾病的依据,于 20 世纪 50 年代末发展起来的一种新的治疗方法。

一、鼻针穴位

鼻针穴位的分布,是以《灵枢·五色》篇有关鼻的脏腑分区为依据,结合临床实践而定的。

《灵枢·五色》篇说:"明堂骨高以起,平以直。五脏位于中央,六腑挟其两侧,首面上于阙庭,五官在于下极。"根据这一原则,鼻针穴位分为三条线,23个刺激区。

第一线:自前额至人中沟上端。

(1)头面:在额部,当眉心与前发际中点连线的上、中 1/3 交点处。

(2)咽喉:在头面点与肺点之间,当眉心与前发际中点连线的中、下交点处。

(3)肺:在两眉内侧端连线的中点处。

(4)心:在两内眼角连线的中点处。

(5)肝:在鼻梁骨最高处,当鼻正中线与两颧骨连线的交点处。

(6)脾:在鼻尖上方,鼻准头,上缘正中处。

(7)肾:在鼻尖端处。

(8)前阴(外生殖器):在鼻中隔下端尽处,当人中沟的上端。

(9)睾丸、卵巢:在鼻尖肾点的两侧。

第二线:自内眼角下仅靠鼻梁骨两侧至鼻翼下端尽处。

(1)胆:在肝点之外侧,内眼角直下处。

(2)胃:在脾点之外侧,胆点直下处。

(3)小肠:在鼻翼,上 1/3,胃点直下处。

(4)大肠:在鼻翼正中,小肠点直下处。

(5)膀胱:在鼻翼壁尽处,大肠点直下处。

第三线:自眉内侧沿第二线外方至鼻翼尽处外侧。

(1)耳:在眉内侧端。

(2)胸:在眉棱骨下,目窠之上。

(3)乳:在睛明穴上方。

(4)项背:在睛明穴下方。

(5)腰脊:在胆点之外,项背点外下方。

(6)上肢:在胃点之外,腰脊点外下方。

(7)胯股:在鼻翼上部相平处外侧,上肢点外下方。

(8)膝胫:在鼻翼正中外侧,胯股点下方。

(9)足趾:在鼻翼下部相平处外侧,膝胫点下方。

二、操作方法

(一)常规刺法

1.针具

一般采用 28~32 号、0.5~1 寸毫针,消毒后备用。

2.进针

患者鼻部皮肤常规消毒后,按毫针刺法进针,依穴位所在部位肌肤的厚薄,分别采用斜刺或横刺,用轻缓的手法徐徐刺入一定的深度。其中第一线上的穴位都用横刺(向上或向下),刺入较浅;第二、三线上的穴位多用斜刺,刺入稍深。一般进针 2~3 分即可,亦可根据临床需要采用透穴法,但要掌握好针刺深度及方向。

3.得气

鼻部穴位敏感性较强,针刺后可产生酸、麻、胀等针感。一般酸麻感越强,疗效越好。得气即可,不要用过重的强刺激。

4.留针

针刺得气后可留针 10～30min,每 5～10min 用轻、慢手法捻针 1 次。若需要也可用皮内针埋针数小时或 1～2 日。亦可采用点刺或速刺(刺入即出)法。在鼻针麻醉时一般采用持续捻转法,并可加用电针,以逐渐加强脉冲电(180～200 次/分)的频率,诱导 15min。

5.疗程

一般以 10 次为 1 个疗程,每日或隔日针刺 1 次。2 疗程间可休息 7 日左右。

(二)"鼻部三针"刺法

近年来,徐俊武在原有鼻针穴位的基础上,按三焦理论,将鼻针疗法的穴位、操作总结归纳为上焦针、中焦针、下焦针,统称为鼻部三针。

1.上焦针

取头面点针刺,得气后,将针尖偏向一侧的耳点方向刺,得气后回针到头面点皮下,再向另侧耳点刺,复回针到原点皮下,然后沿正中线向下透刺心点,得气后留针。急性病留针 30min 至 5h,慢性病可留针 24h,针柄以胶布固定。此刺法适于上焦病证。如头痛失眠、鼻疾、咽喉肿痛、咳喘、落枕、心悸、怔忡等。

2.中焦针

取肝点进针,得气后,针尖偏向一侧眶下缘,刺到胆点,得气后,回针至肝点皮下,再向另侧鼻翼外之鼻唇沟斜刺,透刺上下肢各穴,得气后,复回针至肝点皮下,然后向另侧胃点刺去,留针。若为左侧病重,针以向左侧刺为主,并留针于左侧,反之亦然,亦可逐日交替。当针刺入 3～5min 后,多数患者可有腹内微热感,或饥饿感,或肠鸣蠕动等感觉,或腹部胀痛、恶心等症状缓解。此刺法对肝、胆、胃、肠及四肢病证有缓解作用。

3.下焦针

从肾点进针,先沿中线,与鼻小柱下缘呈 60°刺达骨面,然后回针到肾点皮下,再向一侧鼻翼中部下缘刺去,又回针至肾点皮下,最后向鼻小柱下缘平行刺达骨面,留针同前。刺后 3～5min,多数患者的小腹、腰部及四肢关节处可有微热感或轻松感。带下病的妇女,短期内可能增多,以后即减少至消失。该刺法对泌尿、生殖系统疾病及关节炎均有较好疗效。

三、配穴原则与注意事项

(一)配穴原则

(1)根据病变脏腑器官选取相应穴位,如胃病取胃点,心病选心点,急性阑尾炎选大肠点。

(2)根据中医脏象学说:选用与病变脏器有生理、病理关系的穴位,往往可提高疗效。如目疾,依"肝开窍于目"的理论,选取肝点;失眠多与心神不宁有关,可选心点。此法在鼻针麻醉中较为重要,根据"肺主皮毛",在鼻针麻醉中一般均选用肺点透耳点,以减轻切缝皮肤时的疼痛。

(3)根据穴位敏感反应点选用穴位:敏感反应点的探查可用按压法和电阻测定法。

(二)注意事项

(1)施针前须严格消毒,如针刺局部有瘢痕时应避开,以免引起出血或疼痛。

（2）由于鼻部皮肤肌肉较薄，故选用针具不宜过长，也不宜直刺进针，以免针身歪斜引起疼痛。

（3）鼻部皮肤较为敏感，进针时应尽量采用轻刺激手法，以减轻疼痛。同时要避免进针过深、手法过重，以致患者难以忍受。

（4）使用电针时，须注意电流的调节和电针机的性能，防止电流强度忽大忽小，时断时续等不稳定的情况发生。

（5）经临床观察，鼻针疗法对功能性疾病效果好且疗程短，对器质性疾病则疗效差且疗程长，故应配合其他方法治疗。

第五节　脊针疗法

脊针疗法是针刺夹脊穴以治疗全身疾病的一种方法。其适应范围较广，对神经、呼吸、循环、消化、泌尿、生殖等系统疾病均有较好疗效。

一、穴位定位与主治

夹脊穴均位于脊椎棘突下旁开 0.5 寸。

（一）颈夹脊

1.定位

分别位于颈椎$_{4\sim7}$棘突下旁开 0.5 寸处，每侧 4 个穴，双侧共 8 个穴位。

2.主治

颈部、上肢疾病，如颈部及肩关节扭伤性疼痛、肩关节周围炎、上肢麻木、瘫痪、疼痛等。

（二）胸夹脊

1.定位

分别位于胸椎$_{1\sim12}$棘突下旁开 0.5 寸，每侧 12 个穴，双侧共 24 个穴位。

2.主治

胸$_{1\sim3}$主治上肢疾病及胸部疾病，如气喘、咳嗽、胸痛等。胸$_{4\sim6}$主治胸部疾病。胸$_{7\sim8}$主治胸部及上腹部疾病，如胸闷、呃逆、泛酸等。胸$_{9\sim12}$主治中、下腹疾病，如肝区痛、胁肋痛、胃痛、呕吐、胆绞痛、胆道蛔虫症等。

（三）腰夹脊

1.定位

分别位于腰椎$_{1\sim5}$棘突下旁开 0.5 寸处，每侧 5 个穴，双侧共 10 个穴位。

2.主治

腰$_1$配合胸$_{11\sim12}$主治腹部疾病，如腹痛、腹胀、肠粘连、阑尾炎、肠炎、痢疾及腹股沟部疼痛。腰$_{2\sim5}$主治腹部及下肢疾病，如下肢疼痛、腰椎间盘脱出、坐骨神经痛、腰痛、腿无力、瘫痪、麻木等。

(四)骶夹脊

1.定位

位于第一骶椎棘突下旁开 0.5 寸。

2.主治

阳痿、遗精、遗尿、脱肛、子宫脱垂、痛经、经闭、月经不调、下肢麻痹、瘫痪等。

二、取穴原则

(一)对证取穴

根据病证和穴位主治不同,按病证选取相对应的穴位。如腹泻、腹痛选胸$_{11、12}$和腰$_1$。

(二)压痛点取穴

可用推法和压法检查压痛点,在压痛点处的夹脊穴针刺。

三、操作方法与注意事项

(一)操作方法

患者俯卧位,局部常规消毒,术者持 1.5 寸毫针向脊椎呈 75°刺入椎体下方,根据患者胖瘦刺入 1 寸左右,行捻转手法,使针感沿肋间或脊椎传导。若无针感,可调整针刺角度,再行手法,留针 30min 后起针。

(二)注意事项

严格消毒,准确掌握进针角度和深度,避免刺伤内脏及引起创伤性气胸。

第六节 第二掌骨侧针法

第二掌骨侧针刺疗法,是用针刺第二掌骨侧穴位来治疗全身疾病的一种方法。这种针法操作简便,疗效突出,有针到病除的效果。

一、穴位分布

第二掌骨侧的穴位分布,恰像整个人体在这里大致的缩影。分布于第二掌骨桡侧面,由远心端到近心端依次包括头、颈、上肢、肺心、肝、胃、十二指肠、肾、腰、下腹、腿、足 12 穴。

头穴与足穴连线的中点为胃穴。胃穴与头穴连线的中点为肺心穴。肺心穴与头穴连线分为 3 等份,从头穴端算起的中间两个分点依次是颈穴和上肢穴。肺心穴与胃穴连线的中点为肝穴。胃穴与足穴的连线分为 6 等份,从胃穴端算起的 5 个分点依次是十二指肠穴、肾穴、腰穴、下腹穴、腿穴。

二、取穴方法

取穴方法是根据疾病部位来决定所需要针刺或按摩的穴位。通常,对应于疾病部位的穴位正好是非常敏感的压痛点,这样的压痛点正好是需要进行针刺或按摩的穴位。穴位的选取遵循部位对应原则、同侧对应原则、脏腑所主对应原则、少针穴准原则。

(一)部位对应原则

(1)头部、眼、耳、鼻、口、牙等部位的疾病可以取头穴。

（2）颈项、甲状腺、咽、气管上段、食管上段的疾病可以取颈穴。

（3）肩、上肢、肘、手、腕、气管中段、食管中段的疾病可以取上肢穴。

（4）肺、心、胸、乳腺、气管下段、支气管、食管下段、背部疾病可以取肺心穴。

（5）肝、胆的疾病可以取肝穴。

（6）胃、脾、胰的疾病可以取胃穴。

（7）十二指肠、结肠右曲的疾病可以取十二指肠穴。

（8）肾、小肠、大肠的疾病可以取肾穴。

（9）腰、脐周、大肠、小肠的疾病可以取腰穴。

（10）下腹、骶、子宫、膀胱、直肠、阑尾、卵巢、睾丸、阴道、尿道、肛门的疾病可以取下腹穴。

（11）腿、膝的疾病可以取腿穴。

（12）足、踝的疾病可以取足穴。

（二）同侧对应原则

在部位对应原则的基础上，还可以再考虑遵循同侧对应原则，即取与患部处于同侧的那只手的第二掌骨侧的穴位。患部在整体的左侧，取左手第二掌骨侧对应着疾病部位的穴位，患部在整体的右侧，则取右手第二掌骨侧对应着疾病部位的穴位。

（三）脏腑所主对应原则

脏腑之间及脏腑与各个部位之间有相关关系，中医学中的脏腑所主的经验规律已可以为第二掌骨侧疗法的选穴提供参考。

（1）心藏神，其华在面，其充在血脉，开窍于舌。所以，神智、血脉、舌的疾病可考虑取第二掌骨侧心穴。

（2）肝所主的疾病可取肝穴；脾所主的疾病可取胃穴；肺所主的疾病可取肺穴；肾所主的疾病可取肾穴。

（四）少针穴准原则

以少针穴准而得强针感疗效较佳。一般用 2 根针在两手第二掌骨侧的同名穴位针刺，或者用 1 根针在单手第二掌骨侧的 1 个穴位上针刺。或者说，在 1 次针刺的全过程只用 2 根针或 1 根针。

三、适应证

本法适用于面肌痉挛、头痛、牙痛、感冒、面神经麻痹、落枕、颈痛、眩晕、肩周炎、扁桃体炎、咽炎、鼻炎、癫痫、昏厥、呃逆、心绞痛、乳腺炎、胆囊炎、肋间神经痛、肝区痛、胆结石、胃痛、腹痛、急性腰扭伤、腰腿痛、软组织挫伤、肘扭伤、膝扭伤、踝扭伤、足跟痛、偏瘫、关节炎、腰肌劳损、痛经、癌症止痛等。通常针灸疗法的适应证也都是第二掌骨侧疗法的适应证，本法对各种功能性疾病和疼痛有很好的疗效。

四、操作方法与疗程

（一）操作方法

首先在第二掌骨侧找到对应疾病部位的压痛反应最强点，然后在此压痛点用乙醇棉球消毒后进针。患者的手要自然放松，在患者第二掌骨拇指侧与第二掌骨平行处，紧靠第二掌骨且顺着第二掌骨长轴的方向轻轻来回按压，即可觉有一浅凹长槽。就在此长槽内取穴进针。

　　取穴准,针刺入立即会在所刺部位有较强的胀、麻、重、酸感。通常,在针入 1～2min 后,患者的患部就会出现发热,或舒服,或病痛减轻等感觉。

　　一般留针时间在 45min 左右,每隔 5～10min 捻动几下,以加强针感。

(二)疗程

　　病程短的病或刚得的病,针 1 次或按摩 1 次即痊愈的可能性较大。如 1 次不愈,可再治疗几次(每日 1 次)。病程长的病或慢性病往往需要较多的治疗次数,每日 1 次,7 日为 1 个疗程,休息 2～3 日后再继续第二个疗程。

第八章　八纲脏腑经络证治

八纲脏腑经络证治是指用八纲辨证、脏腑辨证、经络辨证的方法,对疾病的病理变化和证候表现加以分析归纳,以明确疾病的病因、病机和疾病的部位所在,疾病的性质及邪正关系,从而做出正确的诊断和治疗的方法。辨证和论治是中医诊治疾病过程中互相联系,不可分割的两个部分。辨证,就是分析辨别疾病的证候,辨明其内在联系,推断其原因、性质,以及正邪盛衰和病情的发展趋势等情况,从而做出诊断的过程。论治则是根据辨证的结果,确定相应的治则、治法。只有辨证正确,采取恰当的治疗方法,才能取得治疗效果。

第一节　八纲证治

八纲指阴、阳、表、里、寒、热、虚、实八类基本证候。它反映了疾病过程中各种错综复杂变化的几个主要方面。八纲辨证是一种通过对疾病的证候进行综合分析,判定疾病的大体部位,寒热性质及邪正盛衰等情况,并将其分属于八纲的辨证方法,是辨证的纲领。在八纲辨证中,阴阳是辨证的总纲,所有疾病的病理变化均可归纳为阴阳的偏盛偏衰。根据八纲辨证决定针灸的治疗原则,称为八纲证治。

一、阴阳

阴阳是辨别疾病性质的总纲。《素问·阴阳应象大论》:"善诊者,察色按脉,先别阴阳。"尽管证候复杂多变,但疾病的性质无外乎阴阳两大类别。不同的病证,所表现的阴性或阳性征象不尽相同。一般而言,表现为抑制、衰退、沉静、晦暗均属于阴;表现为兴奋、亢进、骚动、明亮均属于阳。凡符合阳的属性的证候称为阳证,如表证、热证、实证;凡符合阴的属性的证候称为阴证,如里证、寒证、虚证。

分析疾病时,在辨别阴阳的基础上,还要与表里、虚实、寒热等纲领密切结合,对疾病进行具体的归纳、分析,从而全面掌握疾病的属性。疾病的发生就是阴阳失去了相对平衡,出现偏盛偏衰,或出现阴不制阳、阳不制阴。针灸治疗是调整阴阳的偏盛偏衰,使其恢复相对平衡的过程。一般而言,阳证多为实证、热证,宜针宜泻,取阳经穴位为主;阴证多为虚证、寒证,宜灸宜补,取阴经的穴位为主。阳证多针少灸,浅刺不留针,出针宜快;阴证多灸少针,深刺久留针,出针宜缓慢。

二、表里

表里是辨别疾病部位深浅和病势趋向的一对纲领,适用于外感病。一般情况,外邪侵犯人体肌表,病在皮毛、肌腠、经络者属表证;病在脏腑、气血、骨髓者属里证。针灸治疗表证宜疏风解表,多取阳经、肺经穴位为主,宜浅刺疾出,或不留针,如风热感冒取大椎、合谷,浅刺疾出针以疏风解表。里证宜深刺久留,随其病位所在选穴,如胸胁胀满疼痛者,取内关深刺久留针。

三、寒热

寒热是辨别疾病性质的一对纲领,寒证与热证是阴阳偏盛偏衰的具体表现。一般情况,寒证是外感寒邪或机体功能活动衰退引起的阴盛或阳虚的表现;热证是外感热邪或机体功能活动亢进所引起的阳盛或阴虚的表现。即"阳盛则热,阴盛则寒"和"阳虚则寒,阴虚则热"。针灸治疗应遵循热者疾之,寒者留之和寒者温之的原则。

寒证多取任脉、督脉、肾经、脾经穴位为主,宜温针久留,或重灸为主。如胃寒痛,取任脉中脘穴,留针加灸法。热证多取督脉、大肠经、胃经穴位为主,宜浅刺出血,或重刺疾出,一般不灸。如高热不退,取十二井穴放血治疗。但对于寒热错杂真假的病证,应当区别对待,根据病情综合施治,或针或灸。如真寒假热者,应从寒治;真热假寒者,应从热治。

四、虚实

虚实是辨别邪正盛衰的一对纲领。虚证指气血阴阳不足的证候,多见于慢性病证;实证指邪气亢盛的证候,多见于急性病证。《素问·通评虚实论》:"邪气盛则实,精气夺则虚。"针灸治疗应根据"盛者泻之""虚者补之""陷下则灸之"的原则决定针灸的补泻。虚证多取任脉、督脉、脾经、肾经穴位为主,宜多灸少针,手法宜补。如肾虚腰痛,取命门、肾俞,针刺补法加灸;实证多取督脉、胃经、三焦经、大肠经穴位为主,宜少灸多针,手法宜泻。又因虚实有阴阳气血的不同,故具体情况应灵活对待。如阴虚者针太溪,阳虚者灸关元,气虚者取气海,血虚者取膈俞。阴虚发热者,宜滋阴清热;阴盛寒实者,宜温阳祛寒。虚实相兼,应补泻兼施。

第二节　脏腑证治

脏腑证治是以脏腑学说为基础,对错综复杂的病证进行综合分析,推断疾病的脏腑部位、病变性质、发病机制,并制定相应治疗方法的过程。由于各个脏腑的生理功能不同,故它们在病变过程中所反映出来的症状和体征也各不相同。根据脏腑生理功能,结合病因病机来判断其病理变化,是脏腑辨证的方法和理论依据。

一、肺病证治

肺居胸中,为五脏六腑之华盖。主气司呼吸,开窍于鼻,系于气管、咽喉,外合皮毛,又主治节,主宣发肃降,通调水道。肺为娇脏,不耐寒热。当外邪由口鼻或皮毛而入,首先犯肺。病理变化主要是肺气宣降失常,证见胸闷、胸痛、咳嗽、气喘、咳血、鼻塞、流涕、鼻衄、咽喉肿痛、失声等。

由于肺(经)与大肠(经)相表里,手少阴经上肺,足少阴经入肺中,足厥阴经上注肺,胃之大络络肺,肺经起于中焦,与脾经交会于中府穴,故肺病的证治与大肠、心、肝、肾、脾、胃的关系最为密切。

(一)风寒束肺

恶寒重、发热轻、头痛、全身酸痛、无汗、鼻塞、流清涕、咳嗽、痰涎清稀,苔薄白,脉浮紧。治宜祛风散寒、宣肺解表,针用泻法(体虚者平补平泻),寒邪重者加灸。取手太阴经和与之相表里的手阳明经及足太阳经穴为主,如中府、太渊、列缺、合谷、曲池、风门、肺俞、大椎等穴。

(二)热邪壅肺

发热重、恶寒轻、有汗、口渴、鼻干或流黄涕、鼻衄、咽喉肿痛、咳痰黄稠、大便秘结、小便赤黄、舌红、苔黄、脉浮数。治宜祛风清热、宣肺解表,针用泻法,并可点刺出血。取手太阴经及手阳明经腧穴为主,如中府、尺泽、鱼际、少商、合谷、曲池、外关、大椎、内庭等穴。

(三)痰浊阻肺

咳嗽气喘、胸膈满闷、喉中痰鸣、不得安卧、咳痰甚多、色白而黏,苔腻,脉滑。脾为生痰之源,肺为储痰之器,病变主要涉及肺脾两脏,证属本虚标实(脾虚肺实)。治宜宣肺降气、除湿化痰,热痰针用泻法,寒痰平补平泻加灸。取手足太阴、足阳明经穴和相应背腧穴,如中府、太渊、尺泽、列缺、太白、三阴交、丰隆、足三里、肺俞、脾俞等穴。

(四)肺气不足

咳喘无力、少气懒言、气短不足以息、声音低微、面色苍白、倦怠乏力、自汗,舌淡,脉细。治宜补肺调气、健脾益气、温肾纳气,针灸并用,补法。取手足太阴、足少阴、任脉经穴及相应背腧穴。如太渊、三阴交、太溪、膻中、气海、关元、足三里、肺俞、脾俞、肾俞等穴。

(五)肺阴不足

干咳无痰或痰少而黏,痰中带血、咽干喉燥、声音嘶哑、形体消瘦、五心烦热、潮热盗汗,舌红、少津,脉细数。治宜滋养肺肾之阴,清除虚热,多针少灸,补法(阴虚火旺者平补平泻)。取手太阴经、足少阴经穴和相应背腧穴,如太渊、中府、尺泽、列缺、孔最、鱼际、太溪、照海、肺俞、肾俞、膏肓等穴。

二、大肠病证治

大肠为传导之官,其功能主要是传送食物的糟粕,使其变化为粪便排出体外。如果肠道感受外邪或为饮食所伤,致使传导功能失常,可见肠道和大便异常的病证,如腹痛、肠鸣、泄泻、痢疾、便秘、痔疮、肠痈等。

《灵枢·本输》:"大肠、小肠皆属于胃。"胃肠上下相连,在生理、病理方面息息相关。手太阴经脉络大肠,足太阴之络入络肠胃,故大肠的病理变化与肺、胃、脾、小肠最为密切。针灸治疗主要选取足阳明胃经腧穴。

(一)大肠实证

多因饮食积滞、壅塞肠道所致。症见腹痛拒按、大便秘结或下痢不爽,舌苔黄腻,脉沉实有力。多见于暴饮暴食、肠腑积热者。治宜消食导滞、通调腑气,针用泻法。取中脘、天枢、足三里、上巨虚、大横、内关、支沟等穴。

(二)大肠湿热

多因湿热下注大肠、气血瘀滞所致。症见腹痛,大便溏滞不爽、色黄味臭、肛门灼热、里急后重、下痢脓血、身热口渴、小便短赤,舌苔黄腻,脉滑数。如热结而为肠痈,则腹痛拒按、大便秘结、下肢屈而不伸。治宜清热燥湿、理肠导滞,针用泻法。取中脘、天枢、足三里、上巨虚、合谷、曲池等穴。

(三)大肠虚证

多因久泻、久痢所致。症见大便失禁、腹泻无度、肛门滑脱、腹痛隐隐、喜暖喜按、四肢欠温、舌淡、苔白滑,脉细弱无力。多见于慢性腹泻、慢性痢疾、脱肛等证。治宜补气升阳、止涩固脱,针灸并用,补法、重灸。取气海、关元、中脘、百会、长强、足三里、脾俞、胃俞、大肠俞等穴。

(四)大肠寒证

多因外感寒邪或内伤生冷所致。症见腹痛、肠鸣、泄泻,舌苔白腻,脉迟。治宜温里散寒、止痛止泻,针灸并用,泻法。取中脘、天枢、足三里、上巨虚、大肠俞等穴。

(五)大肠津亏

多由素体阴虚,或热病耗津、久病伤阴所致。症见大便干燥、难以排出、数日一行、状如羊屎、口干咽燥、舌红少津、苔黄燥,脉细涩。常见于热病后期和老年人习惯性便秘。治宜养阴增液、润肠通便,针用补法或平补平泻。取合谷、足三里、上巨虚、内关、支沟、太溪、照海、大肠俞等穴。

三、胃病证治

胃主受纳,腐熟水谷,喜湿恶燥,以通降为顺。胃与脾相表里,共为后天之本,水谷之海,气血生化之源。故胃的病证主要与饮食有关,还包括肠道病变。凡饮食不节(或不洁)、饥饱失常、寒热不当、辛辣刺激等因素,均能影响胃的和降,症见脘腹疼痛、恶心呕吐、呃逆、嗳腐吞酸、吐血、便血等。

胃的病证除与脾、大小肠密切相关外,也受肝的影响。由于足厥阴肝经挟胃,当肝气郁结时常会横逆犯胃,症见胃痛连及两胁等,治当疏肝理气、和胃止痛。

(一)食积伤胃

脘腹胀满、疼痛拒按、恶心呕吐、嗳腐吞酸,或兼腹泻,舌苔厚腻,脉滑。多见于暴饮暴食、消化不良。治宜消食化积,调理胃肠,针用泻法。取任脉、足阳明经穴和胃的募穴为主,如中脘、建里、梁门、足三里、内关、公孙、内庭等穴。

(二)胃寒偏盛

胃脘冷痛、喜暖喜按、呕吐清水、遇寒则重、得热则减,舌苔白滑,脉沉迟弦紧。治宜温中散寒,针灸并用,平补平泻。取足阳明、足太阴经穴和相应俞、募穴。如梁门、足三里、公孙、三阴交、中脘、脾俞、胃俞等穴。

(三)胃热炽盛

胃脘灼痛、嗳腐吞酸、胃中嘈杂、消谷善饥、口渴饮冷、口臭、便秘、牙龈红肿或出血,舌红、苔黄,脉洪大滑数。治宜清泄胃热,针用泻法。取手足阳明经穴为主,如合谷、曲池、内庭、足三里、支沟、中脘、大陵等穴。

(四)胃阴不足

胃脘嘈杂而痛、干呕呃逆、饥而不食、口干舌燥、大便干结、小便短少,舌红少津、少苔或无苔,脉细数。治宜养胃生津,针用补法(阴虚火旺者平补平泻)。取手足阳明经穴及胃的募穴为主,如合谷、中脘、梁门、足三里、内关、公孙、廉泉、金津、玉液等穴。

四、脾病证治

脾主运化,喜燥恶湿,代胃行其津液,以升为顺。脾主统血,主四肢、肌肉。故病变以运化失常(消化不良、腹胀、腹泻)、血不归经(便血、崩漏)及肢体病变(身重肢冷、肌肤肿胀、肢软无力)为主。与脾相关的脏腑合病主要有脾胃不和、脾肾阳虚、肝木乘脾、心脾两虚、脾肺两虚等穴。

(一)脾气虚弱

食少纳呆、腹胀、肠鸣、便溏或腹泻、面色苍白或萎黄、倦怠乏力、少气懒言,舌淡、苔白,脉弱无力。气虚下陷则伴久泻、久痢、脱肛、内脏下垂;气不摄血则伴便血、崩漏、皮下出血。治宜补中益气,针灸并用,补法。取足太阴、足阳明经穴和相应背腧穴,如太白、三阴交、足三里、丰隆、脾俞、胃俞等。气虚下陷加气海、关元、百会,重灸;气不摄血加隐白、血海、膈俞,重灸。

(二)脾阳不振

腹痛绵绵、喜暖喜按、腹泻清冷、小便不利、白带清稀、肢体不温或水肿,舌淡、苔白,脉沉迟无力。治宜温运脾阳,针灸并用,补法。以足太阴、足阳明经穴和相应背腧穴为主,如太白、三阴交、足三里、丰隆、关元、脾俞、胃俞、肾俞等穴。

(三)湿热困脾

腹胀、纳差、恶心呕吐、口渴不欲饮、体倦身困、头重如裹、大便不爽、小便不利、目黄、身黄、尿黄,苔黄腻,脉濡数。治宜清热利湿,针用泻法。取足太阴、足厥阴经穴为主,如太白、商丘、三阴交、阴陵泉、太冲、章门、期门、足三里、阳陵泉等穴。

五、心与心包病证治

心为五脏六腑之大主,开窍于舌,经脉通过目系与大脑相联系,司神明(主思维、神志的大脑功能)、主血脉(推动血液循环的心脏功能),是维持人体生命和精神思维活动的中心。

心包为心脏的外围,具有保护心脏的作用。在生理上代心行事,病理上代心受邪,治疗上代心用穴。心与心包的病证以心脏、神志、血脉三方面为主。临床上一些心血管疾病、血液病、神经精神疾病、自主神经功能紊乱等,均与心、心包有关;在血脉方面的证候主要表现为吐血、衄血、斑疹及血液运行失调等,在神志方面主要表现为心悸、健忘、失眠、昏迷、谵语、癫狂等。

由于心(经)与小肠(经)相表里,心包(经)与三焦(经)相表里,足太阴经注于心,足少阴经络心,足三阴之络上走于心包,足厥阴经布膻中,足三阳经别通于心,督脉贯心通脑,手少阴经又上肺,故心和心包病证治与小肠、三焦、肺、脾、肝、肾,以及足三阳经、督脉有关。

(一)心气不足

面色㿠白、心悸气短、自汗、体倦乏力、劳累后加重,舌淡、苔白,脉弱无力、时见结代,甚则四肢厥冷、大汗不止、神昏虚脱。治宜温通心阳、调和气血,针灸并用,补法。取手少阴、手厥阴经穴和相应俞、募穴,如神门、通里、内关、膻中、心俞、厥阴俞、足三里等穴。

(二)心血亏虚

面色苍白、心悸易惊、健忘、失眠或多梦、五心烦热、盗汗,舌淡或舌红少津,脉细弱或结代。治宜益气养血、宁心安神,针灸并用,补法(阴虚火旺者平补平泻)。取穴同心气不足,并加太溪、三阴交、脾俞、膈俞等穴。

(三)心火亢盛

胸中烦热、失眠、口渴、口舌生疮、吐血、鼻衄、小便赤涩甚或尿血,或见肌肤疮疡,舌红,脉数。治宜泄热降火、清心除烦,针用泻法。取手足少阴、手厥阴经穴,如阴郄、少府、大陵、劳宫、内关、郄门、太溪、照海等。

(四)痰蒙心窍

心烦失眠、心神不宁、神智错乱、意识不清、如呆如痴,或喜怒无常、语无伦次、狂躁不安,甚者神昏、喉中痰鸣,舌红、苔腻,脉弦滑。多见于癔症、癫狂、中风。治宜豁痰开窍、镇静凝神,针用泻法,或三棱针点刺出血。取手少阴、手厥阴经穴和督脉穴为主,如神门、少冲、中冲、内关、大陵、间使、水沟、大椎、合谷、太冲、丰隆、十二井穴等。

(五)心脉瘀阻

胸闷、心悸、心痛、痛引臂内或左肩胛区,发作时大汗、惊恐、四肢厥冷、口唇发绀,舌紫暗或有瘀点、瘀斑,脉涩或结代。治宜活血化瘀、通络止痛,针用泻法。取手少阴、手厥阴经穴和有关俞、募穴,如神门、阴郄、膻中、巨阙、心俞、厥阴俞、膈俞等。

六、小肠病证治

小肠与心相表里,上接幽门,与胃相通,下接阑门,与大肠相连。生理功能主要是吸收食物中的精华,泌清别浊,是胃腑降浊功能的延续。病理变化与心、脾、胃、大肠关系密切。若小肠泌清别浊功能失调,主要导致清浊混淆,二便失常。小肠与心互为表里,心热可下移于小肠而为小便赤热,小肠有热也可上逆于心而为口舌生疮。

(一)小肠虚寒

小腹冷痛、喜暖喜按、肠鸣泄泻、小便频数,舌淡、苔白,脉细弱或沉迟而紧。多见于腹部受寒、消化不良。治宜温肠散寒、理气止痛,针灸并用,补法。取足阳明胃经穴(小肠下合于足阳明)和有关俞、募穴,如足三里、下巨虚、天枢、中脘、关元、脾俞、胃俞、小肠俞等。

(二)小肠实热

心烦、口渴、口舌生疮、小便短赤不爽,甚者尿血、前阴刺痛、小腹胀痛、矢气则舒,舌红、苔黄,脉滑数。治宜清热降火、通利小便,针用泻法。取手足少阴经穴为主,如通里、少府、阴郄、太溪、照海、涌泉、支正、三阴交、关元、下巨虚等。

(三)小肠气滞

小肠凸起脐周或下坠于少腹及阴囊,少腹及阴囊坠胀绞痛,舌苔白滑,脉沉而弦紧。治宜温经散寒、理气止痛,针灸并用,泻法。取任脉及足阳明、足厥阴经穴为主,如关元、气海、太冲、大敦、归来、足三里、下巨虚等。

七、膀胱病证治

膀胱为津液之腑,主藏小便,在肾阳的温煦作用下产生气化作用,主尿液的排泄。病变主要为小便异常。膀胱(经)与肾(经)相表里,足少阴经脉络膀胱;足太阳经别通于心;三焦主决渎(其下支并太阳之正入络膀胱);肺为水之上源,主通调水道;脾主运化水湿;小肠泌清别浊。故膀胱病的证治与肾、肺、脾、心、三焦、小肠的关系密切。

(一)膀胱虚寒

小便频数、清冷,或淋漓不尽、遗尿,或小便不利、水肿,舌淡、苔润,脉沉细。治宜温阳化气、振奋膀胱,针灸并用,补法。取任脉、足太阳经穴为主,如中极、关元、气海、肾俞、膀胱俞、太溪、三阴交、足三里等。

(二)膀胱湿热

小便频数而急、短涩不利、颜色或赤黄或混浊或见脓血,或夹杂沙石,阴中灼热而痛,舌红、苔黄,脉数。治宜清热利湿、通调下焦,针用泻法。取任脉及足太阳、足太阴经穴,如中极、关元、委中、肾俞、膀胱俞、小肠俞、三焦俞、三阴交、阴陵泉等。

八、肾病证治

肾藏精,主骨生髓,主纳气,开窍于耳和前后二阴。既主水又藏命门真火,故称"水火之脏",与人的生长、发育最为密切,为先天之本。肾脏疾患以虚为主,可分为肾阴亏虚和肾阳不足两类。

肾(经)与膀胱(经)相表里,足少阴经脉入肺中,络心,贯膈;任脉、督脉、冲脉、带脉均与肾相联系;阴维脉、阴跷脉均为足少阴经气所发。故肾病证治与膀胱、心、肺、脾和奇经八脉关系密切。

(一)肾阴亏虚

头晕、目眩、耳鸣、咽干、舌燥、五心烦热、失眠、遗精、月经不调、盗汗、腰腿酸软,舌红、少苔,脉细数。先天不足或后天精血亏损者,可兼见发育不全、生殖功能低下。小儿则骨弱、发育迟缓;成人则早衰,男子精少不育,女子经闭不孕。治宜补养精血、壮火制水,多针少灸,补法(阴虚火旺者平补平泻)。取足少阴经穴和有关背腧穴为主,如太溪、照海、涌泉、复溜、大赫、肾俞、心俞、关元、三阴交、次髎、秩边等。

(二)肾阳不足

面色淡白、形寒肢冷、遗精、早泄、阳痿、月经不调、腰腿酸软、大便溏薄或滑泄、五更泄泻、小便清长或遗尿,舌淡,苔白,脉沉迟虚弱。肾不化水者兼见尿少、身肿;肾不纳气者兼见气短、喘息(呼多吸少,吸气困难,动则尤甚)。治宜温补肾阳、化水纳气,针灸并用,补法。取足少阴、任脉和有关背腧穴为主,如太溪、复溜、大赫、气海、关元、肾俞、肺俞、脾俞、三阴交、命门、足三里等。

九、三焦病证治

三焦主持诸气,司一身之气化,疏调水道,参与机体的水液代谢。上焦主宣发、输布;中焦主受纳、运化;下焦主分别清浊。脏腑的功能活动,诸如气血津液的运行输布、水谷精微的消化吸收等,都赖于三焦的气化功能,三焦气化包括了人体上、中、下三个部分所属脏腑的整个气化作用。当发生病变时,影响的范围比较广泛,主要是气化功能失司,水道通调不利,以致水湿潴留体内,泛滥为患。表现为肌肤肿胀、腹满、小便不利等。三焦病变与肺、脾、肾、膀胱等脏器联系密切。如三焦气化失司,可影响到肺气的宣降;三焦不利,可导致脾胃升降失常;三焦化气行水功能失常,可影响肾和膀胱的温化水液功能。

(一)三焦虚寒

多因肾气不足、三焦气化不行、水湿内停所致。症见肌肤肿胀、腹中胀满、小便不利或遗尿,苔白滑,脉沉细而弱。治宜温通三焦、促进气化,针灸并用,补法。取任脉穴和有关背腧穴为主,如气海、关元、中脘、太溪、三阴交、肾俞、三焦俞、足三里等。

(二)三焦实热

多由实热蕴结于里,三焦化气行水功能失调,导致水液潴留体内。症见身热口渴、气逆喘促、肌肤肿胀、大便干结、小便不利,舌苔黄,脉滑数。治宜通利三焦、化湿行水,针用泻法。取任脉、手少阳经穴为主,如中脘、中极、水分、石门、阳池、支沟、阴陵泉、三阴交、委阳、足三里等。

十、肝胆病证治

肝为将军之官,主疏泄,喜条达恶抑郁。其病多实,以气郁阳亢、风火上逆为主。多由肾水不足,水不涵木所致。肝藏血,开窍于目,主一身之筋,故目疾、筋病和妇女月经异常与肝有关。主要证见胁肋胀痛、嗳气呃逆、头昏目眩、肢体拘挛、抽搐、月经不调等。

胆附于肝,储存胆汁,受肝脏疏泄功能的调节,故胆病与肝病相互影响。例如,肝气郁结可影响胆汁疏泄,症见黄疸、口苦、呕吐苦水;胆汁淤积也可导致肝失条达,症见头晕、目眩、胸胁疼痛、心烦不眠、口苦等,二者临床表现多有共同之处。

肝与胆相表里,足少阳经脉络肝,经别与心相通;足少阴经脉贯肝,肝肾同源;足厥阴经脉挟胃、络胆、上注肺。故肝胆病证与肾、脾、胃、肺、心(心包)的关系密切。

(一)肝气郁结

情志抑郁、善太息、胸胁胀满、嗳气不舒、胃痛不欲食,女性伴月经不调、痛经、乳房胀痛,舌苔薄黄,脉弦。治宜疏肝理气,针用泻法。取足厥阴经穴为主,如太冲、行间、章门、期门、内关、阳陵泉、足三里等。

(二)肝阳上亢

头痛、眩晕、目胀、胁肋胀痛、心烦易怒,舌红,脉弦。治宜平肝潜阳,针用泻法。取足厥阴、少阴经穴和相应背腧穴为主,如太冲、行间、太溪、涌泉、照海、肝俞、肾俞、百会等。

(三)肝火上炎

面赤、头痛、眩晕、目赤肿痛、口苦咽干、心烦易怒、失眠、小便黄赤,甚至咳血、吐衄,舌红、苔黄,脉弦。治宜泻肝降火,针用泻法(可行点刺出血)。取穴同肝阳上亢,另加侠溪、太阳、印堂等。

(四)肝风内动

轻者头晕目眩、手足麻木、肢体震颤;重者高热神昏、四肢抽搐、项背强直、角弓反张,舌体倾斜,舌红,脉弦。治宜熄风止痛,针用泻法。取足厥阴、督脉腧穴为主,如太冲、行间、水沟、百会、大椎、筋缩、合谷、后溪等。

(五)肝脉寒滞

少腹胀满、引睾而痛,睾丸肿胀下坠、阴囊冷缩,苔白薄,脉沉弦。治宜温经散寒,针灸并用,泻法。取足厥阴经穴为主,如太冲、行间、大敦、急脉、关元、归来、三阴交、阴陵泉等。

(六)肝血不足

面色无华、头晕目眩、目干涩而胀、视物昏花或近视、夜盲、耳鸣、指(趾)麻木、月经量少甚者闭经,舌淡、少苔,脉弦细。治宜补养肝血,针灸并用,补法。取足三阴经穴和有关背腧穴,如太冲、曲泉、太溪、照海、三阴交、血海、光明、肝俞、肾俞、足三里等。

(七)胆火亢盛

偏头痛、耳鸣、耳聋、口苦咽干、呕吐苦水、胁肋胀痛,舌红,脉弦数。治宜清热利胆、平降肝火,针用泻法。取足少阳、足厥阴经穴为主,如风池、日月、丘墟、阳陵泉、足临泣、侠溪、行间、太冲、期门、外关等。

(八)肝胆湿热

胸胁满闷、胀痛不舒、目黄、身黄、尿黄、外阴潮湿瘙痒、男子睾丸肿胀热痛、女子带下色黄腥臭,苔黄腻,脉弦数。治宜疏肝利胆、清热化湿,针用泻法。取足厥阴、足少阳、足太阴经穴和相应背腧穴为主,如太冲、行间、章门、期门、日月、阳陵泉、阴陵泉、三阴交、肝俞、胆俞、脾俞、足三里等。

第三节 经络证治

经络证治是以经络学说为主要依据的辨证论治方法。主要根据经络的循行分布、属络脏腑、联系器官、生理功能、证候特点等来确定疾病的经络归属，以选择相应的治疗方法，多用于肌肉、关节、组织、器官的病变。

经络病证有广义和狭义之分。广义经络病证包括经络所属的脏腑病证，合称"脏腑经络病证"；狭义是指除脏腑之外的肌肉、皮毛、筋脉、骨节及五官九窍的病证。常见有局部红、肿、热、痛（拒按）、抽搐等实证和肢冷、麻木、痿软、瘫痪等虚证。

一、经络证治常用的方法

（一）辨证归经

辨证归经是以临床证候表现为依据的归经形式，主要根据《灵枢·经脉》所载十二经脉证候（"是动病""所生病"）予以归经。如症见"肺胀满，膨膨而喘咳，缺盆中痛，甚则交两手而瞀"或"咳，上气喘渴，烦心胸满，臑臂内前廉痛厥"等就归于手太阴肺经；症见"（下）齿痛，颈肿……目黄、口干、鼽衄、喉痹、肩前臑痛，大指次指不用"等就归入手阳明大肠经；舌本强痛归足太阴脾经；舌干、嗌干归足少阴肾经等。有关原文详见《灵枢·经脉》。

（二）辨位归经

辨位归经是按病变部位作为依据的一种归经形式。清代陈士铎《洞天奥旨》："内有经络，外有部位，部位者，经络之外应也。"由于十二经脉在人体的分布既有明确的部位所在，又有一定规律可循，所以，根据病痛发生的不同部位来判定是何经病证，这在经络辨证中是至关重要的一环，临床上应用十分广泛。如头痛，根据经络在头部的分布，前额为阳明之位，侧头为少阳分野，后枕为太阳所在巅顶为厥阴所属；牙痛结合手阳明经入下齿龈、足阳明经入上齿龈而分别归入手足阳明经；肢体风湿痹痛也可按照经脉的循行分布情况来辨明。如风寒湿侵袭某一经脉，导致该经闭阻不通，则可沿经出现肌肉酸楚冷痛，关节屈伸不利。经脉不通，则气血不行，气血不至，则经脉失养，又可出现肌肤麻木不仁，筋肉痿软瘫痪。一般情况，局部症见红肿、青紫、痉挛、发热、痛而拒按者属实；寒凉、麻木、痿弱、瘫痪、痛而喜按者属虚。

在某一病变部位有数经分布时，还必须结合其他兼证考虑归经。如胁痛涉及足少阳、足厥阴、足太阴三经，兼有口苦、目黄者归足少阳胆经；兼心烦、易怒、呕逆者归足厥阴肝经；兼脘腹胀满、大便稀溏者归足太阴脾经；舌体病变涉及手足少阴、足太阴三经，口舌生疮兼尿赤、尿道灼热而痛者归手少阴心经；舌干兼腰膝酸软、耳鸣者归足少阴肾经；舌本强痛兼腹胀、纳差者归足太阴脾经。

（三）经络诊察归经

经络诊察归经是根据经络具有诊断疾病的作用而确立的一种归经方法。包括经络望诊、经络触诊、经络电测定、知热感度测定等。

1.经络望诊

经络望诊归经法主要是通过观察经脉循行部位的色泽、润燥及组织形态等方面的变化，来分析病证的归经方法。脏腑有病时,能够通过经络反映到体表的相应位置,出现种种特异的、可见的"经络现象",可借以诊断疾病。如上肢内侧前缘出现红线(皮下出血线)即可归入手太阴肺经,是呼吸道病变的反映;下肢内侧后缘出现脱毛可归入足少阴肾经,提示泌尿生殖系统有病变,上肢外侧上缘或下缘出现丘疹、水疱、疮疖可分别归入手阳明大肠经或手太阳小肠经,提示肠道病变,多见于肠道梗阻患者。古代医家按疮疡痛疖的发生部位归经论治,不但可以提高治疗效果,而且对判定预后也有一定的参考价值。

2.经络触诊

经络触诊,又称"经穴按压""经扪切诊",是根据内脏有病会通过经脉的传导,在体表出现各种不同病理反应区或反应点的原理,在一定的经络循行部位或有关腧穴进行触扪、按压,寻找各种阳性反应,以判断病在何经的方法,分为循经按压和穴位按压两个方面。

(1)循经按压。《灵枢·刺节真邪》:"用针者,必先察其经络之虚实,切而循之,按而弹之,视其应动者,乃后取之而下之。"即提出循经按压,寻找异常反应的方法。循经按压的方法,一般用拇指指腹沿经脉路线轻轻滑动,进行爪切、扪按,或用拇、示二指沿经轻轻撮捏,以探索肌肤浅层的异常反应。对肌肉丰满厚实部位稍加用力,通过按压、揉动以探索肌肉深层的异常变化。

循经按压所见的异常反应有循经疼痛(酸痛、抽痛、压痛)、敏感、麻木、寒凉、灼热或肿块、结节、条索状反应物等。《素问·刺腰痛》"循之累累然"(结节状物)"痛如小锥居其中"(肿块),以及《素问·骨空论》"坚痛如筋者"(条索状物)均属此类。不同性质的疾病,有不同形式的阳性反应,阳性反应所在的经脉即可判断为所病的经脉。

(2)穴位按压。《灵枢·百病始生》有"察其所痛,以知其应"。穴位按压所见的异常反应有:压痛、敏感、麻木、迟钝、舒适,或皮下组织隆起、结节、松软、凹陷等。《素问·刺腰痛》"在郄中结络如黍米"即现穴位结节。这种在特定穴上最为明显。如背腧穴出现压痛、过敏、迟钝,或有舒适感,常提示相应脏腑病变,即可归入相应经脉。中府穴压痛提示肺经病变;巨阙、膻中过敏或迟钝,提示心经、心包经有病变;肾腧穴按之空软,提示肾和肾经虚弱;膀胱腧穴下有结节、隆起,提示膀胱病变,可见于膀胱结石;三阴交压痛,提示病变在足三阴经,多见月经不调、痛经等;阳陵泉出现条索状物,提示肝胆有病变;阑尾炎患者常在足三里与上巨虚之间的阑尾穴处有压痛,病归手足阳明经。

3.经络电测定

经络电测定是利用经络测定仪测量经络、腧穴皮肤导电量(或电阻值)的变化来分析脏腑、经络病变的一种诊断方法。后来演变为在经络腧穴的皮肤上观察引出的电流(或电位)的变化来判断受病脏腑、经络气血的盛衰虚实。

实验证明,人体皮肤表面存在导电量较高(电阻值较低)的"良导点"或高电位的"活动点"。这些点分布大体上与经穴分布相一致。皮肤的良导现象是经络通路的表现,经穴的电位变化是经络活动的反映。在病理情况下,脏腑、经络气血失于平衡,这些点的导电量或电阻值也会发生相应变化。这对于诊察脏腑、经络病变及选择最佳的治疗腧穴具有重要的参考价值。测定时一般首选各经原穴或井穴(指、趾畸形或四肢阙如者改用背腧穴),根据测定结果分析脏腑、经络的虚实状况。正常情况下,十二经穴之间或各经左右两侧的电阻值是接近平衡的

(50～100kΩ),一般大于或小于它经 20kΩ 以上,或本经左右相差 20kΩ 以上即是病态。如果某些经穴的导电量高于其它经穴导电量平均值的 1/3 时,称为"高数",其中的最高数常提示实性病变所在,如果某些经穴的导电量低于其他经穴导电量平均值的 1/3 时,称为"低数",其中最低数提示虚性病变所在,如果左右两侧同名经穴的导电量或电阻值相差在 1 倍以上者,表示经脉存在左右失衡的病变。

4.知热感度测定

在正常情况下,人体左右两侧对称经穴对灼热的感知程度大致相同。如果差异较大,说明该经脉气血失衡。测定时,一般首选各经井穴(足少阴肾经以至阴穴取代涌泉穴,指、趾畸形或四肢缺如者改用原穴或背腧穴)。以点燃的线香或点状发热的电热器(也可采用特制的自动计数电热器)接近经穴部位皮肤,同时可均匀地上下或左右小幅度移动,记下该穴感知灼热所用的时间和移动次数,以便左右对比(或不同经脉的同类特定穴对比),从中找出差距,以确定病变的脏腑、经脉。通过测定,凡数据相差 1 倍以上者为病态,偏高者(时间长、超过正常值的1/2以上)为功能减退,属虚;偏低者(时间短、不足正常值的1/2以上)为功能亢进,属实。

现已将知热感度测定法演变为对穴位温度的测量,用特制的皮温计依次测定各经井穴的温差(或左右对称井穴、背腧穴的温差)。研究表明,健康人与患者的井穴、背腧穴的温度均有显著的差异,而井穴的温差比背腧穴出现的频率高且明显。因此,测定对称井穴的温差对判断脏腑、经络的失衡比背腧穴更有意义。知热感觉属于知觉神经反应,测定知热感度是患者的主观反应,误差在所难免,而皮肤温度属于自主神经支配,测定结果是客观的。因此,用敏感的穴位测温仪测量穴位的温差来判断经络失衡的情况是更可靠的方法。

二、按经证治主要内容

按经证治是在经络辨证的基础上,遵照循经取穴的原则,病在何经即在该经及与该经相关的经脉上选穴施治的方法。

(一)十二经证治

十二经脉证候表现可分为经脉所属脏腑的病变、经脉循行所过部位的病变及相应组织器官病变三个方面。各经的病变就是本经腧穴的主治范围。《灵枢·经脉》《灵枢·邪气脏腑病形》和《素问·脏气法时论》等有关记载奠定了十二经脉证治的基础。

1.手太阴肺经证治

咳嗽、气短、喘息、胸部胀闷、鼻塞、咽痛、恶寒发热、汗出恶风、小便频数量少、上肢内侧前缘酸楚、疼痛、麻木。治宜宣肺理气、通经活络,虚补实泻,寒甚加灸。以本经取穴为主,配以手阳明、足太阳经穴。如中府、太渊、少商、合谷、曲池、迎香、偏历、风门、肺俞、膻中、大椎等。

2.手阳明大肠经证治

上肢外侧前缘酸楚、疼痛、麻木、上肢酸软无力、活动受限、肌肉萎缩、瘫痪失用、颈肿、肩痛、流涕、鼻衄、下齿疼痛、咽喉肿痛、面痛、面瘫、面痉挛、腹痛、肠鸣、泄泻、下痢、痔疮、便秘等。治宜通经活络、调理肠道,虚补实泻,寒甚加灸。以本经取穴为主,配以手太阴、足阳明经穴。如合谷、曲池、迎香、列缺、孔最、足三里、天枢、上巨虚、中脘、大肠俞等。

3.足阳明胃经证治

胃脘胀痛、食欲减退、呕吐、腹痛、肠鸣、泄泻、痢疾、便秘、发热、下肢外侧前缘酸楚、疼痛、麻木、下肢酸软无力、活动受限、肌肉萎缩、瘫痪失用、颈肿、咽喉疼痛、上齿疼痛、鼻病、目疾、面痛、面瘫、面痉挛、前额疼痛等。治宜通经活络、调理胃肠，虚补实泻，寒甚加灸。以本经取穴为主，配以足太阴经穴及本腑募穴、背腧穴。如足三里、上巨虚、下巨虚、丰隆、头维、公孙、大横、三阴交、合谷、中脘、胃俞等。

4.足太阴脾经证治

脘腹胀满、泄泻、食欲缺乏、黄疸、水肿、身重乏力、月经不调、崩漏、下肢内侧前缘酸楚疼痛、麻木、舌根强直。治宜通经活络、健脾和胃，虚补实泻，寒甚加灸。以本经取穴为主，配以足阳明经穴及本脏募穴、背腧穴。如太白、隐白、公孙、三阴交、大横、梁门、水道、丰隆、足三里、章门、脾俞等。

5.手少阴心经证治

胸痛、心悸、心痛、心烦、失眠、神志异常、咽干、口舌生疮、上肢内侧后缘酸楚疼痛、麻木、手心热痛。治宜通经活络、调理心神，虚补实泻，寒甚加灸。以本经取穴和手厥阴经穴为主，配以本脏募穴、背腧穴。如神门、少海、大陵、内关、间使、郄门、巨阙、膻中、心俞、厥阴俞等。

6.手太阳小肠经证治

上肢外侧后缘酸楚疼痛、麻木，肩胛痛、咽喉疼痛、颊肿、目黄、耳鸣、耳聋、少腹疼痛、肠鸣、泄泻、小便短赤。治宜通经活络、调理肠道，虚补实泻，寒甚加灸。以本经取穴为主，配以足阳明经穴和本腑募穴、背腧穴。如后溪、腕骨、足三里、下巨虚、中脘、关元、小肠俞等。

7.足太阳膀胱经证治

遗尿、小便不利、小腹胀满、神志失常、各脏腑病、五官病、下肢后面酸楚疼痛、麻木、项背腰骶部疼痛、恶寒、发热、后枕部头痛。治宜通经活络、调理膀胱，虚补实泻，寒甚加灸。以本经取穴为主，配以本腑募穴。如天柱、大杼、风门、诸背腧穴、委中、委阳、承山、昆仑、申脉、京骨、中极、关元、太溪、三阴交等。

8.足少阴肾经证治

遗尿、小便不利、遗精、阳痿、月经不调、男子不育、女子不孕、虚喘、咯血、失眠、多梦、下肢内侧后缘酸楚疼痛、麻木、腰痛、足心热、咽干喉燥、近视、视物昏花、耳鸣、耳聋。治宜通经活络、补肾培元，针灸并用，多用补法。以本经取穴为主，配以任脉、足太阳经穴。如太溪、复溜、肾俞、次髎、秩边、命门、气海、关元、三阴交等。

9.手厥阴心包经证治

除经脉病为沿上肢内侧正中酸楚疼痛、麻木之外，其余同手少阴心经证治。

10.手少阳三焦经证治

上肢外侧正中酸楚疼痛，麻木，肩、颈、耳后疼痛，耳鸣，耳聋，偏头痛，咽喉疼痛，腹胀，水肿，遗尿，小便不利。治宜通经活络、疏调三焦，虚补实泻，寒甚加灸。以本经取穴为主，配以足少阴，足太阴经穴及本腑募穴、背腧穴、下合穴。如阳池、中渚、外关、支沟、翳风、角孙、门、风池、阳陵泉、足临泣、三阴交、阴陵泉、石门、三焦俞、委阳等。

11.足少阳胆经证治

黄疸、口苦、目黄、身黄、尿黄、惊恐、失眠，下肢外侧正中酸楚疼痛、麻木，胁肋疼痛，偏头痛，目疾，耳鸣，耳聋。治宜通经活络、疏肝利胆，虚补实泻，寒甚加灸。以本经取穴为主，配以手少阳、足厥阴经穴。如丘墟、侠溪、足临泣、日月、率谷、风池、听会、支沟、外关、期门、太冲、肝俞、胆俞等。

12.足厥阴肝经证治

胁肋胀痛，黄疸，口苦，食欲减退，嗳气呃逆，心烦易怒，下肢内侧正中酸楚疼痛、麻木，疝气，面瘫，头晕目眩，头顶痛，近视，夜盲，视物昏花、目赤肿痛。治宜通经活络、疏肝理气，虚补实泻，寒甚加灸。以本经取穴为主，配以足少阳、足少阴经穴。如太冲、行间、侠溪、阳陵泉、光明、风池、日月、太溪、复溜、涌泉、足三里、百会、肝俞等。

(二)奇经八脉证治

奇经八脉证治，总的来说，女子经、带、胎、产、乳疾，多从任、督、冲、带四脉证治，里证多从阴维脉论治；表证多从阳维脉证治；运动功能失调、神志病（如癫痫、狂证、癔症、失眠、多寐）多从督脉、跷脉论治。实则气滞血瘀、脉络闭阻；虚则气血不足、脉络失养。治宜温补、佐以宣通。另外重用八脉交会穴。

1.任脉证治

《素问·骨空论》"任脉为病，男子内结七疝，女子带下瘕聚"，是任脉的辨证提纲，概括了以泌尿、生殖疾患为主的下焦病变。如尿频、遗尿、小便失禁、癃闭、男子疝气、遗精、阳痿、早泄、精衰不育、女子带下、崩漏、月经不调、腹内肿块、不孕等。此外，还应有消化、呼吸、心神方面的部分病症，如腹痛、腹泻、喘息、胸闷、癫痫、癔症等。治法通调三焦、宽胸和胃，胸部以针为主，腹部以灸为主或针灸并用，虚补实泻。常用主穴有中极、关元、气海、神阙、中脘、膻中、天突、列缺（八脉交会穴，通于任脉）。

2.督脉证治

《素问·骨空论》"督脉为病，脊强反折……女子不孕，癃、痔、遗溺、嗌干"，是督脉的辨证提纲，以运动功能失调、神志疾患为主，兼有泌尿、生殖、消化系统病证。治法疏调经气、安神定志，可针可灸，尤其适用于皮肤针和拔罐疗法，虚补实泻。常用穴有长强、腰阳关、命门、至阳、身柱、大椎、哑门、风府、百会、水沟、素髎、后溪（八脉交会穴，通于督脉）。

3.冲脉证治

《素问·骨空论》"冲脉为病，逆气里急"，是冲脉的辨证提纲，包括胸痛、胸闷、气上冲心、呼吸不畅、脘腹胀痛、挛急不舒等症。此外，还包括女子月经失调、崩漏、带下、不孕、男子遗精、阳痿、早泄、精衰不育等。治法宽胸和胃、平气降逆，针灸并用，虚补实泻。常用交会穴会阴、阴交、气冲、横骨、大赫、俞府和八脉交会穴公孙（通于冲脉）。

4.带脉证治

《难经·二十九难》"带之为病，腹满，腰溶溶如坐水中"，是带脉的辨证提纲。实者症见湿热带下、肢体寒湿痹痛；虚者则久带不愈、月经失调、子宫脱垂、疝气、腰腹迟缓无力、下肢痿弱瘫痪。治法清热利湿、调经止带，针灸并用，虚补实泻。常用交会穴命门、章门、带脉、五枢、维道和八脉交会穴足临泣（通于带脉）。

5.维脉证治

《难经·二十九难》"阴维为病，苦心痛"，是阴维脉的辨证提纲。阴维脉主一身之里，阴气内结，可见胸胁支满、脘腹冷痛等里证和虚寒证。治法温中散寒、理气止痛，针灸并用。常用交会穴天突、廉泉、筑宾、期门、冲门、府舍、大横、腹哀和八脉交会穴内关(通于阴维脉)。

《难经·二十九难》"阳维为病,苦寒热",是阳维脉的辨证提纲。阳维脉主一身之表,如阳气外盛,症见恶寒发热、头项强痛、一身尽痛等外感表证。治法疏散表邪、调和营卫,风热只针不灸,浅刺疾出,泻法;风寒针灸并用,泻法。常用交会穴哑门、风府、风池、头维和八脉交会穴外关(通于阳维脉)。

6.跷脉证治

《难经·二十九难》"阴跷为病,阳缓而阴急",是阴跷脉的辨证提纲,即踝关节以上部位的皮肉、筋脉外侧迟缓,内侧拘急。跷脉主肢体运动和眼睑开合功能,故阴跷脉还有腰髋疼痛连及阴中、癫痫夜发、嗜睡多寐、喉痛、失音等症。治法疏调经气、醒脑开窍,可针可灸,泻阴补阳。常用交会穴睛明、交信和八脉交会穴照海(通于阴跷脉)。

《难经·二十九难》"阳跷为病,阴缓而阳急",是阳跷脉发热辨证提纲,即踝关节以上部位的皮肉、筋脉内侧迟缓,外侧拘急。此外,还包括腰背疼痛、角弓反张、失眠、狂躁、癫痫昼发等症。治法疏调经气、镇静宁神,只针不灸,泻阳补阴。常用交会穴风府、承泣、地仓、风池、睛明、仆参和八脉交会穴申脉(通于阳跷脉)。

(三)络脉证治

从络脉与经脉的关系而言,经深络浅、经直络横。络脉病证有表浅性、区域性特点,较少有全身性证候,这些局部病证又是经脉病证的组成部分。因此,十二络穴既有单独的病候体现,又可兼治表里两经病变。

络脉瘀阻是络脉病证最基本的病理变化。瘀血可留滞于络脉,也可泛溢于络脉之外。可见络脉怒张或脉管下陷、局部红肿青紫、皮下出血,或五官九窍及内脏出血等。

络脉病证表浅,一般从表论治。《素问·调经论》有"病在血,调之络",《灵枢·官能》有"络刺者,刺小络之血脉也",并记录了赞刺、豹纹刺等刺法。三棱针点刺出血、皮肤针叩刺、挑刺疗法和刺血拔罐等就是直刺络脉或络脉分布区(孙络、浮络),以清除病邪的治疗手段,也是"宛陈则除之"的具体体现。以局部选穴为主,只针不灸,泻法。

(四)经筋证治

经筋病证多表现为肌肉、肌腱、关节、韧带的运动功能失常,症见筋脉拘挛、抽搐、强直、松缓、瘫痪等。如足阳明经筋"腹筋急,引缺盆及颊、卒口僻";足太阴经筋"内踝痛,膝内辅骨痛,阴股引髀而痛,阴器扭痛"等。

《灵枢·经筋》对经筋病提出了"治在燔针劫刺,以知为数,以痛为输"的治疗方法,说明经筋病应以火针、温针治疗,以阿是穴为主,见效即止,不可过度。除火针以外,《灵枢·官针》的浮刺、分刺、恢刺、关刺、合谷刺等均可用于经筋病证治。在选穴方面,除阿是穴外,还可结合十二经筋循行分布,适当选择一些远端腧穴配合治疗。由于肝主筋,脾主四肢、肌肉,故足厥阴、足太阴经脉的原穴(太冲、太白)、背腧穴(肝俞、脾俞),以及督脉的筋缩穴、足少阳经的阳陵泉(筋会)均是经筋病证常选的穴位。

第九章　内科病证治疗

第一节　中　风

中风是以猝然昏仆,不省人事,伴口角㖞斜,语言不利,半身不遂,或不经昏仆仅以口㖞、半身不遂为主症的一种疾病。因其起病急骤,症见多端,变化迅速,与自然界之风性善行数变特性相似而名中风,又因其发病突然亦称"卒中"。本病发病率和死亡率均较高,常留有后遗症,是威胁人类生命的一大疾患。本病相当于西医学的急性脑血管病,如脑梗死、脑出血、脑栓塞、蛛网膜下腔出血等。

中风发生,风、火、痰是其主因,病及心、肝、脾、肾等脏。本病形成,或因正气不足,卫外不固,外邪入中经络,气血痹阻,或因劳累过度,肝肾阴虚,肝阳鸥张,气血上逆,或因饮食不节,恣食厚味,脾虚痰热内盛,风阳挟痰上升,蒙蔽清窍,或因五志过极,暴怒伤肝,引动心火,风火相煽,气血上冲发为中风。若风、火、痰流窜经络,气血阻滞,则见经络失常症状;若阴阳之气逆乱,常发为闭证;若正气衰微,阴阳之气离决,可发生脱证。

一、辨证

(一)中经络

病位浅,病情轻。证见半身不遂,麻木不仁,口角㖞斜,语言不利,神志尚清,多喜善怒,舌苔黄腻,脉弦滑或缓滑。

(二)中脏腑

病位较深,病情危重,证见突然昏仆,神志迷糊,半身不遂,口㖞流涎,舌强失语。根据病因病机不同,又可分为闭证和脱证。

1.闭证

多因气火冲逆,血菀于上,肝风鸥张,痰浊壅盛。证见神志不清,牙关紧闭,两手握固,面赤气粗,喉中痰鸣,声如曳锯,二便不通,脉弦滑而数。

2.脱证

由于真气衰微,元阳暴脱所致。证见昏沉不醒,目合口张,鼻鼾息微,手撒肢冷,四肢逆冷,二便失禁,脉细弱或沉。如见冷汗如油,面赤如妆,脉微欲绝或浮大无根,为真阳外越之危候。

二、论治

(一)针灸

1.中经络

(1)半身不遂

治则:疏通经络,调和气血。初病可单刺患侧,病程较久者先刺健侧,后刺患侧,即"补健侧,泻患侧"的治法。

处方:①上肢:肩髃、曲池、手三里、外关、合谷。②下肢:环跳、阳陵泉、足三里、解溪、昆仑。

方义:风病多犯阳经,阳明为多气多血之经,阳明经气血通畅,正气得以扶助,使机体功能逐渐恢复,根据经脉循行路线,分别取手足阳经穴位,以达疏通经脉,调和气血的作用。

配穴:除上述穴位外,半身不遂还可以取患侧井穴,点刺出血,取接续经气之意,上肢还可取肩髎、阳池、后溪等,下肢还可取风市、悬钟等;病程日久,上肢瘫可配大椎、肩外俞,下肢瘫可配腰阳关、白环俞等;如患侧经筋屈曲拘挛者,肘部配曲泽,腕部配大陵,膝部配曲泉,踝部配太溪,乃阳病取阴之意;如语言謇涩,配哑门、廉泉、通里;肌肤不仁,可用皮肤针叩刺患部。

操作:毫针刺,补虚泻实,每天 1 次,每次留针 20～30min,10 次为一疗程。

(2)口角㖞斜

治则:疏调阳明,通经活络。初病可单刺患侧,病久者可刺双侧,先针后灸。

处方:地仓、颊车、合谷、内庭、太冲。

方义:手足阳明和足厥阴经脉均上达头面,取地仓、颊车穴疏调局部经气,远取合谷、内庭、太冲,乃循经取穴,以调本经经气。

配穴:按病位酌配牵正、水沟、下关等穴;流涎加承浆;善怒加太冲;多愁加内关。

操作:毫针刺,平补平泻,每天 2 次,每次留针 20～30min,10 次为一疗程。

2.中脏腑

(1)闭证

治则:启闭开窍。取督脉、十二井穴为主,辅以手足厥阴、足阳明经穴。

处方:水沟、十二井、太冲、丰隆、劳宫。

方义:闭证的病机,乃肝阳化风,心火暴盛,血随气升,上犯脑髓,痰浊瘀血,壅闭经隧,蒙蔽神明,取十二井穴放血,以接通三阴三阳经气,协调阴阳使之平衡。督脉连贯脑髓,水沟是督脉的要穴,泻之能改善督脉气血的运行,醒脑开窍;泻肝经的原穴太冲,以镇肝降逆,潜阳熄风;"荥主身热",泻手厥阴的荥穴劳宫,降心火而安神;丰隆振奋脾胃气机,蠲浊化痰。

配穴:牙关紧闭加地仓、颊车;失语加通里、哑门;两手握固配合谷;吞咽困难加照海、天突。

操作:十二井穴点刺放血,水沟向上斜刺,用泻法,太冲、丰隆用泻法,每天 1 次,每次留针 30min。

(2)脱证

治则:回阳固脱。

处方:关元、神阙(隔盐灸)。

方义:关元为任脉与足三阴经交会穴,为三焦元气所出,连系命门真阳,可扶阳固脱;神阙为生命之根蒂,真气所系,以回阳固脱。

配穴:汗出不止配阴郄、复溜;鼾睡不醒,加申脉;小便失禁配三阴交。

操作:关元穴用大艾炷灸,神阙用隔盐灸,直至四肢转温为止。

(二)电针疗法

在患侧上、下肢体各选 2 个穴位,针刺得气后接通电针仪,用疏密波中等强度刺激,以肌肉微颤为度。

（三）头针疗法

选顶颞前斜线、顶旁 1 线及顶旁 2 线，选用 15～20 寸毫针平刺入头皮下，快速捻转 2～3min，每次留针 30min，留针期间反复捻转 2～3 次。行针后鼓励患者活动肢体。

第二节　眩　晕

眩晕是一种常见的自觉症状。"眩"是指眼花，轻者稍作闭目即可恢复；重者两眼昏花缭乱，视物不明。"晕"指头晕，轻者如坐舟车，飘摇不定；重者旋摇不止，难以站立，昏昏欲倒，胸中泛泛，恶心呕吐。本病常见于西医学的梅尼埃病、颈椎病、椎－基底动脉系统血管病，以及贫血、高血压、脑血管病等疾病。

本病起因与忧郁恼怒、恣食厚味、劳伤过度和气血虚弱有关。若情志不舒，气郁化火，风阳升动，肝阳上亢可发眩晕；或恣食肥厚，脾失健运，痰湿中阻，清阳不升而发眩晕；若劳伤过度，肾精亏损，不能上充于脑也可发眩晕；若病后体虚，气血虚弱，脑失所养亦能发生眩晕。

一、辨证

本病以头晕目眩，泛泛欲吐，甚则昏眩欲仆为主要表现。可伴有眼球震颤、耳鸣耳聋、汗出、面色苍白等症状。

（一）肝阳上亢

烦躁易怒，头目胀痛，眩晕耳鸣，失眠多梦，面红目赤，口苦，舌红、苔黄，脉弦。

（二）痰浊上蒙

视物旋转，头重如裹，胸闷恶心，口黏纳差，舌胖、苔白腻，脉濡滑。

（三）气血亏虚

头晕目眩，神倦乏力，心悸不寐，腹胀纳呆，面色㿠白，舌淡、苔薄白，脉细。

（四）肝肾亏虚

眩晕久发不已，神倦乏力，腰膝酸软，心烦健忘，口干耳鸣，舌淡、苔薄，脉沉细。

二、论治

（一）针灸

治则：肝阳上亢者平肝潜阳，清头明目，只针不灸，泻法或平补平泻；痰浊上蒙者健脾除湿，化痰和中，针灸并用，平补平泻；气血不足者调理脾胃，补益气血，针灸并用，补法；肝肾亏虚者滋补肝肾，育阴潜阳，针刺为主，平补平泻。

处方：百会、风池、头维、太阳、悬钟。

方义：眩晕病位在脑，脑为髓之海，无论病因为何，其病机皆为髓海不宁。故治疗首选位于巅顶之百会穴，因本穴入络于脑，可清头目、止眩晕；风池、头维、太阳均位于头部，近部取穴，疏调头部气机；悬钟乃髓之会穴，充养髓海，为止晕要穴。

加减：肝阳上亢加太冲、太溪滋水涵木，平肝潜阳；痰浊上蒙加中脘、丰隆健脾和中，除湿化痰；气血虚弱加气海、足三里补益气血，调理脾胃；肝肾亏虚加肝俞、肾俞滋补肝肾，培元固本。

操作:针刺风池穴应正确把握进针的方向、角度和深浅;其他腧穴常规针刺;痰浊上蒙者可在百会加灸。重症每天治疗 2 次,每次留针 30~60min。

(二)头针疗法

取顶中线、枕下旁线。中等刺激,留针 20~30min。每天 1 次。

(三)穴位注射

选针灸处方中 2~3 穴,注入 5% 葡萄糖液或维生素 B_1、维生素 B_{12} 注射液及当归注射液,每穴 0.5mL。

(四)耳针疗法

取脑、神门、额、皮质下、肾上腺;肝阳上亢加肝、胆;痰浊上蒙加脾、缘中;气血亏虚加脾、胃;肾精亏虚加肝、肾。每次取一侧 3~5 穴,用王不留行籽贴压。

(五)三棱针法

眩晕剧烈时可取印堂、太阳、头维等穴,三棱针点刺出血 1~2 滴。

第三节 头 痛

头痛,又称"头风",是指以头部疼痛为主要临床表现的病证。头为"诸阳之会""清阳之府",凡外淫之邪外袭及内伤诸疾皆可导致头痛。若风邪侵袭,上犯巅顶,经络阻遏,或挟湿邪蒙蔽清窍而发头痛;亦有情志所伤,肝失疏泄,气滞不畅,郁而化火,上扰清窍而致头痛;亦有肾水不足,脑海空虚,水不涵木而致头痛;亦有禀赋虚弱,营血亏虚,不能上荣于脑而致头痛;或恣食肥甘,脾失健运,湿痰上蒙而致头痛;或外伤跌仆,气血瘀滞,脉络被阻而致头痛。

本病常见于西医学的紧张性头痛、血管神经性头痛,以及脑膜炎、高血压、脑动脉硬化、头颅外伤、脑震荡后遗症及眼、耳、鼻等疾病。

一、辨证

头痛的部位多在前额、巅顶、一侧额颞,或左或右或呈全头痛而辗转发作。疼痛的性质有昏痛、隐痛、胀痛、跳痛、刺痛或头痛如裂。

(一)外感头痛

一般发病较急,头痛连及项背。外感风寒证见头痛,恶风畏寒,口不渴,舌苔薄白,脉浮紧。外感风热证见头痛而胀,发热,口渴欲饮,便秘溲黄,舌苔黄,脉浮数。外感风湿证见头痛如裹,痛有定处,肢体困倦,舌苔白腻,脉滑。

(二)内伤头痛

一般发病较缓。肝阳上亢证见头痛而胀,或抽掣而痛,痛时常有烘热,面红目赤,耳鸣如蝉,心烦口渴,舌红、舌苔薄黄,脉滑。痰浊上蒙证见头痛胀重,或兼目眩,胸闷脘胀,恶心食少,痰多,舌苔白腻,脉弦。瘀阻脑络证见头痛反复,经久不愈,痛处固定,痛如锥刺,舌紫黯,或有瘀斑,舌苔薄白,脉细弦或细涩。气血亏虚证见头痛绵绵,两目畏光,午后更甚,神疲乏力,面色㿠白,心悸寐少,舌淡、苔白,脉弱。肝肾阴虚证见头痛眩晕,时轻时重,视物模糊,五心烦热,口干,腰酸腿软,舌红、少苔,脉细弦。

二、论治

(一)针灸

治则:疏通经络,运行气血,以针为主,补虚泻实。

处方:百会、太阳、风池、合谷。

方义:百会位于巅顶,太阳散风通络,两穴相配,通络止痛,风池为足少阳与阳维脉交会穴,功长祛风止痛;合谷通经止痛。诸穴配伍,共奏疏通经络,运行气血之功。

加减:外感风邪加风门,风寒加灸大椎,风热针泻曲池,风湿针泻阴陵泉,宣散风邪,清利头目,痰浊上扰加丰隆化痰降浊,通络止痛;瘀阻脑络加膈俞行气活血,化瘀止痛;气血不足加气海、关元益气养血,补虚止痛;肝阳上亢加太冲、太溪;肝肾阴虚可加肝俞、肾俞;前额痛加印堂、内庭;偏头痛加外关、足临泣;后枕痛加天柱;巅顶痛加太冲。

操作:头部腧穴大多应平刺,少数腧穴如太阳、风池可直刺,但风池穴应严格注意针刺的方向和深浅,防止伤及延髓;痰浊上扰、瘀阻脑络、肝阳,上亢,针刺用泻法;瘀阻脑络、肝阳上亢可在阿是穴点刺出血;气血不足、肝肾阴虚,针用补法,气血不足可加灸。急性头痛每天治疗 1～2 次,每次留针 30～60min;慢性头痛每天或隔天 1 次。

(二)电针疗法

取合谷、风池、太阳、阿是穴等,用连续波中等强度刺激。适用于气滞血瘀型或顽固性头痛。

(三)皮肤针法

皮肤针重叩印堂、太阳、阿是穴,每次 5～10min,直至出血。适用于风寒湿邪侵袭或肝阳上亢型。

(四)耳针疗法

取枕、颞、额、皮质下、结节、神门。每次选 2～3 穴,毫针强刺激,留针时间视头痛缓解情况而定;也可用王不留行籽贴压;顽固性头痛还可取耳背静脉刺血。

(五)穴位注射

根据中医证型,分别选柴胡注射液、当归注射液、丹参注射液、川芎注射液、维生素 B_1 或维生素 B_{12} 注射液,常规取 2～3 穴,每穴 0.5mL。

第四节　面　瘫

面瘫是以口、眼向一侧㖞斜为主要表现的病证,又称为口眼㖞斜。本病可发生于任何年龄,多见于冬季和夏季。发病急速,以一侧面部发病为多。本病相当于西医学的周围性面神经麻痹,最常见于贝尔麻痹。西医认为是局部受风或寒冷刺激,引起面神经管及其周围组织的炎症、缺血、水肿,或自主神经功能紊乱,局部血管痉挛,导致组织水肿,使神经受压而出现炎性变化。

本病多由机体正气不足,脉络空虚,卫外不固,风邪乘虚而入中经络,导致气血痹阻,面部少阳脉络、阳明经筋失于濡养,以致肌肉缓纵不收而发。

一、辨证

以口眼㖞斜为主要特点。常在睡眠醒来时发现一侧面部肌肉板滞、麻木、瘫痪,额纹消失,眼裂变大,露睛流泪,鼻唇沟变浅,口角下垂歪向健侧,患侧不能皱眉、蹙额、闭目、露齿、鼓颊;部分患者初起时有耳后疼痛,还可出现患侧舌前 2/3 味觉减退或消失,听觉过敏等症。病程迁延日久,可因瘫痪肌肉出现挛缩,口角反牵向患侧,甚则出现面肌痉挛,形成"倒错"现象。

肌电图检查多表现为单相波或无动作电位,多相波减少,甚至出现正锐波和纤颤波。病理学检查示面神经麻痹的早期病变为面神经水肿和脱髓鞘。

(一)风寒证

见于发病初期,面部有受凉史,舌淡、苔薄白,脉浮紧。

(二)风热证

见于发病初期,多继发于感冒发热,兼见舌红、苔薄黄,脉浮数。

(三)气血不足

多见于恢复期或病程较长的患者,兼见肢体困倦无力,面色淡白,头晕等症。

二、论治

(一)针灸

治则:活血通络,疏调经筋,针灸并用,平补平泻。

处方:阳白、颊车、地仓、翳风、合谷。

方义:以面颊局部和足阳明经腧穴为主。面部腧穴可疏调局部经筋气血,活血通络;合谷为循经远端选穴,"面口合谷收",与近部腧穴翳风相配,祛风通络。

加减:风寒证加风池祛风散寒;风热证加曲池疏风泄热;抬眉困难加鱼腰;人中沟㖞斜加水沟;颏唇沟㖞斜加承浆。

操作:面部腧穴均行平补平泻法,恢复期可加灸法,在急性期,面部穴位手法不宜过重,肢体远端的腧穴行泻法且手法宜重,在恢复期,合谷行平补平泻法,足三里施行补法。

(二)皮肤针法

叩刺阳白、颧髎、地仓、颊车,以局部潮红为度。适用于恢复期。

(三)刺络拔罐

用三棱针点刺阳白、颧髎、地仓、颊车,然后拔罐。每周 2 次。适用于恢复期。

(四)电针疗法

取太阳、阳白、地仓、颊车,接通电针仪,以断续波刺激 10~20min,强度以患者面部肌肉微见跳动而能耐受为度。适用于恢复期。

(五)穴位贴敷

选太阳、阳白、颧髎、地仓、颊车。将马钱子锉成粉末 0.3~0.6g,撒于胶布上,然后贴于穴位处,5~7 日换药 1 次;或用蓖麻仁捣烂加麝香少许,取绿豆粒大一团,贴敷穴位上,每隔 3~5 日更换 1 次;或用白附子研细末,加冰片少许做面饼,贴敷穴位。每天 1 次。

第五节　腰　痛

腰痛又称"腰脊痛",是以自觉腰部疼痛为主证的病证,可表现在腰部的一侧或两侧疼痛。

腰为肾之府,肾经经脉循行"贯脊属肾"。腰痛之因,不外外感、内伤。寒湿腰痛,多由感受风寒或久居寒冷湿地,涉水冒寒,风寒水湿之邪浸渍经络,经络阻滞,气血运行不畅,发为腰痛;腰肌劳损,多因劳累过度,闪挫跌仆,经筋络脉受损,或因各种原因引起体位不正,都可致气滞血瘀,脉络受阻,发生腰痛;亦有素体禀赋不足,或年老精血亏衰,或房劳伤肾,精气耗损,肾气虚惫,发为腰痛。

西医学认为腰痛是一种由多种疾病引起的证候,诸如腰部的肌肉、韧带和关节发生损伤或病变,任何原因导致的姿势失衡和某些内脏疾病都可引起腰痛,如风湿病、肾脏疾患,腰部肌肉、骨骼的劳损,以及外伤、腰椎增生乃至盆腔疾患等。

一、辨证

本病以腰部疼痛为主要表现。疼痛在腰脊正中部,为督脉病证;疼痛部位在腰脊两侧,为足太阳经病证。腰椎 X 线片及 CT、妇科相关检查有助于本病的诊断。

(一)寒湿腰痛

腰部有受寒史,天气变化或阴雨风冷时加重,腰部冷痛重着、酸麻,或拘挛不可俯仰,或疼痛连及下肢。

(二)瘀血腰痛

腰部有劳损或陈伤史,晨起、劳累、久坐时加重,腰部两侧肌肉触之有僵硬感,痛处固定不移。

(三)肾虚腰痛

起病缓慢,腰部隐隐作痛(以酸痛为主),乏力易倦,脉细。

二、论治

(一)针灸

治则:温经散寒,活血化瘀,益肾壮腰。

处方:委中、肾俞、大肠俞。

方义:以足太阳膀胱经腧穴为主。委中是腰背足太阳经两分支在腘窝的汇合点,"腰背委中求",可疏调腰背部经脉之气血;腰为肾之府,肾俞可壮腰益肾;大肠俞可疏通局部经脉、络脉及经筋之气血,通经止痛。

加减:寒湿腰痛加灸大椎,温阳散寒;瘀血腰痛加膈俞,活血化瘀;肾虚腰痛加灸命门,益肾壮腰。

操作:诸穴均按常规操作,肾虚腰痛者,命门穴以隔附子灸法为佳。

(二)皮肤针法

在腰痛局部用皮肤针叩刺出血,并加拔火罐。适用于寒湿腰痛和瘀血腰痛。

（三）耳针疗法

取患侧腰骶椎、肾、神门。毫针刺，并嘱患者活动腰部；或用揿针埋藏；或用王不留行籽贴压。

（四）穴位注射

取地塞米松 5mg 和普鲁卡因 2mL 混合液于痛点注射，每穴 0.5～1mL。每天 1 次。

第六节　胁　痛

胁痛是以一侧或两侧胁肋疼痛为主要临床表现的病证，是临床常见的一种自觉症状。可见于肝、胆囊、胸膜等急慢性疾患，以及结核、肿瘤、外伤和肋间神经痛等。

足厥阴肝经布两胁，若情志抑郁，或暴怒伤肝，而致肝郁气滞，肝失条达，疏泄不利，发生胁痛。若气郁日久，血流不畅，瘀血停滞，胁络痹阻；或强力负重，胁络受伤，瘀血停留出现胁痛；或肝胆湿热内侵，疏泄失常，导致胁痛。亦有久病精血亏损，血不养肝；或外邪迁延，耗血伤阴，脉络失养，导致胁痛。

一、辨证

（一）肝郁气滞

胁痛以胀痛为主，走窜不定，疼痛每因情志而增减，胸闷而胀，饮食减少，嗳气频频，舌苔薄，脉弦。

（二）瘀血阻络

胁痛以刺痛为主，痛有定处，入夜更甚，胁下或见痞块，舌紫黯，脉沉涩。

（三）肝胆湿热

胁痛伴有恶心呕吐，口苦，舌红、苔黄腻，脉弦滑数。

（四）肝阴不足

胁肋隐痛，绵绵不休，遇劳加重，口干咽燥，心中烦热，头晕目眩，舌红、少苔，脉细弦而数。

二、论治

（一）针灸

治则：疏经通络止痛。

处方：期门、太冲、支沟、阳陵泉。

方义：以足厥阴肝经为主。肝和胆相表里，厥阴、少阳之脉同布于胁肋，故取期门、太冲、支沟、阳陵泉以疏利肝胆经气，使气血通畅，奏通络止痛之功。

加减：肝郁气滞者加膻中，宽胸理气；瘀血阻络者加膈俞，活血止痛；肝胆湿热者加行间，疏泄肝胆；肝阴不足者加肝俞、肾俞，补益肝肾。

操作：诸穴均常规操作。实证用泻法，虚证针用补泻兼施。

（二）耳针疗法

肝、胆、神门、胸。取患侧，实证用强刺激，虚证用轻刺激。留针 30min，或埋皮内针。

(三)穴位注射

用10％葡萄糖液10mL,或加维生素 B$_1$注射液1mL,注射于相应节段的夹脊穴,直刺达神经根部附近,待有明显针感后,将针稍向上提,再注入药液。取穴宜与胁肋痛点成水平,可分数次注射。适用于肋间神经痛。

(四)皮肤针法

用皮肤针轻轻叩击胁肋部痛点及与痛点成水平的上、中、下的3个背腧穴,并加拔火罐,适用于劳伤胁痛。

第七节　痹　证

痹证是由风、寒、湿、热等病邪侵袭人体,闭阻经络,气血不能畅行,引起肌肉、筋骨、关节等酸痛、麻木、重着、屈伸不利或关节灼热、肿大等主要临床表现的病证。古代痹证的概念比较广泛,包括肢体痹和内脏痹,本节主要讨论肢体的痹证。

本病发生多与外感风、寒、湿、热之邪及人体正气不足有关。如素体虚弱,腠理疏松,营卫不固,外邪乘虚而入;或居处潮湿,涉水冒寒;或劳累之后,汗出当风,以致风寒湿邪侵袭人体,注于经络,留于关节,导致气血痹阻不通,产生本病。正如《素问·痹论》所说:"风寒湿三气杂至,合而为痹也。"根据感受邪气的相对轻重,常分为行痹(风痹)、痛痹(寒痹)、着痹(湿痹);若感受热邪流注关节,或素体阳盛、阴虚火旺,复感风寒湿邪,邪从热化,可见关节红肿热痛兼发热者,为热痹。

本病常见于西医学的风湿性关节炎、风湿热、类风湿性关节炎、骨性关节炎、纤维组织炎和神经痛等病。

一、辨证

本病以关节肌肉疼痛、屈伸不利等为主证。风湿性关节炎急性期常有发热及游走性、不对称性关节红、肿、疼痛,特别是膝、肘、腕及踝关节,一般1～4周症状消失,不留后遗症,但常反复发作。实验室检查可有血沉加快、抗链球菌溶血素"O"阳性。

类风湿性关节炎常累及手足小关节,以关节肿痛、活动受限、"晨僵"为特点。大多数呈对称性、游走性多关节炎,伴关节腔内渗液,近端指关节常呈梭形肿胀,最终导致关节僵硬、畸形,反复发作,本病可破坏骨质。实验室检查类风湿因子阳性占80％。

骨性关节炎以关节软骨退行性变及关节韧带附着处骨质增生为特点。X线检查可见关节边缘尖锐,有唇样骨刺或骨桥形成,关节间隙不匀称、狭窄等。

(一)行痹(风痹)

疼痛游走,痛无定处,时见恶风发热,舌淡、苔薄白,脉浮。

(二)痛痹(寒痹)

疼痛较剧,痛有定处,遇寒痛增,得热痛减,局部皮色不红,触之不热,舌苔薄白,脉弦紧。

（三）着痹（湿痹）

肢体关节酸痛，重着不移，或有肿胀，肌肤麻木不仁，阴雨天加重或发作，舌苔白腻，脉濡缓。

（四）热痹

关节疼痛，局部灼热红肿，痛不可触，关节活动不利，可累及多个关节。伴有发热、恶风、口渴烦闷。舌苔黄燥，脉滑数。

二、论治

（一）针灸

治则：祛风除湿，通经活络，活血止痛。

处方：

肩部：肩髃、肩髎、臑俞。

肘部：曲池、天井、少海。

腕部：阳池、外关、阳溪、腕骨。

脊背：大椎、身柱、腰阳关、夹脊。

髀部：环跳、秩边。

股部：伏兔、殷门、承扶、风市、阳陵泉。

膝部：膝眼、梁丘、阳陵泉、膝阳关。

踝部：申脉、照海、昆仑、丘墟。

方义：局部取穴并根据部位循经选穴。病痛局部取穴及循经选穴可疏通经络气血，使营卫调和，而风、寒、湿、热等邪无所依附，"通则不痛"，痹痛遂解。

加减：行痹加血海活血调血，遵"治风先治血，血行风自灭"之义；痛痹加肾俞、关元温补阳气，祛寒外出；着痹加阴陵泉健脾除湿；热痹加大椎清泄热毒；各部位均可加阿是穴。

操作：各部腧穴常规针刺。大椎、曲池可点刺出血；肾俞、关元用灸法或温针灸法。

（二）皮肤针法

用皮肤针重叩脊背两侧和关节疼痛部位，使出血少许并加拔火罐。

（三）电针疗法

针刺得气后，接通电针仪，用连续波刺激 10～20min，每天或隔天 1 次。

（四）穴位注射

选用当归、防风、威灵仙等注射液，在疼痛部位选穴，每穴注入 0.5～1mL。注意勿注入关节腔内。每隔 1～3 天注射 1 次。

第八节　痿　证

痿证是以肢体筋脉弛缓、软弱无力，日久因不能随意运动而致肌肉萎缩的一种病证。临床上以下肢痿弱较为多见，故称"痿躄"。"痿"指肢体痿弱不用，"躄"指下肢软弱无力，不能步履之意。本病主要见于西医学的运动神经元病、周围神经损伤、急性感染性多发性神经根炎、脑瘫、外伤性截瘫等。

本病原因十分复杂，多由正气不足，感受湿热毒邪，或高热不退，或病后余热燔灼，伤津耗气，津液不能输布以润脏腑，筋脉失养，而致肺热伤津，肢体痿弱不用，形成痿证。或久居湿地、涉水冒寒，湿邪留而不去，郁久化热。或饮食不节，脾胃所伤，湿从内生，蕴湿积热，浸淫筋脉，使筋脉肌肉弛纵不收而生痿证。若久病体虚，或劳伤过度，精血亏虚均可使经络阻滞，筋脉功能失调，筋肉失于气血津液的濡养而成痿证。

一、辨证

痿证以肢体软弱无力、筋脉弛缓，甚则瘫痪或肌肉萎缩为主证。CT、肌电图、腰椎 X 线片等检查有助于本病的诊断。

(一)肺热伤津

发热多汗，热退后突然出现肢体软弱无力，心烦口渴，小便短黄，舌红、苔黄，脉细数。

(二)湿热浸淫

肢体逐渐痿软无力，下肢为重，微肿而麻木不仁，或足胫热感，小便赤涩，舌红、苔黄腻，脉滑数。

(三)脾胃虚弱

肢体痿软无力日久，食少纳呆，腹胀便溏，面色不华，神疲乏力，舌淡或有齿痕、苔腻，脉细无力。

(四)肝肾亏虚

起病缓慢，下肢痿软无力，腰脊酸软，不能久立，或伴眩晕耳鸣，甚至步履全废，腿胫肌肉萎缩严重，舌红、少苔，脉沉细。

二、论治

(一)针灸

治则：清热祛邪，补益气血，濡养筋脉。

处方：

上肢：肩髃、曲池、外关、合谷、胸夹脊。

下肢：髀关、伏兔、足三里、阳陵泉、腰夹脊。

方义：以手、足阳明经穴和夹脊穴为主。阳明经多气多血，选上、下肢阳明经穴位，可疏通经络，调理气血，取"治痿独取阳明"之意；夹脊穴位于督脉之旁，又与膀胱经第一侧线的脏腑背腧穴相通，可调脏腑阴阳，通行气血；外关属手少阳经，辅佐阳明经通行气血；阳陵泉乃筋之会穴，能通调诸筋。

加减：肺热津伤加鱼际、肺俞清肺润燥；湿热浸淫加阴陵泉利湿清热；脾胃虚弱加脾俞、胃俞补益脾胃；肝肾亏虚加肝俞、肾俞补益肝肾。

操作：鱼际针用泻法，或三棱针点刺出血；上肢肌肉萎缩，手阳明经排刺；下肢肌肉萎缩，足阳明经排刺；余穴均常规操作。

(二)皮肤针法

用皮肤针反复叩刺背部肺俞、脾俞、胃俞、膈俞，以及手、足阳明经线。隔天1次。

（三）电针疗法

在瘫痪肌肉处选取穴位，针刺后加脉冲电，用断续波中等强度刺激，以患肢出现规律性收缩为佳。每次 20～30min。

第九节 痫 证

痫症是一种发作性神志失常的疾病。俗称"羊痫风"。其临床特征为，发作时突然仆倒、昏不知人、口吐涎沫、两目上视、四肢抽搐或口中如做猪羊叫声，醒后一如常人。西医学将本病分为原发性和继发性两种，是以大脑灰质神经元异常放电为其病理基础。

其发病原因，主要责之肝、脾、肾三脏。肾虚则肝失濡养，脾虚则精微不布，痰涎内结；偶因情志失调，饮食失节，劳累过度，肝风挟痰随气上逆，清窍被蒙而突然发病。

一、辨证

发病之前，常有头晕、胸闷、神疲等先兆，旋即昏仆，不省人事，面色青白；牙关紧闭，双目上视，口吐涎沫，四肢抽搐，甚至二便失禁。发作后自觉头昏，肢软无力，神疲不适等，舌苔薄腻，脉弦滑。本病属实证居多，但反复发作，病久又能导致虚证。

本病的发作无定期，数日数月或数年一次，甚至一日发作数次，发作间隔时间长者病情较轻，发作频者病情较重。每次发作持续时间一般是数分钟、十余分钟为多，亦有数小时方能复苏者。本病有大发作及小发作之别。大发作如上所述，小发作表现为意识障碍或丧失，患者突然中断活动，手中物件突然落下；或头突然向前倾下，或眼球上翻，呆木不动，呼之不应，经数秒或数十秒后即可恢复，事后对发作情况完全不知。

脑电图检查，对本病诊断有一定价值。

二、论治

（一）针灸

治则：涤痰熄风，开窍定痫；实证只针不灸，泻法，虚证以针刺为主，平补平泻。

处方：

发作时：百会、水沟、后溪。

间歇期：印堂、鸠尾、间使、太冲。

方义：取任脉、督脉穴为主。百会穴宁神定志；水沟醒脑开窍；后溪通督脉，统督阳气，驾驭神机；间歇期间取印堂、鸠尾交通督任，协调阴阳；间使疏通心气；太冲平肝熄风。

加减：痰浊壅盛加丰隆和胃降浊，清热化痰；肝肾阴虚加肝俞、肾俞、太溪补益肝肾，潜阳安神；心脾两虚加心俞、脾俞、足三里补益心脾，益气养血；昏迷加涌泉醒神救逆。

操作：水沟向鼻中隔深刺、强刺；针刺鸠尾应掌握正确的针刺方向、角度和深度，以防伤及肝、脾等腹腔脏器；其他腧穴常规针刺。

（二）耳针疗法

取胃、皮质下、神门、心、枕、脑点。每次选 2～3 穴，毫针强刺激，留针 30min，间歇行针。

(三)埋针疗法

大椎、腰奇、鸠尾;备用穴:翳明、神门。每次选用 2～3 穴,埋入医用羊肠线,隔 20 日 1 次,常用穴和备用穴可轮换使用。

(四)穴位注射

取足三里、内关、大椎、风池。每次选用 2～3 穴,用维生素 B₁注射液,每穴注入 0.5mL。

第十节　癫　狂

癫狂是一种精神失常的疾病。多由精神刺激,情志内伤,忧思恼怒所引起。癫证沉默痴呆,语无伦次,静而少动;狂证喧扰不宁,躁妄打骂,动而多怒。癫多偏于痰气郁结,重在肝郁;狂多偏于痰火为患,重在肝火。但二者在病理上亦每相关联。癫病经久,痰郁化火,可以转化为狂;狂证经久,郁火渐得宣泄,亦可转化为癫。

中医学认为,癫狂与心、肝、脾三脏功能失调有关。思虑过度,心脾两伤,脾虚则气血生化不足,以致血不养心,出现失眠,注意力不集中,精神恍惚,心悸喜怒,悲伤欲哭,疲乏无力等症;忧郁伤肝,肝气郁结,损伤脾胃,致脾虚生痰。痰气上逆,迷蒙心窍,及致精神痴呆,言语无伦,喜怒无常,秽洁不知,成为癫证;恼怒悲愤,不得宣泄,郁而化火,煎熬津液,结为痰火,蒙闭心窍,出现躁扰不宁,毁物殴人,成为狂证。

癫和狂的临床表现,概括了现代医学各种原因所引起的精神分裂症。

一、辨证

(一)癫证

发病较缓,沉默痴呆,精神抑郁,表情淡漠;或喃喃独语,语无伦次,或时悲时喜,哭笑无常,多疑善惊,失眠多梦,不思饮食,舌苔薄腻,脉弦细或弦滑。

(二)狂证

发病较急,狂躁不安,两目怒视,叫骂不休,不识亲疏,甚至打人毁物,气力逾常,登高而歌,弃衣而走,夜不入睡,头痛,面目红赤,舌红赤、苔黄腻,脉弦滑。久则神疲倦怠,不思饮食,形体消瘦,颧赤,口干唇裂,舌红、少苔,脉细。

二、论治

(一)针灸

1.癫证

治则:疏肝理气,化痰安神。针刺用泻法或平补平泻。

处方:心俞、肝俞、脾俞、神门、丰隆。

方义:以背腧穴为主,佐以原穴和络穴。取心俞以清心开窍;肝俞以疏肝理气;脾俞以健运脾气;取神门以养心安神;取丰隆以和脾胃,化痰浊。

加减:痰气郁结加中脘、太冲调气解郁;气虚痰凝加足三里、中脘益气健脾;心脾两虚加足三里、三阴交健脾养心,益气安神;阴虚火旺加肾俞、太溪、大陵、三阴交滋阴降火。

操作:所用腧穴均常规针刺;背腧穴注意针刺的方向、角度和深度,以防伤及内脏。

2.狂证

治则:清肝泻火,镇心豁痰。毫针刺用泻法。

处方:大椎、风府、水沟、内关、丰隆。

方义:以督脉穴为主,配以足阳明及手厥阴经穴。大椎、水沟二穴并用能清泄阳邪,醒脑开窍。风府内应髓海有醒脑的作用;内关配丰隆,理脾和胃,清心豁痰,使心神得宁而狂躁自止。

加减:痰火扰神加中脘、神门清心豁痰;火盛伤阴加神门、大钟、三阴交滋阴降火,安神定志;气血瘀滞加合谷、太冲、血海、膈俞活血化瘀,通窍醒神。

操作:所有腧穴常规针刺。急性发作期每次留针30min至2h,以症状消失或减缓为度,并可配合刺血治疗。

(二)耳针疗法

取心、皮质下、肾、枕、神门。每次选用3～5穴,癫证用轻刺激,狂证用强刺激,留针30min;也可用王不留行籽贴压。

(三)电针疗法

取百会、通里、丰隆。针后在四肢穴位通以脉冲电流15～30min。癫证用断续波进行时间较短的强刺激,每天1次。狂证用连续波进行时间较长的刺激,每天1次。

(四)穴位注射

取心俞、膈俞、间使、足三里、三阴交。每次选1～2穴,用25～50mg氯丙嗪注入,每天注射1次。

第十一节　不　寐

不寐是因脏腑功能紊乱,气血亏虚,阴阳失调,导致不能获得正常睡眠的疾病,又称失眠。不寐症情轻重不一,轻者,入眠困难或睡不深沉,时寐时醒,醒后不能再寐;严重者,可整夜不能入寐,白天精神萎靡不振,头昏脑胀,神疲乏力,记忆力减退。西医学认为不寐多见于神经官能症、更年期综合征、神经衰弱等。

中医认为本病多因思虑忧愁,操劳太过,损伤心脾,气血虚弱,心神失养;或因房劳伤肾,肾阴亏耗,阴虚火旺,心肾不交;或因饮食所伤,脾胃不和,湿盛生痰,痰郁生热,痰热上扰心神或因抑郁恼怒,肝火上扰,而致心神不宁。

一、辨证

(一)心脾两虚

多梦易醒,伴心悸、健忘、头晕目眩、神疲乏力、面色少华,舌淡、苔白,脉细弱。

(二)心胆气虚

心悸胆怯,善惊多恐,夜寐多梦易惊,舌淡、苔薄,脉弦细。

（三）阴虚火旺

心烦不寐，或时寐时醒，手足心热，头晕耳鸣，心悸，健忘，颧红潮热，口干少津，舌红、苔少，脉细数。

（四）肝郁化火

心烦不能入睡，烦躁易怒，胸闷胁痛，头痛眩晕，面红目赤，口苦，便秘尿黄，舌红、苔黄，脉弦数。

（五）痰热内扰

睡眠不安，心烦懊侬，胸闷脘痞，口苦痰多，头晕目眩，舌红、苔黄腻，脉滑数。

二、论治

（一）针灸

治则：宁心安神，清心除烦。

处方：神门、内关、百会、安眠。

方义：不寐主要是因为心神不宁。治疗首选心经原穴神门、心包经之络穴内关，宁心安神，为治疗不寐的主穴；百会穴位于巅顶，入络于脑，可清头目宁神志，安眠穴为治疗失眠的经验效穴。诸穴合用，养心安神，恰合病机。

加减：心脾两虚加心俞、脾俞、三阴交补益心脾，益气养血；心胆气虚加心俞、胆俞、丘墟补心壮胆，安神定志；阴虚火旺加太溪、太冲、涌泉滋阴降火，宁心安神；肝郁化火加行间、太冲、风池平肝降火，解郁安神；痰热内扰加中脘、丰隆、内庭清热化痰，和胃安神。

操作：所有腧穴常规针刺，背腧穴注意针刺的方向、角度和深度。以睡前 2h，患者处于安静状态下治疗为佳。

（二）艾灸疗法

取穴：百会、神门、三阴交。心脾两虚者加心俞、脾俞、内关、神阙；阴虚火旺加肾俞、太溪、阴郄；胃腑不和加足三里、中脘；肝火上扰加太冲、行间、肝俞。

操作：每次选 2～4 穴，艾条温和灸，每穴每次灸 5～10min，艾炷隔姜灸每穴灸 5～7 壮。在临睡前 1h 左右灸治效果较好。每天灸治 1 次。

（三）耳针疗法

取神门、心、脾、肾、脑、皮质下。每次选 2～3 穴，捻转中等刺激，留针 20min。

（四）水针疗法

取安眠、心俞。用苯巴比妥钠 0.01g 加入生理盐水或 5％葡萄糖液 2mL，双侧穴位交替运用，每次取一侧穴位于睡前注射，每天 1 次。

（五）拔罐疗法

取穴：①心俞、肾俞；②神道、膈俞。每次任选一组或两组交替应用，每天 1 次，用单纯罐法。

（六）皮内针法

取安眠 1、安眠 2。消毒揿钉型皮内针，用镊子夹住针圈，将针尖对准穴位，针圈稍微旋转向下压入穴位，外用小方形胶布固定，埋针 1～2 天后取出。

第十二节　癔　病

癔病是以抑郁善忧、情绪不宁或易怒善哭为主症的疾病。类似西医学的神经官能症、歇斯底里症等，是一种心因性情志疾病。

中医学认为，癔病多由情志不舒，郁怒伤肝，思虑伤脾所致。肝气郁结则化火，脾气郁滞则生湿，气机失常，郁滞为患，日久则心情愈加抑郁，饮食减少，气血不足，引起脾虚或肾亏等。脾气虚则不能为胃行其津液，肾阳虚则不能上济心火，虚火妄动，以致心神不宁，终致五脏气机失和而发病。

一、辨证

患者常有多种原因的情志所伤史。常常忧郁不畅，胸闷胁胀，善太息，不思饮食，失眠多梦，易怒善哭等。部分患者会伴发突然失明、失聪、失语、肢体瘫痪和意识障碍等。

(一)肝气郁结

精神抑郁，胸胁作胀，或脘腹痞闷，嗳气频作，善太息；或咽中不适，如有物阻，吞之不下，咯之不出，但饮食吞咽无碍（梅核气）；女子或见月经不调；舌苔薄白，脉弦。

(二)气郁化火

急躁易怒，哭笑无常，胸闷胁胀，头痛目赤，口苦，嘈杂泛酸，便结尿黄，舌红、苔黄，脉弦数。

(三)心脾两虚

苦思多虑，胸闷心悸，失眠健忘，面色萎黄，头晕目眩，神疲倦怠，易汗出，纳谷不香，舌淡、苔薄白，脉弦细或细数。

(四)阴虚火旺

病程日久，虚烦少寐，烦躁易怒，哭笑无常，头晕心悸，午后颧红，手足心热，口干咽燥，或见盗汗，舌红、苔薄，脉弦细或细数。

二、论治

(一)针灸

治则：理气解郁，养心安神。肝气郁结、气郁化火者，只针不灸，泻法；阴虚火旺者，只针不灸，平补平泻；心脾两虚者，针灸并用，补法。

处方：神门、大陵、内关、期门、心俞、合谷、太冲。

方义：以手、足厥阴经腧穴为主。本病总由心神失调引起，故取心经原穴神门、心包经原穴大陵，宁心安神；心包经之络穴内关，宽胸解郁；心之背腧穴心俞，补益心气而安神；肝之募穴期门、原穴太冲，疏肝理气以解郁；合谷配太冲为"开四关"之法，有醒神开窍作用。

加减：肝气郁结者加行间、肝俞疏肝理气解郁；气郁化火加行间、内庭、支沟清泄肝火，解郁和胃；心脾两虚加脾俞、三阴交、足三里、中脘健脾益气，养心安神；阴虚火旺加三阴交、太溪、肾俞滋阴降火，养心安神；梅核气加天突、列缺、照海清利咽喉；失明加太阳、四白、光明开窍复明；失聪加耳门、听宫开窍助听；失语加廉泉、风池通利舌窍；肢体瘫痪加曲池、足三里、阳陵泉疏经通络；意识障碍加水沟、百会醒神开窍。

操作:期门穴针刺宜平刺或斜刺,不可直刺过深,防止导致气胸或伤及肝脏;背腧穴刺时注意针刺的方向、角度和深度,以防伤及内脏;其他腧穴常规针刺。

(二)拔罐疗法

取肝俞、心俞、肾俞、大椎、中脘、关元、神道、灵台等穴位,每次酌情选用3～5穴,施以刺络拔罐法,每天或隔天1次。

(三)耳针疗法

选择耳穴心、肝、肾、内分泌、神门、交感等,每次取2～3穴,局部消毒,毫针中等刺激或轻刺激,留针15～20min,每天1次;或用耳穴压籽法,取穴同上。每3～5天更换1次。本法适用于心脾两虚及忧郁伤神证。

(四)穴位注射

选择心俞、内关、风池等,用丹参或维生素B_{12}注射液,每次2～4穴,每穴注射0.3～0.5mL,隔天1次。

(五)电针疗法

选择足三里、内关、太冲、三阴交。每次对称取穴2～4个。用1.5～2寸毫针,常规消毒,刺入得气后通上电针仪,通电10～20min,每天1次。

第十三节　心　悸

心悸,又名惊悸、怔忡,是指患者自觉心中动悸,惊慌不安,甚则不能自主的一种病证。西医学的心脏功能性(如部分心律失常、心神经官能症)或器质性(如慢性瓣膜病,或冠状动脉粥样硬化性心脏病,或各种心律失常)疾病,以及其他系统疾患(如甲状腺功能亢进、贫血等)导致心脏功能失调,而表现有心悸症状者均包括在内。

本病的发生多由心失所养或邪扰心神,致心跳异常,自觉心慌悸动不安。久病体虚或邪扰心神,或忧思惊恐等,均可导致气血亏耗,不能养心,或阴虚火旺,炼液成痰,痰火交炽,引起心神不宁;或心血瘀滞,而致心神不安。心中动悸,时发时止,病情较轻者称为惊悸;心中动悸,动无休止,惶惶不安,不能自主,病情较重者称为怔忡。

一、辨证

(一)心虚胆怯

心悸因惊恐而发,悸动不安,气短自汗,神倦乏力,少寐多梦,舌淡、苔薄白,脉细弦。

(二)心脾两虚

心悸不安,失眠健忘,面色㿠白,头晕乏力,气短易汗,纳少胸闷,舌淡红、苔薄白,脉弱。

(三)阴虚火旺

心悸不宁,思虑劳心尤甚,心中烦热,少寐多梦,头晕目眩,耳鸣,口干,面颊烘热,舌红、苔薄黄,脉细弦数。

（四）心血瘀阻

心悸怔忡，胸闷心痛阵发，或面唇紫暗，舌紫色或有瘀斑，脉细涩或结代。

（五）水气凌心

心悸怔忡不已，胸闷气喘，咳吐大量泡沫痰涎，面浮足肿，不能平卧，目眩，尿少，苔白腻或白滑，脉弦滑数疾。

（六）心阳虚弱

心悸动则为甚，胸闷气短，畏寒肢冷，头晕，面色苍白，舌淡胖、苔白，脉沉细迟或结代。

二、论治

（一）针灸

治则：养心安神，宁心定悸。

处方：神门、内关、心俞、巨阙。

方义：本证取心经原穴神门及心俞为主，配心之募穴巨阙，心包经络穴内关，四穴并用能调理心脏气血，有宁心安神之效。

加减：心虚胆怯加通里、丘墟以宁心壮胆；心阳虚弱加关元、足三里以振奋心阳；阴虚火旺加厥阴俞、肾俞、太溪以益阴降火；水气凌心加水分、关元、神阙、阴陵泉以温阳化水，心血瘀阻加膈俞活血化瘀；心脾两虚加脾俞、胃俞、足三里，补益气血；兼有痰热加丰隆、胆俞化痰清热。

操作：取心的俞、募穴，手少阴、厥阴经穴为主，补虚泻实。

（二）耳针疗法

取心、皮质下、交感、神门。毫针轻刺激，每天 1 次，或贴压王不留行籽，两耳交替。

（三）温和灸法

取心俞、内关、神门、巨阙，每天 1～2 次，每次灸 10～15min。

第十四节　感　冒

感冒是以头痛、鼻塞、恶风、发热为主症的一种外感疾病。多因腠理不固，外邪侵袭人体而发病，四时均可发生。感冒可分为普通感冒和流行性感冒（以下简称流感）两类。普通感冒多由病毒引起，常在家庭中传播，约 40％成人的急性呼吸道感染属于普通感冒。流行性感冒的特征是发病急骤，蔓延迅速，流行期短，冬季多见。

本病主要因为风邪病毒而发。多发于气候改变、冷热失常之时。正气不足，卫外不固，邪犯人体而致病。风邪为六淫之首，在不同的季节往往夹杂时气或疠气，病邪自口鼻、皮毛侵入人体，伤及肺卫，出现一系列的肺卫症状，若起居失调，或过度疲劳，或值素质偏弱之时，内外因相引而发病。

一、辨证

（一）风寒证

恶寒重，发热轻，无汗，头痛，鼻塞，流清涕，咳嗽，痰液清稀，咽喉微痒，打喷嚏，肢体酸重，口不渴或虽渴但喜热饮,舌苔薄白,脉浮或浮紧。

(二)风热证

恶寒轻,发热重,有汗热不解,头痛或昏胀,鼻塞而干,少涕或流脓涕,咳嗽声重,咯痰色黄而黏,咽喉肿痛,面红目赤,口干渴欲冷饮,舌苔薄黄,脉多浮数。

(三)暑湿证

身热不扬,汗出不畅,肢体酸重,头昏重而胀,咳声重浊不扬,咯吐白色黏痰,胸脘痞闷,纳呆,腹胀,大便溏泄,尿少色黄,舌苔白腻或淡黄腻,脉濡。

二、论治

(一)针灸

治则:风寒证祛风散寒,宣肺解表,针灸并用,泻法;风热证疏散风热,清利肺气;暑湿证清暑化湿,疏表和里,均只针不灸,泻法。

处方:风池、大椎、列缺、合谷、外关。

方义:风邪与寒、热、暑湿之邪夹杂伤表,故取风池、大椎、外关疏风祛邪解表;合谷祛风清暑,解表清热,列缺宣肺止咳,二穴相配乃原络配穴之法,加强宣肺解表作用。

加减:风寒证加风门、肺俞祛风散寒;风热证加曲池、尺泽疏散风热;暑湿证加中脘、足三里和中化湿;邪盛体虚加肺俞、足三里扶正祛邪;鼻塞流涕加迎香宣肺通窍;头痛加印堂、太阳祛风止痛;咽喉肿痛加少商清热利咽。

操作:风寒者大椎、风门、肺俞、足三里针灸并用;风热者大椎、少商用三棱针点刺出血;其它腧穴常规针刺。伤风每天1次,重伤风和时行感冒每天1～2次。

(二)皮肤针法

对于发热而汗不出者,沿背部膀胱经进行叩打。

(三)耳针疗法

取神门、内鼻、肾上腺、额,发热时配屏尖、耳尖放血。

(四)鼻针疗法

取肺、胸、大肠及敏感点。

(五)拔罐疗法

对于发热而汗不出者,刺大椎穴出血后再拔罐,或于背部风门、大杼拔罐,头两侧剧痛者,太阳穴刺络拔罐。

第十五节　咳　嗽

咳嗽是因邪客肺系,肺失宣肃,肺气不宣所致,以咳嗽、咳痰为主要症状的病证。多见于急、慢性支气管炎。

根据发病原因可分为外感和内伤两大类型,外感多因风寒、风热、燥热等邪所致;内伤多因病情日久,迁延难愈,多与肺、脾、肾三脏功能失调有关。

一、辨证

本证有外感内伤之分,外感多发病较急,除咳嗽主症外,常兼见表证,但若调治失当,可转为慢性咳嗽。内伤咳嗽则发病较缓,兼见胸闷脘痞、食少倦怠、胸胁引痛、面红口干等症。内伤咳嗽迁延失治可并发喘息而成"咳喘",较难根治。

(一)风寒袭肺

咳嗽声重,咳痰稀薄色白,恶寒,或有发热,无汗,舌苔薄白,脉浮紧。

(二)风热犯肺

咳嗽气粗,咳痰黏白或黄,咽痛或咳声嘶哑,或有发热,微恶风寒,口微渴,舌尖红,苔薄白或黄,脉浮数。

(三)燥邪伤肺

干咳少痰,咳痰不爽,鼻咽干燥,口干,舌尖红、苔薄黄少津,脉细数。

(四)痰湿阻肺

咳嗽痰多,色白,呈泡沫状,易于咯出,咳声重浊,胸部满闷或喘促短气,纳呆腹胀,舌淡、苔白腻,脉濡滑。

(五)肺肾阴虚

干咳无痰或少痰,痰黏带血,口干咽燥,五心烦热,潮热盗汗,形体消瘦,舌红、少苔,脉细数。

(六)脾肾阳虚

咳嗽气喘,动则尤甚,痰液清稀,面色淡白,形寒肢冷,或肢体水肿,小便不利,舌淡、苔薄白微腻,脉沉细。

(七)肝火灼肺

咳嗽气逆,阵阵而作,痰少而黏,咯吐不易,甚者痰中带血,胁肋胀痛,咽喉干痒,目赤口苦,便秘、尿赤,舌边尖红、苔薄黄,脉弦数。

二、论治

(一)针灸

治则:外感咳嗽宣通肺气,祛邪止咳,以针刺为主(风寒加灸),泻法;内伤咳嗽调理脏腑功能,补肺、健脾、益肾、清肝、化痰止咳,痰湿阻肺者针灸并用,泻法;脾肾阳虚者针灸并用,补法;肺肾阴虚者只针不灸,平补平泻;肝火灼肺者只针不灸,泻法。

处方:肺俞、中府、列缺、太渊。

方义:以手太阴肺经腧穴和肺的俞、募穴为主。咳嗽病变在肺,按俞募配穴法取肺俞、中府调理肺脏功能,宣肺化痰;列缺为手太阴肺经络穴,可宣通肺气;太渊为肺经原穴,可宣肺止咳。诸穴合用可收祛邪化痰,宣肺止咳之功。

加减:风寒束肺加风门、合谷祛风宣肺;风热犯肺加大椎、曲池、尺泽祛风清热;燥热伤肺加太溪、照海润燥止咳;痰湿阻肺加足三里、丰隆化痰止咳;肝火灼肺加行间、鱼际泻肝清肺;肺肾阴虚加肾俞、膏肓、太溪滋阴降火;脾肾阳虚加脾俞、肾俞、关元、足三里培补脾肾;胸痛加膻中宽胸理气;胁痛加阳陵泉疏利少阳;咽喉干痒加照海滋阴利咽;痰中带血加孔最清肺止血;盗汗加阴郄滋阴敛汗;肢体水肿、小便不利加阴陵泉、三阴交健脾利湿。

操作:针刺太渊注意避开桡动脉;中府、风门、肺俞、脾俞、肾俞等穴不可直刺、深刺,以免伤及内脏;其他腧穴常规操作。每天1次。

(二)拔罐疗法

风门、肺俞。

(三)皮肤针法

叩刺督脉经、膀胱经的上背部,以皮肤潮红为度。

第十六节　哮　喘

哮喘是指突然发作的以呼吸急促、喉间哮鸣为主要临床表现的一种常见的反复发作性疾患。哮以呼吸急促,喉间有哮鸣声为主症;喘以呼吸急促,甚至张口抬肩为特征。但两者在临床上同时举发,往往难以严格划分,其病因病机也大致相似,故合并叙述。

本病的病因以肺、脾、肾三脏功能失常为内因,复感风寒湿热外邪,或七情所伤而引发。或为脾运失常,酿湿成痰,上储于肺;或为痰湿不化,蕴而化热,上蒸于肺;或肾虚水冷为痰,上犯于肺;或胸阳不振,脾失健运,水饮停于胸中,复感寒邪,引动伏饮,上凌心肺,均可引发本病。

一、辨证

多数患者在发作前可出现鼻咽发痒,咳嗽,打喷嚏,胸闷等先兆症状。典型发作时突感胸闷,呼吸困难,喉中哮鸣,呼气延长,不得平卧,烦躁,汗出,甚则发绀。发作可持续数分钟、数小时或更长时间。发作将停时,常咳出较多稀薄痰液,随之气促减轻,哮喘缓解。

发作时胸部多较饱满,叩诊呈过度反响,听诊两肺布满哮鸣音。

(一)寒饮伏肺

遇寒触发,胸膈满闷,呼吸急促,喉中痰鸣,咯痰稀白,初起多兼恶寒发热,头痛无汗,鼻流清涕,舌淡、苔白滑,脉浮紧。

(二)痰热壅肺

喘急胸闷,喉中哮鸣,声高息涌,痰黄质稠,咯吐不爽,发热口渴,舌红、苔黄腻,脉滑数。

(三)肺脾气虚

咳喘气短,动则加剧,咳声低怯,痰液清稀,畏风自汗,神疲倦怠,食少便溏,舌淡、苔薄白,脉濡细。

(四)肺肾阴虚

短气而喘,咳嗽痰少,头晕耳鸣,腰膝酸软,潮热盗汗,舌红、少苔,脉细数。

(五)心肾阳虚

喘促短气,呼多吸少,气不得续,畏寒肢冷,尿少水肿,甚则喘急烦躁,心悸神昧,冷汗淋漓,唇甲青紫,舌紫暗或有瘀点、瘀斑、苔薄白,脉沉细或微弱的结代。

二、论治

(一)针灸

治则:寒饮伏肺者温肺散寒,止哮平喘,针灸并用,泻法;痰热壅肺者清热润肺,化痰平喘,只针不灸,泻法;肺肾阴虚者滋阴润肺,平降喘逆,多针少灸,补法或平补平泻;肺脾气虚者培土生金,扶正固本,心肾阳虚者补益心肾,温阳平喘,均针灸并用,补法。

处方:肺俞、中府、天突、膻中、孔最、定喘、丰隆。

方义:以手太阴肺经腧穴和肺的俞、募穴为主。痰饮伏肺,壅塞气道,肺气上逆,发为哮喘。取肺之俞、募穴肺俞、中府调理肺脏,止哮平喘;天突降逆顺气,祛痰利肺;膻中为气之会穴,宽胸理气,舒展气机;孔最为肺经郄穴,主急性发作性病证,肃肺化痰,降逆平喘;定喘为止哮平喘之,经验效穴;丰隆为祛痰要穴。诸穴合用可收降气化痰,止哮平喘之功。

加减:寒饮伏肺加风门、太渊疏风宣肺;痰热壅肺加大椎、曲池、太白清化痰热;肺脾气虚加脾俞、足三里培土生金;肺肾阴虚加肾俞、关元、太溪滋肾益肺;心肾阳虚加心俞、肾俞、气海、关元、内关补益心气,振奋元阳;潮热盗汗加阴郄、复溜滋阴敛汗。

操作:风门、肺俞、脾俞、肾俞、心俞等穴不可直刺、深刺,以免伤及内脏;心肾阳虚者气海、关元加灸;其他腧穴常规针刺;顽固性哮喘可施行瘢痕灸。严重发作者每天针治2次或数次,缓解期隔天治疗1次。

(二)耳针疗法

取肺、气管、对屏尖、交感、肾上腺、皮质下,每次选2～4穴,毫针强刺激,留针10～15min,每天1次。

(三)穴位注射

取膻中、定喘、肺俞和第3、第7、第11胸椎及第2腰椎夹脊,每次选2～4穴。急性发作期以0.1%肾上腺素每穴注射0.5mL,缓解期以胎盘组织液或维丁胶性钙每穴注射0.5～1mL,每天或隔天1次。

(四)穴位埋线

取膻中、定喘、肺俞、脾俞、肾俞,穴位先行2%碘酒消毒,再以75%酒精棉球脱碘,用套管针将0号羊肠线埋入穴内,外用消毒纱布覆盖。每月2次,3个月为1个疗程。

(五)穴位贴敷

取膻中、定喘、肺俞、膏肓。将白芥子30g,甘遂、细辛各15g,共研为末,以生姜汁调和,制药丸如蚕豆大,贴敷2～3h去掉,局部出现红晕、微痛。若起水泡,可用消毒针头刺破水泡使水液流尽。外涂甲紫,并以消毒纱布覆盖,于夏季初伏、中伏、末伏各治疗1次,有预防和减轻发作的作用。

第十七节 肺 痨

肺痨是具有传染性的慢性虚损性疾患。以咳嗽、咯血、潮热、盗汗及身体逐渐消瘦等为特征。由于劳损在肺,故称肺痨,历代有"痨瘵""骨蒸""传尸""虚劳"等之称。相当于西医学的肺结核,是由结核杆菌引起的一种传染性、慢性消耗性疾病,可累及全身各个器官,尤以肺部多见。人体感染结核杆菌后不一定发病,当人体抵抗力下降时才发病。

中医认为肺痨致病,一为外因感染,"瘵虫"伤人;一为内伤体虚,气血不足,阴精耗损。其病位在肺,病理性质主要为阴虚。本病多由禀赋不足,感染瘵虫,或常与肺痨患者接触,始则肺阴受损,久则肺肾同病,阴虚火旺,灼伤肺络,亦有肺病及脾,导致气阴两虚。

一、辨证

初起咳嗽不已,精神疲乏,食欲减退,形体日渐消瘦,胸中隐痛,时见痰中带血;继则咳嗽加剧,干咳少痰,午后潮热,两颧红艳,盗汗,甚则咯血,失眠心烦,男子遗精,女子经闭,舌红,脉细数,为阴虚火旺;如出现大肉削脱,声音嘶哑,大便溏薄,面浮肢肿,舌光绛,脉微细者,乃阴阳两虚之象,为重症。

二、论治

(一)针灸

治法:养阴清热,扶正固本。以手太阴、足少阴、足阳明经穴及相应背腧穴为主。

主穴:尺泽、肺俞、膏肓、太溪、然谷、足三里。

方义:本病为肺阴亏虚,阴虚火旺,虚火灼津,取肺之背腧穴肺俞以益肺养阴。膏肓为主治诸虚百损之要穴,具有理肺补虚之效。肺经合穴尺泽,配肾经荥穴然谷、原穴太溪,可清虚热而保阴津。补胃经合穴足三里,意在培补后天之本。

配穴:肾阴亏虚者,加肾俞、三阴交;潮热、盗汗者,加复溜、合谷;咯血者,加鱼际、孔最;胸痛者,加内关;纳少者,加中脘、脾俞;遗精者,加志室、关元;月经不调者,加归来、血海、三阴交。

操作:尺泽、然谷用毫针泻法,其余主穴用补法。配穴按虚补实泻操作。

(二)穴位注射

选穴参照上述穴位,用维生素 B_1 100mg 注射液或链霉素 0.2g,用等渗盐水稀释至 4mL,每穴注射药液 1mL,每天 1 次(用前须做过敏试验)。

(三)穴位贴敷

选肺俞、膏肓、魄户、百劳,用五灵脂、白芥子、大蒜、醋化麝香等药组成肺痨膏,取绿豆大,放在直径 2cm 圆形橡皮膏中心,贴敷在穴位上,每次取 1 对穴位,贴 30～60min 后揭掉,有水泡者可挑破,涂甲紫。

(四)耳针疗法

取肺区敏感点、脾、肾、内分泌、神门。毫针刺,每天 1 次或王不留行籽贴压。

第十八节　疟　疾

疟疾为感受疟邪,邪正交争而引发的传染病,临床以寒战、壮热、头痛、汗出休作有时为主要表现。多发生在夏秋之间,其他季节也有散在发生。根据休作时间可分为间日疟、每天疟、三日疟等。

疟疾的发生主要是感受疟邪瘴毒所致。疟邪主要宿于营气,伏藏于半表半里,随经络而内搏五脏,横连膜原,盛虚更替,与卫气相集则引起发病,与卫气相离则病休矣。疟邪、瘴毒,多兼风、寒、暑、湿之邪。内侵人体,正邪交争才出现各种证候。另外饮食不节、劳倦过度,起居失宜等,均可导致正气虚弱,营卫空虚,而使外邪乘虚侵入而发病。

一、辨证

以寒战、高热、汗出热退及周期性发作为主症,疟原虫检查是确诊本病的依据。

(一)邪郁少阳

寒战壮热,汗出热退,休作有时,伴有头痛面赤,恶心呕吐,口苦,舌苔薄白或黄腻,脉弦或弦数。

(二)暑热内郁

热多寒少,或但热不寒,汗出不畅,头痛,骨节酸楚,口渴引饮,舌红、苔黄,脉弦数。

(三)寒湿内蕴

寒多热少,或但寒不热,头痛身楚,口不渴,胸胁满闷,神倦乏力,舌苔白滑或白腻,脉弦紧。

(四)疫毒侵袭

发病急,病情重,热型不一。若热甚寒微,或壮热不寒,头痛面赤,烦渴饮冷,甚则神昏谵语,痉厥,舌红绛、苔黑垢,脉洪数者为热瘴。若寒甚热微,或寒战无热,渴不欲饮,或呕吐泄泻,或神昏不语,舌苔白腻,脉弦者为冷瘴。

(五)正虚邪恋

遇劳即发,反复发作,寒热不清,胁下痞块,神倦乏力,面黄肌瘦,懒言气短,自汗心悸,舌淡、苔少,脉细弱。

二、论治

(一)针灸

治则:和解少阳,祛邪截疟。

处方:大椎、陶道、后溪、间使、液门、足临泣。

方义:取督脉、少阳经穴为主。大椎是手足三阳经与督脉之会,可宣通诸阳之气而祛邪,配陶道,能通督脉,调阴阳,为治疟之要穴;液门、足临泣为少阳经腧穴,能和解少阳经经气;后溪是手太阳经穴,能宣发太阳与督脉之气而祛邪外出;间使属于手厥阴经,为治疟的经验效穴。诸穴合用,能通阳祛邪,表里双解,调和营卫,从而疟止病解。

配穴:热重加曲池清泄热邪;疟母加章门、灸痞根行气消痞;高热神昏谵语者,点刺十二井穴出血,清热开窍;痰湿加肺俞、丰隆祛除痰湿;痉厥加内关、水沟醒脑止痉。

操作:毫针用泻法,以通调督脉,和解少阳,在发作前2h针之。发作时寒多热少的,针灸并用;热重寒轻的,只针不灸。每次留针15min,留针期间每隔5min捻针1次,以加强刺激。

(二)拔罐疗法

用火罐在穴位上进行治疗,可留罐5～10min。

(三)耳针疗法

肾上腺、皮质下、内分泌、脾、肝。烦躁不安配神门。取双侧,在发作前1～2h针刺,用强刺激,留针1h,连续针刺3日。

(四)皮肤针法

取大椎、陶道、身柱、间使、太溪、合谷、太冲、华佗夹脊穴,久疟配足三里。在疟疾发作前1～2h施治,用皮肤针反复叩击以上诸穴,行中等刺激手法。

(五)挑刺疗法

取红点分布区域。红点在患者背部任何部位可产生,但此红点不高出皮肤表面,患疟时间不长者颜色鲜红,时间久者变暗褐色(患疟1个月后多数变成此点)。局部常规消毒,术者左手揪起红点局部,用三棱针挑,挑至流血为止。

第十九节　呕　吐

呕吐是临床上常见的证候,可见于多种疾病。有声无物为呕,有物无声为吐,因两者常同时出现,故称"呕吐"。呕吐见于现代医学的多种疾病中,其中以胃肠道疾患最为常见,如急性胃肠炎、贲门痉挛、幽门痉挛或梗阻、慢性胃炎、胃黏膜脱垂、食管癌、十二指肠壅滞症等。其他如神经性呕吐、内耳眩晕性呕吐、心及颅脑病变所致的呕吐,均可参照本节辨证施治。

呕吐的病因虽多,但无外乎虚实两端,虚者因胃腑自虚,胃失和降;实者因外邪、饮食、痰饮、郁气、瘀血等邪气犯胃,胃气上逆。基本病机是胃失和降,胃气上逆。呕吐病变部位在胃,病变脏腑除胃外,还与脾、肝有关,虚证多涉及脾,实证多因于肝。多由饮食不慎、寒暖失宜、情志不畅、闻及特殊气味、晕车晕船、药物反应、妊娠等因素而诱发。

一、辨证

本病以呕吐食物、痰涎、水液、胆汁诸物或干呕无物为主症。常伴有脘腹不适、恶心纳呆、吞酸嘈杂等症状。

上消化道X线检查及内窥镜检查有助于诊断及鉴别诊断。

(一)外邪犯胃

突发呕吐,呕吐量多,伴有发热恶寒、头身疼痛等表证,舌苔白,脉濡缓。

(二)饮食停滞

因暴饮暴食或饮食不洁而呕吐酸腐,脘腹胀满,吐后反快,舌苔厚腻,脉滑实。

(三)肝气犯胃

每因情志不畅而呕吐或吐甚,嗳气吞酸,胸胁胀满,舌苔薄白,脉弦。

(四)痰饮内停

呕吐清水痰涎,脘痞纳呆,眩晕心悸,舌苔白滑或白腻,脉滑。

(五)脾胃虚弱

素来脾虚胃弱,饮食稍有不慎即发呕吐,时作时止,呕而无力,面色无华,少气懒言,纳呆便溏,舌淡、苔薄,脉弱。

(六)胃阴不足

呕吐反复发作,呕量不多或时作干呕,饥不欲食,咽干口燥,舌红少津,脉细数。

二、论治

（一）针灸

治则：理脾和胃，降逆止呕，饮食停滞、肝气犯胃者只针不灸，泻法；外邪犯胃、脾胃虚弱、痰饮内停者针灸并用，补法；胃阴不足者只针不灸，平补平泻。

处方：中脘、内关、足三里。

方义：呕吐病变在胃，由胃气上逆所致。中脘乃胃之募穴，理气和胃止呕。内关为手厥阴经络穴，宽胸理气，降逆止呕。足三里为足阳明经合穴，疏理胃肠气机，通降胃气。

加减：外邪犯胃加外关、大椎解表散邪；饮食停滞加梁门、天枢消食止呕；肝气犯胃加太冲、期门疏肝理气；痰饮内停加丰隆、公孙化痰消饮；脾胃虚弱加脾俞、公孙健脾益胃；胃阴不足加脾俞、三阴交滋胃养阴。

操作：足三里平补平泻法，内关、中脘用泻法。配穴按虚补实泻法操作；虚寒者，可加用艾灸。呕吐发作时，可在内关穴行强刺激并持续运针 1～3min。每天 1 次，呕吐甚者可每天 2 次。

（二）耳针疗法

取贲门、食道、交感、神门、脾、肝。每次以 3～4 穴，毫针刺，中等刺激，亦可用揿针埋藏或王不留行籽贴压。

（三）穴位注射

取足三里、至阳、灵台等穴。每穴注射生理盐水 1～2mL。

（四）穴位贴敷

取神阙、中脘、内关、足三里等穴。切 2～3 分厚生姜如硬币大，贴于穴上，用伤湿止痛膏固定。本法也可预防晕车、晕船引起的呕吐，临乘车船前 30min 贴药（不用生姜，只贴伤湿止痛膏也有良效）。

第二十节　胃　痛

胃痛，又称胃脘痛，以胃脘部经常发生疼痛为主症。由于疼痛的部位在心口部，故有心口痛和心腹痛等。古代文献所称心痛，多指胃痛而言。至于心脏疾病所引起的心痛，称为"真心痛"，与胃痛不能相混。常见于西医学的急慢性胃炎、消化道溃疡、胃痉挛、胃扭转、胃下垂、胃黏膜脱垂症、胃神经官能症。

本病的病位在胃，无论是胃腑本身的原因还是其他脏腑的病变影响到胃腑，均可使胃络不通或胃失濡养而导致胃痛。多由寒邪客胃、饮食伤胃、肝气犯胃、脾胃虚弱等各种病因引发。其中，实证多因于肝，虚证多涉及脾。但无论何种胃痛，胃气失和、胃络不通、胃失濡养是其基本病机。常因饮食不慎、情志不畅、劳累、受寒等因素而诱发或加重。

一、辨证

胃痛的辨证，主要辨别是病邪（寒、热、食滞）阻滞，还是脏腑失调（肝气郁结，脾胃虚弱）所引起,是实证(病邪阻滞,肝郁,肝火)还是虚证(脾胃阳虚,胃阴不足);证属气滞,或属血瘀等。

(一)寒邪犯胃

胃痛暴作,畏寒喜暖,温熨脘部可使痛减,口不渴,或口渴喜热饮,苔白,脉弦紧。

(二)饮食气滞

胃脘胀痛,嗳腐吞酸,或呕吐不消化食物,吐后痛减,大便不调,舌苔厚腻,脉滑。

(三)肝气犯胃

胃痛及胁,每因情志因素诱发或加重,嗳气频繁,大便不爽,苔多薄白,脉弦。

(四)脾胃虚寒

胃痛隐隐,泛吐涎水,喜暖喜按,纳少,神疲,甚者手足不温,大便溏薄,舌淡,脉细弱。

上述诸证,日久郁滞化热,则胃痛有灼热感,口干或苦,舌红、苔黄或少苔,脉弦或数;或气滞血瘀者,痛如针刺,痛处固定不移而拒按,甚则吐血、便血,舌紫暗或有瘀斑瘀点,脉涩。

上消化道 X 线钡餐透视或纤维胃镜等检查可见胃、十二指肠黏膜炎症、溃疡等病变。

一、论治

(一)针灸

治则:寒邪犯胃、脾胃虚寒者温经散寒止痛,针灸并用,虚补实泻;食积气滞者消食化积,行气止痛;肝气犯胃者疏肝理气,和胃止痛;胃阴不足者养阴清热,益胃止痛,只针不灸,补法或平补平泻;瘀血停滞者行气活血,化瘀止痛,均只针不灸,泻法。

处方:中脘、内关、公孙、足三里。

方义:胃为六腑之中心,以通降为顺。中脘为胃之募、腑之会,足三里乃胃之下合穴,故凡胃脘疼痛,不论其寒热虚实,均可用之,以通调腑气,和胃止痛;内关为手厥阴心包经之络穴,沟通三焦,功擅理气降逆,又为八脉交会穴,通于阴维脉,取之可畅达三焦气机,和胃降逆止痛;公孙为足太阴脾经之络穴,调理脾胃而止痛,也为八脉交会穴,通于冲脉,与内关相配,专治心、胸、胃病证。

加减:寒邪犯胃加神阙、梁丘散寒止痛;饮食停滞加梁门、建里消食导滞;肝气犯胃加期门、太冲疏肝理气;脾胃虚寒加神阙、气海、脾俞、胃俞温中散寒;胃阴不足加胃俞、太溪、三阴交滋阴养胃;瘀血停滞加膈俞、阿是穴化瘀止痛。

操作:期门、背腧穴不可直刺、深刺,以免伤及内脏;其他腧穴常规针刺。寒者加灸。急性胃痛每天 1～2 次,慢性胃痛每天或隔天 1 次。

(二)指针疗法

取中脘、至阳、足三里等穴,以双手拇指或中指点压、按揉,力度以患者能耐受并感觉舒适为度。同时令患者行缓慢腹式呼吸。连续按揉 3～5min 即可止痛。

(三)耳针疗法

取胃、十二指肠、脾、肝、神门、交感。每次选用 3～5 穴,毫针浅刺,强刺激留针 30min;也可用王不留行籽贴压。

(四)穴位注射

根据中医辨证,分别选用当归注射液、丹参注射液、参附注射液或生脉注射液等,也可选用维生素 B_1 或维生素 B_{12} 注射液,按常规取 2～3 穴,每穴注入药液 2～4mL。

(五)兜肚法

取艾叶 30g,荜茇、干姜各 15g,甘松、山奈、细辛、肉桂、吴茱萸、元胡、白芷各 10g,大茴香 6g 共研为细末,用柔软的棉布折成 15cm 直径的兜肚形状,将上药末均匀放入,紧密缝好,日夜兜于中脘穴或疼痛处。适用于脾胃虚寒胃痛。

第二十一节　腹　痛

腹痛指胃脘以下,耻骨联合以上部位发生以疼痛为主要表现的病证。临床常见,可见于内科、妇科、外科等多种疾病中。西医学的急慢性肠炎、胃肠痉挛、肠易激综合征等疾病引起的腹痛,可参照本节进行治疗。

因腹内有许多脏腑,且为手足三阴、足阳明、足少阳、冲、任、带、督等诸多经脉所过之处,所以不论何种原因,如外邪、饮食、情志等,凡导致有关脏腑气机不利或经脉气血不通时,均可引起腹痛。

一、辨证

腹痛以腹部疼痛为主要临床表现,可分别表现为全腹痛、脐腹痛、小腹痛、少腹痛等。其发作或加重,多与饮食、情志、受凉、劳累等诱因有关。可反复发作,常伴有饮食、大便异常。下消化道钡餐透视、纤维结肠镜、腹部 B 超等检查,有助于诊断。

(一)饮食停滞

暴饮暴食后脘腹胀痛拒按,嗳腐吞酸,恶食,得吐泻后痛减,舌苔厚腻,脉滑。

(二)气机郁滞

侧腹或左下腹胀痛,痛则欲便,便后痛缓,喜叹息,得嗳气或矢气则减,遇恼怒则剧,舌苔薄白,脉弦。

(三)寒邪内阻

多因感寒饮冷突发腹部拘急剧痛,得温痛减,遇寒更甚,舌苔白,脉沉紧。

(四)脾阳不振

腹痛隐隐,时作时止,喜温喜按,每食生冷及饥饿劳累后加重,进食及休息后痛减,舌淡、苔薄,脉沉细。

二、治疗

(一)针灸

治则:饮食停滞、气机郁滞者,调气化滞,只针不灸,泻法;寒邪内阻者,温中散寒,针灸并用,泻法;脾阳不振者,温补脾阳,针灸并用,补法。

处方:中脘、天枢、关元、足三里。

方义:中脘在脐上,天枢在脐旁,关元在脐下,故不论何种腹痛,均可在局部选用上穴;且中脘为胃之募穴,又为腑会穴,天枢为大肠募穴,关元为小肠募穴,故三穴对胃肠疾患所致腹痛,用之尤宜;"肚腹三里留",足三里与三穴合用,属远近配穴法。

配穴:饮食停滞加内庭消食导滞;气机郁滞加太冲疏肝理气;寒邪内阻加公孙温中散寒;脾阳不振加脾俞健脾温中。

操作:常规针刺,寒邪内阻和脾阳不振者可用灸法,如温针灸或神阙隔盐灸。

(二)耳针疗法

选腹、大肠、小肠、神门、脾、肝、交感。每次取 3～5 穴,毫针强刺激;亦可用耳针埋藏或王不留行籽贴压。

(三)穴位注射

取异丙嗪和阿托品各 50mg 混合,在天枢、足三里穴常规注射,每穴注入 0.5mL。

(四)药熨疗法

取麦麸 50g,葱白(切碎)30g,生姜(切碎)30g,食盐 15g,白酒 30mL,食醋 15mL,混匀,放铁锅内炒热,布包,趁热熨疼痛处。药凉后炒热再熨。适用于虚寒腹痛。

第二十二节　黄　疸

黄疸以目黄、身黄、小便黄为主要症状,尤以目睛黄染为其主要特征,发病之因虽有外感、内伤之分,而病变脏腑多在肝胆脾胃。历代对黄疸的分类和命名较为繁杂,但是一般分为阳黄和阴黄两大类。本病与西医学论述的黄疸症状相同,临床上常见的急慢性肝炎、胰腺炎、胆囊炎、胆石症、肝硬化等,伴有黄疸证候者,均可参照本节辨证论治。

阳黄多因外感湿热之邪,内蕴于肝胆,湿热郁蒸,以致疏泄功能阻滞,胆液横溢而成阳黄。若感受疫毒,则病势更为暴急。阴黄多因酒食不节,饥饱失宜,或思虑劳倦过度,均能损伤脾胃,健运失常,湿郁气泄,以致肝胆淤积,胆汁排出不畅,外溢肌肤而渐成阴黄。

一、辨证

黄疸的辨证,主要是分阳黄和阴黄。阳黄,一般病程较短,黄色鲜明,属于热证、实证;阴黄,一般病程较长,黄色晦暗,属于寒证、虚证。阳黄和阴黄在一定条件下可互相转化。阳黄迁延日久,湿从寒化,可转为阴黄;阴黄重感外邪,湿热内蒸,可变为阳黄,但属虚中夹实为患。

(一)阳黄

目肤色黄鲜明,发热,口干苦,渴喜凉饮,小便黄赤短少,腹胀满,胸闷呕恶,大便秘结,舌苔黄腻,脉滑数。

(二)阴黄

目肤色黄晦暗,神疲乏力,畏寒,纳呆,脘痞腹胀,右侧胁下疼痛,大便溏薄,舌淡、苔白腻,脉濡细。

血清总胆红素、尿胆红素、尿胆原、直接胆红素测定,血清谷丙转氨酶、谷草转氨酶测定,B超、CT、胆囊造影等检查有助于本病的诊断。

一、论治

(一)针灸

治则:阳黄清热化湿,以针刺为主,用泻法;阴黄温中化湿,针刺宜平补平泻,并加灸。

处方:阴陵泉、足三里、肝俞、胆俞、至阳。

方义:黄疸的发生,主要以湿邪为患,取阴陵泉、足三里,以健脾利湿;背腧穴肝俞、胆俞,疏泄肝胆;至阳为治疗黄疸的经验用穴,可宣通阳气以化湿退黄。

加减:阳黄加阳陵泉、太冲以疏肝利胆,清热利湿;阴黄加脾俞、中脘以健脾化湿。

操作:诸穴均常规针刺;肝俞、胆俞不宜直刺、深刺,以免伤及内脏;阴黄者可用灸法。

(二)穴位注射

取胆俞、肝俞、期门、阳陵泉。每次以 2～3 穴,用板蓝根注射液,或用丹参注射液,或用维生素 B_1、维生素 B_{12} 注射液,每穴注入药液 0.5～1mL。

(三)耳针疗法

取肝、胆、脾、胃。毫针刺,用中等强度,亦可用揿针埋藏或王不留行籽贴压。

第二十三节　泄　泻

泄泻又称腹泻,是指排便次数增多,粪便稀薄,甚至如水样而言。古人将大便溏薄者称为"泄",大便如水注者称为"泻"。本病一年四季均可发生,但以夏秋两季多见。本证可见于西医学中急慢性肠炎,肠结核、肠易激综合征、慢性非特异性溃疡性结肠炎等多种疾病。

泄泻的病位在肠,但病变关键在脾胃,此外尚与肝、肾有密切关系。不论是肠腑本身的原因还是由于其他脏腑的病变影响到肠腑,均可导致大肠的传导功能和小肠的泌别清浊功能失常而发生泄泻。由于"大肠、小肠皆属于胃",所以,泄泻的病机主要在于脾胃的功能障碍,脾虚湿盛是其关键。常因外邪、饮食、情志等因素诱发,多反复发作。

一、辨证

以大便次数增多,便质清稀,甚至如水样或完谷不化为主证。多伴有腹痛、肠鸣等症状。

(一)急性泄泻

发病较急,排便次数增多。偏于寒湿者,大便清稀,水谷相杂,肠鸣腹痛,口不渴,身寒喜温,舌苔白腻,脉濡缓;偏于湿热者,大便色黄褐而臭,泻下急迫,肛门灼热,心烦口渴,小便短赤,或有身热,舌苔黄腻,脉濡数。

(二)慢性泄泻

发病势缓,或由急性泄泻迁延而来,病程较长。脾虚者,大便溏薄,谷食不化,反复发作,稍进油腻食物,则大便次数增多,面色萎黄,神疲,不思饮食,喜暖畏寒,舌淡苔白,脉濡缓无力;肝郁乘脾者,平素多有胸胁胀闷,嗳气食少,每因抑郁恼怒或情绪紧张时,发生腹痛泄泻,舌淡红,脉弦;肾虚者,黎明之前,腹部作痛,肠鸣即泻,泻后痛减,腹部畏寒,腰酸腿软,消瘦,面色黧黑,舌淡、苔白,脉沉细。

二、论治

(一)针灸

治则:急性泄泻除湿导滞,通调腑气,针刺为主,泻法,寒者加灸;慢性泄泻疏肝健脾,温肾止泻,针灸并用,虚补实泻。

处方:神阙、天枢、大肠俞、上巨虚、三阴交。

方义:以大肠的俞、募、下合穴为主。本病病位在肠,故取大肠募穴天枢、大肠背腧穴而成俞募配穴,与大肠之下合穴上巨虚合用,调理肠腑而止泻;神阙穴居中腹,内连肠腑,无论急、慢性泄泻,灸之皆宜;三阴交健脾利湿,调理肝肾,各种泄泻皆可用之。诸穴合用,标本兼治,泄泻自止。

加减:寒湿困脾加脾俞、阴陵泉健脾化湿;肠腑湿热加合谷、下巨虚清利湿热;饮食停滞加中脘、建里消食导滞;肝郁气滞加期门、太冲疏肝理气;脾气亏虚加脾俞、足三里健脾益气;脾气下陷加百会升阳举陷;肾阳亏虚加肾俞、命门、关元温肾固本。

操作:诸穴均常规针刺;神阙穴用隔盐灸或隔姜灸;寒湿困脾、脾气亏虚者可施隔姜灸、温和灸或温针灸;肾阳亏虚者可用隔附子饼灸。急性泄泻每天治疗 1～2 次,慢性泄泻每天或隔天治疗 1 次。

(二)耳针疗法

取大肠、小肠、腹、胃、脾、神门。每次选 3～5 穴,中等刺激,急性泄泻留针 5～10min,每天 1～2 次。慢性泄泻留针 10～20min,隔天 1 次,10 次为一疗程;也可用王不留行籽贴压。

(三)穴位注射

选天枢、上巨虚,用小檗碱(黄连素)注射液,或维生素 B_1、维生素 B_{12} 注射液,每穴每次注射 0.5～1.0mL,每天 1 次。

(四)穴位贴敷

取五倍子适量研末,食醋调成膏状敷脐,伤湿止痛膏固定。2～3 日 1 换。适用于久泻。

第二十四节　痢　疾

痢疾为常见的肠道传染病,多发于夏秋季节,临床上以腹痛、腹泻、里急后重、下痢赤白脓血为主症。西医学认为痢疾是由痢疾杆菌引起的。细菌性痢疾、阿米巴痢疾属本证范畴。

本病病位在肠,多因外感时疫邪毒、内为饮食所伤,使寒湿、湿热、积滞、疫毒等壅塞肠中,气血与之搏结凝滞,肠道传化失司,脉络受伤,腐败化为脓血而成。

一、辨证

以剧烈腹痛、腹泻、下痢脓血黏液、里急后重为主症。可伴有发热、神疲、纳呆,重者可出现壮热、不能进食,神昏谵语,烦躁不安。

(一)湿热痢

下痢赤白脓血,赤多白少,肛门灼热疼痛,小便短赤,舌苔黄腻,脉滑数。

(二)寒湿痢

下痢赤白黏冻,白多赤少或纯为白冻,脘腹胀满,头身困重,舌苔白腻,脉濡缓。

(三)疫毒痢

发病急骤,腹痛剧烈,痢下鲜紫脓血,壮热,口渴,头痛,甚至神昏痉厥,躁动不安,舌红绛、苔黄燥,脉滑数。

(四)噤口痢

下痢赤白脓血,恶心呕吐,不能进食,舌苔腻,脉滑。

(五)休息痢

下痢时发时止,日久不愈,常因饮食不慎、受凉、劳累而发,发则大便次数增多,便中带有赤白黏冻,或伴有脱肛,舌淡、苔腻,脉细。

大便常规检查和细菌培养、X线钡剂造影及直肠、结肠镜检查有助于本病的诊断。

二、论治

(一)针灸

治则:湿热痢清热利湿,只针不灸,泻法;寒湿痢温化寒湿,针灸并用,泻法;疫毒痢泄热解毒,镇痉宁神,只针不灸,泻法;噤口痢降逆止呕,针刺为主,平补平泻;休息痢健脾理肠,针灸并用,补泻兼施。

处方:合谷、天枢、上巨虚。

方义:以大肠的募穴、下合穴为主。合谷为手阳明之原,天枢为大肠之募,上巨虚为大肠之下合穴,取上三穴通调大肠腑气,使气调而湿化滞行。

加减:湿热痢加曲池、内庭清利湿热寒湿痢加中脘、气海温寒化湿;疫毒痢加大椎、十宣泻火解毒,镇痉醒神;噤口痢加内关、中脘止呕进食;休息痢加脾俞、胃俞、关元、肾俞调理脾肾;久痢脱肛加气海、百会益气固脱。

操作:诸穴均常规针刺;寒湿痢、休息痢可行温和灸、温针灸、隔姜灸或隔附子饼灸。急性痢疾每天治疗 2 次,慢性痢疾每天治疗 1 次。

(二)耳针疗法

取大肠、小肠、胃、直肠下段、神门、脾、肾。每次取 3～5 穴。急性痢疾用强刺激,留针20～30min,每天 1～2 次。慢性痢疾用轻刺激,留针 5～10min,隔天 1 次。

(三)穴位注射

取天枢、上巨虚。用小檗碱注射液或 5% 葡萄糖注射液、维生素 B_1 注射液,每穴注入1mL,每天 1 次。

第二十五节　便　秘

便秘是指大便秘结不通,排便时间延长,或虽有便意,但排便困难的病证。可见于多种急慢性疾病中。主要因大肠传导功能失常,粪便在肠内停留时间过久,水液被吸收,从而粪便过于干燥、坚硬所致。但也有因体虚推动无力,大便虽不干燥而排出不畅。

西医学的习惯性便秘,全身衰弱致排便动力减弱引起的便秘,以及神经官能症、肠道炎症恢复期肠道蠕动减弱引起的便秘,肛裂痔疮、直肠炎等肛门直肠疾患引起的便秘,以及药物引起的便秘等均可参照本节治疗。高热患者兼见的便秘,除按热性病辨证治疗外,亦可参考本篇以处理其便秘兼症。

一、辨证

(一)热秘

大便干燥,小便短赤,面红身热,或兼有腹胀,口干,心烦,舌红、苔黄燥,脉滑实。

(二)气秘

大便秘而不甚干结,胸胁胀满,嗳气频作,甚至腹中胀痛,口苦,遇情志不舒则便秘或加重,舌苔薄腻,脉弦。

(三)虚秘

大便秘结,临厕努挣,便后疲乏,甚则汗出气短,面色无华,头昏心悸,舌淡,脉细无力。

(四)寒秘

大便艰涩,难以排出,小便清长,面色㿠白,腹中或有冷痛,四肢不温,喜暖怕寒,或腰膝有冷感,舌淡、苔白,脉沉迟。

X 线钡剂透视、纤维结肠镜等有关检查有助于本病的诊断。

二、论治

(一)针灸

治则:调理肠胃,行滞通便。

处方:天枢、支沟、水道、归来、丰隆。

方义:以足阳明、手少阳经穴为主。天枢乃大肠募穴,疏通大肠腑气,腑气通则大肠传导功能复常。支沟宣通三焦气机,三焦之气通畅,则肠腑通调。水道、归来、丰隆,可调理脾胃,行滞通腑。

加减:热秘者,加合谷、内庭清泄腑热;气秘者,加太冲、中脘疏调气机;虚秘加脾俞、气海健运脾气以助通便;寒秘加灸神阙、关元通阳散寒。

操作:热秘、气秘只针不灸,泻法;虚秘针灸并用,补法;寒秘针灸并用,泻法,配穴按虚补实泻法操作;神阙、关元用灸法。

(二)耳针疗法

选大肠、直肠、交感、皮质下。毫针刺,中等强度或轻刺激,亦可用揿针埋藏或用王不留行籽贴压。

(三)穴位注射法

选穴参照针灸治疗穴位。用生理盐水或维生素 B_1、维生素 B_{12} 注射液,每穴注射 0.5～1mL,每天或隔天 1 次。

第二十六节　脱　肛

脱肛又称直肠脱垂,是指直肠黏膜、肛管、直肠向下移位,脱出于肛门之外。多发于小儿、老年人和多产妇女。主要与解剖缺陷、组织松弛及腹压增高有关。病程可长达数年至数十年,在肛肠疾病中发病占 0.4%～21%。

脱肛的成因,多由久痢、久泻,以及妇女生育过多,体质虚弱,中气下陷,收缩无权所致。亦有因便秘、痔疮等病,湿热郁于直肠,局部肿胀,里急后重,排便时过度努挣,约束受损而致。因大肠与肺相表里,脾为肺之母,肾开窍于二阴,所以,其病位虽然在大肠,却与肺、脾、肾等脏腑密切相关。

一、辨证

发病缓慢,初起仅在大便时感觉肛门胀坠,肠端轻度脱出,便自行回纳,日久失治,脱肛日趋严重,稍劳即发,脱垂后收摄无力,需以手助回纳,伴面色萎黄、神疲乏力、头晕心悸,舌淡、苔白,脉细弱,若有湿热或痔疮,迫使直肠脱垂,则伴局部红、肿、热感。

西医学将脱肛分 3 度:Ⅰ度为直肠黏膜脱出,长 3～5cm,触之柔软,无弹性,不易出血,便后自行纳回。Ⅱ度为直肠全脱,长 5～10cm,表面为环状有层次的黏膜皱襞,触之较厚,有弹性,肛门松弛,便后有时需手助回复。Ⅲ度为直肠及部分乙状结肠脱出,长达 10cm 以上,呈圆柱形,触之很厚,肛门松弛无力。

(一)气虚下陷

排便或劳动时直肠脱出肛外,湿痒,下坠,排便无力,排出困难。兼见头晕目眩,心悸,倦怠,舌淡、苔薄白,脉细弱。

(二)湿热下注

直肠脱出肛门,灼热肿痛带有血液,分泌物多,便秘干结,或里急后重,痢疾便血。兼见肛门坠胀、口渴、腹痛,舌红、苔黄腻,脉弦数。

二、论治

(一)针灸

治则:气虚下陷者补中益气,培元固本,针灸并用,补法;湿热下注者清利湿热,提托止痛,只针不灸,泻法。

处方:长强、百会、承山、大肠俞。

方义:以督脉和足太阳经腧穴为主。长强为督脉之别络,位近肛门,局部取穴可增强肛门约束力;百会位于巅顶,为督脉与足太阳经之交会穴,针灸并用能使阳气旺盛,有升阳举陷之功;足太阳经别自尻下别入肛门,取足太阳之承山穴清泄肛肠湿热,消肿止痛;肛门为大肠的连属部分,大肠俞为大肠腑气转输之处,又隶属膀胱经,可调节、充实肠腑之气。

加减:脾虚气陷加脾俞、气海、足三里调补脾胃,益气固摄;肾气不固加气海、关元、肾俞补益肾气,培元固本;湿热下注加三阴交、阴陵泉清热除湿,疏调肛门气机而固脱。

操作:百会针用补法,并用温和灸或雀啄灸法;长强斜刺,针尖向上与骶骨平行刺入 1 寸左右,要求针感放射至肛门四周,注意不要刺穿直肠;余穴常规针刺。

(二)耳针疗法

取直肠、大肠、皮质下、神门。毫针中等刺激;也可埋针或用王不留行籽贴压。

(三)挑刺疗法

在腰$_3$至骶$_2$之间足太阳经第一侧线上,任选 1 或 2 个反应点进行挑刺。每周治疗 1 或 2 次。

第二十七节　癃　闭

癃闭是以排尿困难,甚则小便闭塞不通为主症的疾患。其中又以小便不畅,点滴而下,病势较缓者为癃;小便闭塞,点滴不出,病势较急者为闭。癃、闭虽然有区别,但都指排尿困难,只是程度上的不同,故统称为癃闭。本病多见于老年男性、产后妇女及手术后患者。本病可包括膀胱、尿道的器质性和功能性病变所造成的排尿困难和尿潴留。

本病的病位在膀胱,膀胱气化不利是导致本病的直接原因。而膀胱的气化又与三焦密切相关,其中尤以下焦最为重要。造成膀胱和三焦气化不利的具体原因多为湿热下注、肝郁气滞、尿路阻塞和肾气亏虚。

一、辨证

本病以排尿困难为主症,常伴有腹胀满。病情严重时,可见头晕,心悸,喘促,水肿,恶心呕吐,视物模糊,甚至昏迷抽搐等尿毒内攻症状。

尿常规、X 线、B 超、CT 等检查有助于本病的诊断。

(一)湿热下注

小便量少难出,点滴而下,严重时点滴不出,小腹胀满,口苦口黏,口渴不欲饮,大便不畅,舌红、苔黄腻,脉沉数。

(二)肝郁气滞

小便不通或通而不畅,小腹胀急,胁痛,口苦,舌苔薄白,脉弦。

(三)瘀浊闭阻

小便滴沥不畅,或时而通畅时而阻塞,小腹胀满疼痛,舌紫暗或有瘀点,脉涩。

(四)肾气亏虚

小便不通,或滴沥不畅,排出无力,腰膝酸软,精神不振,舌淡,脉沉细弱。

二、论治

(一)针灸

治则:调理膀胱、行气通闭。湿热下注、肝郁气滞、瘀浊闭阻者,针刺为主,泻法,肾气亏虚者,针灸并用,补法。

处方:关元、三阴交、阴陵泉、膀胱俞。

方义:以足太阴脾经腧穴为主。关元、三阴交均为足三阴经交会穴,可调理肝、脾、肾,助膀胱气化;阴陵泉健脾利湿、通利小便;膀胱俞疏调膀胱气化功能。

加减:湿热下注加中极、行间清利湿热;肝郁气滞加太冲、支沟疏理气机;瘀浊阻塞加血海、膈俞化瘀散结;肾气亏虚加关元、肾俞、太溪补肾利尿。

操作:针刺中极等下腹部穴位之前,应首先叩诊,检查膀胱的膨胀程度,以便决定针刺的方向、角度和深浅,不能直刺者,应向下斜刺或透刺,使针感能到达会阴并引起小腹收缩、抽动为佳;其他穴位均常规针灸。

(二)耳针疗法

取膀胱、肾、三焦、尿道。每次选用1～3穴,毫针中度刺激,留针40～60min;或用揿针埋藏或用王不留行籽贴压。

(三)穴位贴敷

取神阙穴,将食盐炒黄待冷放于神阙穴填平,再用2根葱白压成0.3cm厚的饼置于盐上,艾炷置葱饼上施灸,至温热入腹内有尿意为止。

第二十八节 水 肿

水肿是指体内水液潴留、泛溢肌肤而引起头面、眼睑、四肢、腹背甚至全身浮肿。严重者还可伴有胸水、腹水等。常见于西医学的急慢性肾炎,慢性充血性心力衰竭,肝硬化,贫血,内分泌失调,以及营养障碍等疾病所出现的水肿。

本证又名"水气",可分为阳水和阴水两大类,是全身气化功能障碍的一种表现。其病本在肾,其标在肺,其制在脾,肺、脾、肾三脏功能失调,膀胱气化无权,三焦水道失畅,水液停聚,泛溢肌肤而成水肿。

一、辨证

(一)阳水

初起面目先肿,继则四肢及全身皆肿,肿势较急,腰部以上肿甚,皮肤光泽,按之凹陷恢复较快,阴囊肿亮,胸中烦闷,呼吸气急,小便短少,常伴有发热、畏风、怕冷、咳嗽、咽喉肿痛等症,舌苔白滑,脉浮紧或浮数。

(二)阴水

全身水肿,腰部以下肿甚,按之凹陷恢复较慢,皮肤晦暗,面色灰滞或㿠白,脘腹胀满,腰痛酸重,神疲肢冷,气短,纳呆,便溏,尿量减少,舌淡胖、苔白滑,脉沉细而弱。肾虚者兼见肢冷、神疲、腰膝酸软。

血常规、尿常规、便常规、心功能、肝功能、肾功能,以及静脉、淋巴管造影等检查有助于本病的诊断。

二、论治

(一)针灸

治则:阳水宣肺理脾,分利湿热,针刺为主,泻法;阴水健脾温肾,利水消肿,针灸并用,补法。

处方：水分、水道、三焦俞、委阳、阴陵泉。

方义：水分、水道为通利水道，利尿行水效穴；委阳乃三焦之下合穴，配三焦俞温阳化气，利水消肿；阴陵泉利水渗湿。诸穴相配，水道可通，肿胀可除。

加减：阳水加肺俞、列缺、合谷疏风宣肺、通调水道；阴水见脾虚者加脾俞、足三里、三阴交健脾渗湿利水；见肾虚者加灸肾俞、关元、足三里温阳化气利水。

操作：肺俞及脾俞不宜直刺、深刺；肾虚者，关元穴重灸；其它腧穴常规操作。

（二）耳针疗法

取肺、脾、肾、膀胱。毫针中度刺激；也可埋针或用王不留行籽贴压，隔天 1 次。

（三）三棱针法

取腰俞、肾俞、委中、阴陵泉。以三棱针点刺出血数滴。适用于慢性肾炎引起的水肿。

（四）皮肤针法

在背部膀胱经第一侧线和第二侧线自上而下叩刺行中等刺激手法。

（五）穴位贴敷

取车前子 10g 研为细末，与独头蒜 5 枚、田螺 4 个共捣成泥，敷神阙穴；或用蓖麻籽 50 粒、薤白 3～5 个，共捣烂敷涌泉。每天 1 次，连敷数次。

第二十九节　遗　精

遗精是指不因性生活而精液频繁遗泄的病症，又称"失精"。有梦而遗精，称为"梦遗"；无梦而遗精，甚至清醒时精液流出，称"滑精"。常见于西医学的男子性功能障碍、前列腺炎、神经衰弱、精囊炎及睾丸炎等疾病之中。成年未婚或已婚但无正常性生活的男子每月遗精 2～4次，无病态出现者，属生理现象。病理性的遗精可常见于神经官能症（性神经衰弱）、前列腺炎及某些慢性疾病等。

遗精病位在肾，多由肾气不能固摄所致。肾为先天之本，藏精之所，水火之脏。若所求不遂，情欲妄动，沉酒房事，精脱伤肾，劳倦过度，气不摄精，饮食不节，湿浊内扰等均可使肾不固摄，精关失守而致遗精滑泄。

一、辨证

频繁遗精，或梦遗，或滑精，每周 2 次以上。伴见头晕目眩、神疲乏力、精神不振、腰膝酸软等。

（一）心肾不交

梦中遗精，夜寐不宁，头昏头晕，耳鸣目眩，心悸易惊，神疲乏力，尿少色黄，舌尖红、苔少，脉细数。

（二）湿热下注

梦中遗精频作，尿后有精液外流，小便短黄混浊且热涩不爽，口苦烦渴，舌红、苔黄腻，脉滑数。

（三）心脾两虚

遗精常因思虑过多或劳倦而作，心悸怔忡，失眠健忘，面色萎黄，四肢倦怠，食少便溏，舌淡、苔薄，脉细弱。

（四）肾虚不固

遗精频作，甚则滑精，面色少华，头晕目眩，耳鸣，腰膝酸软，畏寒肢冷，舌淡、苔薄白，脉沉细而弱。

二、论治

（一）针灸

治则：心肾不交者清心泻火，益肾摄精，只针不灸，补法或平补平泻；湿热下注者清热利湿，调气固精，只针不灸，泻法；心脾两虚、肾虚不固者益气养血，补虚固本，针灸并用，补法。

处方：关元、志室、三阴交。

方义：以任脉及足太阴、足太阳经穴为主。关元为足三阴与任脉交会穴，是人体元气的根本，用以振奋肾气；志室又名精宫，固精收涩；三阴交乃足三阴之交会穴，益阴和阳，以固精关。

加减：心肾不交加太溪、神门滋阴降火；湿热下注加中极、阴陵泉清利湿热；心脾两虚加心俞、脾俞养心健脾；肾虚不固加肾俞、太溪补肾固精。

操作：主穴用毫针补法。配穴按虚补实泻法操作。

（二）耳针疗法

取内生殖器、内分泌、神门、肝、肾。每次选2～4穴，毫针中度刺激；或用埋针、压丸法。

（三）皮肤针法

取腰骶两侧夹脊穴及足三阴经膝关节以下的腧穴。用皮肤针叩打至皮肤轻度红晕。每晚1次。

（四）穴位注射

取关元、中极。用维生素 B_1 或当归注射液，每穴注入 0.5～1mL，要求针感向前阴传导。

（五）穴位埋线

取关元、中极、肾俞、三阴交。每次选2穴，埋入肠线。每月1～2次。

第十章　妇产科病证治疗

第一节　月经不调

月经不调是以月经的周期、经量、经色、经质异常为表现的妇科常见病证,其中主要是月经周期改变。月经先期指月经周期提前 7 天以上,并连续 2 个月经周期以上,又称月经提前、经行先期、经早等。月经后期指月经周期延后 7 天以上,并连续 2 个月经周期以上,也称经水过期、经行后期、经期错后、月经稀发、经迟等。月经先后无定期指月经周期时而提前或时而延后达 7 日以上,并连续 2 个月经周期以上,亦称经水无定、月经延期、经乱等。

本证相当于西医学中的功能失调性子宫出血、盆腔炎症、子宫肌瘤等引起的月经紊乱。

一、病因病机

本证多与肝脾肾功能失调、情志不畅、外邪侵犯、冲任不调等因素有关。

(一)血热内扰

素体阳盛,或过食辛热,或肝郁化火,热蕴胞宫;或阴血亏耗,阴虚阳盛,热迫血行,致月经先期而下。

(二)血寒凝滞

经行之际,过食生冷或感受寒凉,胞宫受寒,血为寒凝;或因素体阳虚,阴寒内生,血寒凝滞,致使月经后期才下。

(三)肝气郁滞

情志抑郁或愤怒,气机郁滞,若气滞血行不畅,冲任受阻,则月经后期;若肝气逆乱,疏泄失调,血海蓄溢无常,则经来无定期。

(四)痰湿阻滞

痰湿之体,湿浊内壅;或脾虚生湿聚痰,滞留冲任,致月经后期而下。

(五)气血不足

劳倦过度,饮食失节或素体亏虚,致使脾气虚弱,气血生化之源不足;或久病体虚,产乳、失血过多,气血俱虚。若气虚统摄无权,冲任不固,致月经先期而下;若血虚不能渗灌冲任,则月经后期而至。

(六)肾气亏虚

素体肾虚,或房事不节,孕育过多,损伤冲任,以致肾失闭藏,血海蓄溢无常,则经来无定期。

二、辨证

(一)月经先期

证候:月经周期提前。气不摄血者,经量或多或少,色淡质稀,神疲乏力,气短懒言,小腹坠胀,纳差便溏,舌淡,脉细弱。血热内扰者,兼经量多,色红质粘,夹血块,烦热或潮热,口干,尿黄便干,舌红苔黄,脉弦数或细数。

治法:气不摄血者补气摄血调经;血热内扰者清热凉血调经。

(二)月经后期

证候:月经周期延后,经量少。血寒凝滞者,经色暗,有血块,小腹冷痛,得热痛减,畏寒肢冷,苔白,脉沉紧。肝气郁滞者,兼见经色暗红,或有小血块,小腹作胀,胸胁乳房胀痛,脉弦。痰湿阻滞者,经色淡紫质黏,胸脘痞满,形体渐胖,舌胖苔腻,脉濡。阴血亏虚者,兼见经色淡,无血块,或小腹隐痛,头晕眼花,心悸少寐,面色苍白或萎黄,舌淡红,脉细弱。

治法:血寒凝滞者温经散寒调经;肝气郁滞者理气行血调经;痰湿阻滞者化痰除湿调经;阴血亏虚者养血益气调经。

(三)月经先后无定期

证候:月经周期不定。肾气不足者,兼见经量少,色淡质稀,神疲乏力,腰骶酸痛,头晕耳鸣,舌淡苔少,脉细尺弱。肝气郁滞者,兼见经量或多或少,色紫红,有小血块,经行不畅,胸胁、乳房及小腹胀痛,脘闷不舒,时叹息,苔薄白或薄黄,脉弦。

治法:肾气不足者补肾调经;肝气郁滞者理气行血调经。

三、论治

(一)刺灸

取穴:气海、三阴交。

随症配穴:气不摄血见月经先期者,加足三里、脾俞。血热内扰见月经先期者,加太冲、血海。血寒凝滞见月经后期者,加关元、命门、归来。肝气郁滞见月经后期或先后无定期者,加太冲、蠡沟。痰湿阻滞见月经后期者,加丰隆、阴陵泉。阴血亏虚见月经后期者,加肝俞、血海。肾气不足见月经先后无定期者,加肾俞、关元、太溪。月经量多者,加隐白。小腹冷痛者,加灸关元。胸胁胀痛者,加支沟。腰骶痛者,加次髎。

刺灸方法:针用补泻兼施法,可加灸。

方义:气海属任脉,可调理冲任。三阴交为肝、脾、肾经交会穴,为调经要穴。补足三里、脾俞可健脾益气以统经血。泻太冲、血海可清血热以调经。针补艾灸关元、命门、归来可温经散寒,暖宫调经。泻太冲、蠡沟可疏肝理气,活血调经。丰隆、阴陵泉以健脾化痰。补肝俞、血海可滋养肝血,以渗灌冲任。取肾俞、关元、太溪可补益肾气,调理冲任。

(二)耳针

取内生殖器、内分泌、肝、脾、肾、皮质下,每次选2~4穴,毫针中度刺激,留针15~30min,每日或隔日1次,或埋针、埋籽刺激。

(三)穴位注射

取子宫、足三里、肝俞、脾俞、肾俞,每次选2~4穴,以当归注射液或丹参注射液每穴注射0.5mL,每日或隔日1次。

(四)头针

取额旁三线,毫针刺激,留针30min。

第二节 痛 经

妇女在行经前后或行经期间发生周期性小腹疼痛称为痛经,以青年未婚者多见。

本证相当于西医学中的原发性痛经和继发性痛经,后者如子宫过度前倾和后倾、子宫颈狭窄、子宫内膜增厚、子宫异物、盆腔炎、子宫内膜异位症等所引起的痛经,均可参照本节辨证论治。

一、病因病机

本证多由情志所伤、六淫为害、气血亏虚、肝肾不足所致。

(一)气血瘀滞

素多抑郁,致肝气不舒,气机不利,气滞则血瘀,胞宫受阻,经血流通不畅,不通则痛。

(二)寒湿凝滞

多因经期冒雨涉水,或贪凉饮冷,或久居湿地,风冷寒湿客于胞中,以致经血凝滞不畅,不通而痛。

(三)肝郁湿热

肝郁脾虚,水湿内生,郁而化火;或经期、产后调摄不当,湿热之邪,蕴结胞中,流注冲任,湿热与经血相搏结,瘀滞而成痹阻,不通则痛。

(四)气血亏虚

禀赋不足,脾胃素虚,或大病久病,气血两亏,经期行经下血,血海空虚,冲任、胞宫濡养不足,不荣则痛。

(五)肝肾亏损

禀赋素弱,或多产房劳,损及肝肾,精亏血少,冲任不足,行经之后,精血更虚,胞脉失养而痛;若肾阳不足,冲任、胞宫失于温煦濡养,经行滞而不畅,亦致痛经。

二、辨证

(一)气血瘀滞

证候:经前或经期小腹胀痛拒按,或伴乳胁胀痛和经行量少不畅,色紫黑有块、块下痛减,舌紫暗或有瘀点,脉沉弦或涩。

治法:理气活血,化瘀止痛。

(二)寒湿凝滞

证候:经行小腹冷痛,得热则舒,经量少,色紫暗有块,伴形寒肢冷,小便清长,苔白,脉细或沉紧。

治法:温经暖宫,化瘀止痛。

(三)肝郁湿热

证候:经前或经期小腹疼痛,或痛及腰骶,或感腹内灼热,经行量多质稠,色鲜或紫,有小血块,时伴乳胁胀痛,大便干结,小便短赤,平素带下黄稠,舌红,苔黄腻,脉弦数。

治法:清热除湿,理气止痛。

（四）气血亏虚

证候：经期或经后小腹隐痛喜按，经行量少质稀，神疲肢倦，头晕目花，心悸气短，舌淡，苔薄，脉细弦。

治法：益气养血，调经止痛。

（五）肝肾亏损

证候：经期或经后小腹绵绵作痛，经行量少，色红无块，腰膝酸软，头晕耳鸣，舌淡红，苔薄，脉细弦。

治法：补益肝肾，养血止痛。

三、论治

（一）刺灸

1.气血瘀滞

取穴：气海、次髎、太冲、三阴交、合谷。

随症配穴：乳胁胀痛甚者，加乳根。

刺灸方法：针用泻法，可加灸。

方义：气海、次髎、太冲理气活血，化瘀止痛。三阴交为调气血、化瘀滞的常用穴，配气海有理气化瘀止痛的作用。合谷配太冲为开"四关"，能调气止痛。

2.寒湿凝滞

取穴：关元、中极、水道、地机。

随症配穴：小腹冷痛甚者，加次髎。湿重者，加阴陵泉。

刺灸方法：针用泻法，可加灸。

方义：关元温补元气，加灸可温经暖宫。中极、水道调理冲任，灸之可温经利湿。地机为脾经的郄穴，既可健脾利湿，又可调经理血止痛。

3.肝郁湿热

取穴：期门、中极、次髎、行间。

随症配穴：乳胁胀痛甚者，加阳陵泉、乳根。少腹热痛者，加蠡沟、血海。大便干结者，加支沟。

刺灸方法：针用泻法。

方义：期门疏肝解郁，清热利湿。中极、次髎能清热除湿，调理冲任。行间为肝经荥穴，可疏肝凉肝，清利湿热。

4.气血亏虚

取穴：脾俞、足三里、关元、三阴交。

随症配穴：心悸失眠者，加神门。头晕者，加百会。

刺灸方法：针用补法，可加灸。

方义：脾俞、足三里健脾和胃，益气养血。关元、三阴交益气养血，调经止痛。

5.肝肾亏损

取穴：肝俞、肾俞、照海、关元、三阴交。

随症配穴：头晕耳鸣者，加太溪、悬钟。腰膝酸软者，加命门、承山。

刺灸方法:针用补法,可加灸。

方义;肝俞、肾俞、照海补养肝肾,调理冲任。关元有益肝肾精血、调冲任督带的作用。三阴交可补肾调肝扶脾,加强调经止痛之功。

(二)耳针

取内生殖器、内分泌、交感、肝、肾、神门,每次选 2～4 穴,毫针中度刺激,经期每日 1 次或 2 次,经前经后隔日 1 次。

(三)皮肤针

扣打少腹任脉、肾经、脾经和腹股沟部以及腰骶部督脉、膀胱经,疼痛剧烈者用重刺激;发作前或疼痛较轻或体质虚弱者用中度刺激。

(四)穴位注射

取三阴交、十七椎,选用当归注射液、安痛定各 4mL,于月经来潮前 2～3 日或经期内每穴注入 2mL。共注射 2～4 次,治疗 2 个月经周期。

(五)艾灸

以艾条温灸关元、曲骨、子宫、三阴交诸穴,每穴 3～5min。

第三节 闭 经

闭经是以女子年满 18 周岁,月经尚未来潮,或已行经非怀孕又中断 3 个月以上的月经病。前者称为原发性闭经,后者称为继发性闭经。闭经又名经闭或不月,妊娠期、哺乳期或生活变迁、精神因素影响等出现停经(3 个月内),因月经可自然恢复不属闭经的范畴。

西医学中的下丘脑性、垂体性、卵巢性等内分泌障碍引起的闭经均可参照本节治疗。

一、病因病机

本证病因病机较为复杂,但不外虚实两端。虚者因肝肾亏虚或气血虚弱,实者由气滞血瘀、痰湿阻滞、血寒凝滞引起。

(一)肾气不足

禀赋不足,肾精未充,冲任失于充养,壬癸不至或多产房劳,堕胎久病,肾气受损,导致闭经。

(二)气血亏虚

饮食劳倦,或忧思过极,损伤心脾,化源不足,大病久病,堕胎小产,吐血下血,虫积伤血,致冲任空虚,无血可下。

(三)气滞血瘀

情志怫郁,郁怒伤肝,肝气郁结,气滞血瘀,胞脉壅塞,经血不得下行。

(四)痰湿阻滞

形体肥胖,痰湿内生;或脾阳失运,湿聚成痰,脂膏痰湿阻滞冲任,胞脉闭而经不行。

(五)阴虚内热

素体阴虚,或久病耗血,失血伤阴,精血津液干涸,均可发为虚劳闭经。

(六)血寒凝滞

经期产后,过食生冷,或外感寒邪,寒凝血滞,而致经闭。

二、辨证

(一)肾气不足

证候:年逾18周岁,月经未至或来潮后复闭,素体虚弱,头晕耳鸣,腰腿酸软,腹无胀痛,小便频数,舌淡红,苔少,脉沉弱或细涩。

治法:益肾调经。

(二)气血亏虚

证候:月经周期后延,经量偏少,经色淡而质薄,继而闭经,羸瘦萎黄,头晕目眩,心悸气短,食欲不振,神疲乏力,舌淡边有齿印,苔薄,脉无力。

治法:益气养血调经。

(三)气滞血瘀

证候:月经数月不行,精神抑郁,烦躁易怒,胸胁胀满,少腹胀痛或拒按,舌边紫暗或有瘀点,脉沉弦或沉涩。

治法:理气活血调经。

(四)痰湿阻滞

证候:月经停闭,形体肥胖,神疲嗜睡,头晕目眩,胸闷泛恶,多痰,带下量多,苔白腻,脉濡或滑。

治法:豁痰除湿通经。

(五)阴虚内热

证候:月经先多后少,渐至闭经,五心烦热,颧红升火,潮热盗汗,口干舌燥,舌红或有裂纹,脉细数。

治法:滋阴清热调经。

(六)血寒凝滞

证候:经闭不行,小腹冷痛,得热痛减,四肢欠温,大便不实,苔白,脉沉紧。

治法:温经散寒调经。

三、论治

(一)刺灸

1.肾气不足

取穴:肾俞、关元、太溪、三阴交。

随症配穴:腰酸者,加命门、腰眼。

刺灸方法:针用补法,可加灸。

方义:肾俞、关元补肾益气调经。太溪为肾经原穴,有益肾的作用。三阴交补肾调肝扶脾,养血调经。

2.气血亏虚

取穴:脾俞、膈俞、气海、归来、足三里、三阴交。

随症配穴:纳少者,加中脘。心悸者,加内关。

刺灸方法:针用补法,可加灸。

方义:脾俞与血会膈俞健脾养血。气海、归来益气养血调经。足三里配三阴交健脾益气,养血调经。

3.气滞血瘀

取穴:太冲、气海、血海、地机。

随症配穴:少腹胀痛或拒按者,加四满。胸胁胀满加期门、阳陵泉。

刺灸方法:针用泻法,可加灸。

方义:太冲配气海可理气通经,调理冲任。血海配地机,能行血祛瘀通经。

4.痰湿阻滞

取穴:脾俞、中脘、中极、三阴交、丰隆。

随症配穴:白带量多者,加带脉、阴陵泉。胸闷泛恶者,加膻中。

刺灸方法:针用平补平泻法,可加灸。

方义:脾俞、中脘健脾胃化痰湿。中极、三阴交利湿调经。丰隆健脾化痰湿。

5.阴虚内热

取穴:肾俞、肝俞、关元、三阴交、太溪、行间。

随症配穴:潮热盗汗者,加膏肓、然谷。大便燥结者,加照海、承山。

刺灸方法:针用补法。

方义:肾俞、肝俞补益肝肾,滋阴清热。关元、三阴交补肾滋阴,调理冲任。太溪配行间养阴清热调经。

6.血寒凝滞

取穴:关元、命门、三阴交、归来。

随症配穴:小腹冷痛者,加灸神阙。

刺灸方法:针用泻法,可加灸。

方义:关元、命门可温经散寒,调理冲任。三阴交、归来活血通经。

(二)耳针

取内生殖器、内分泌、皮质下、肝、脾、肾、神门,每次选用 2～4 穴,毫针中度刺激,隔日或每日 1 次。

(三)电针

取归来、三阴交,中极、地机,天枢、血海三组穴位,每次选 1 组或 2 组,或各组穴位交替使用。针刺后通疏密波脉冲电流 10～20min,隔日或每日 1 次。

第四节 崩 漏

崩漏是指妇女非正常行经而阴道下血如崩或淋漓不净的症状。势急而出血量多者为崩;势缓而出血量少、淋漓不断者为漏。崩与漏虽出血情况不同,但在发病过程中两者常互相转化,崩血量少可能致漏,漏势发展亦可能为崩,故临床上多以崩漏并称。青春期和更年期妇女多见。

一、病因病机

崩漏发生的机制,主要是冲任损伤,不能固摄经血,以致经血从胞宫非时妄行。亦有因素体阳盛,外感热邪,过食辛辣之品,致热伤冲任,迫血妄行;或素性抑郁,肝郁化火,致藏血失职;或因七情所伤,冲任郁滞,或经期产后余血未净,瘀阻冲任,血不归经发为崩漏;或因饮食劳倦,忧思过度,以致脾气损伤,统摄无权,造成冲任不固;或因肾阳虚衰,失于封藏,致冲任不固,或肾阴虚虚火动血,而成崩漏。

二、临床表现

(一)血热内扰

经血量多,或淋漓不净,色深红或紫红,质黏稠,夹有少量血块,面赤头晕,烦躁易怒,口干喜饮,便秘尿赤,舌红,苔黄,脉弦数或滑数。

(二)气不摄血

经血量多,或淋漓不净,色淡质稀,神疲懒言,面色萎黄,动则气促,头晕心悸,纳呆便溏,舌淡或有齿痕,苔薄少,脉细弱或芤而无力。

(三)肾气亏虚

肾阳虚:经血量多,或淋漓不净,色淡质稀,精神不振,面色晦黯,肢冷畏寒,腰膝酸软,小便清长,舌淡胖,舌尖薄润,脉沉细无力。肾阴虚:经血时多时少,色鲜红,头晕耳鸣,五心烦热,夜寐不安,舌红或有裂纹,苔少或无苔,脉细数。

(四)瘀滞胞宫

经血淋漓不绝,或骤然暴下,色黯黑,夹有瘀块,小腹疼痛,块下痛减,舌紫黯或有瘀斑,苔薄白,脉沉涩或弦紧。

三、治疗

(一)刺灸法

1.血热内扰

治法:清热凉血,固经止血。取足太阴脾经穴为主。

处方:三阴交、血海、隐白、曲池。

方义:血海、曲池清血中伏热;隐白配三阴交,固冲止血,以制约经血妄行。

操作:针刺用泻法。隐白可施灸法。

随症选穴:口干喜饮、便秘尿赤者,加少府、天枢;面赤头晕者,加太冲、然谷。

2.气不摄血

治法:益气温中,升阳固摄。取任脉、足太阴脾经和足阳明胃经腧穴为主。

处方:气海、脾俞、百会、足三里、隐白。

方义:气海、脾俞、足三里补元气;百会升提阳气;隐白为止崩漏要穴。

操作:针刺用补法,并灸。

随症选穴:纳呆、便溏者,加天枢。

3.肾气亏虚

治法:肾阳虚者补肾助阳,温经止血;肾阴虚者滋阴补肾。取背俞穴、任脉穴为主。

处方:肾俞、关元、子宫、三阴交。

方义:三阴交、肾俞补脾肾,固冲任;关元、子宫补下元,固胞宫。

操作:肾阳虚者宜针刺用补法加灸;肾阴虚者针刺用补法,或平补平泻法。

随症选穴:肢冷畏寒者,加灸命门、气海;头晕耳鸣者,加阴谷、太溪。

4.瘀滞胞宫

治法:活血化瘀,导滞止血。取任脉和足太阴脾经穴为主。

处方:中极、气冲、隐白、三阴交、血海、膈俞。

方义:中极穴下近胞宫,为局部取穴;三阴交可调理冲任;隐白乃治崩漏要穴;气冲调经祛瘀,使血有所归;血海、膈俞活血化瘀,以治其本。

(二)穴位注射法

选穴:三阴交、血海、膈俞、足三里。

方法:每次选2～3穴,用5％当归注射液或维生素 B_{12} 注射液,每穴注入 0.5mL,每日1次。

(三)头针法

选穴:双侧生殖区(或额旁3线)。

方法:毫针刺,刺入后捻转 1min,间歇 3～5min 捻转 1 次,反复运针,留针 0.5～1h。

(四)耳针法

选穴:皮质下、内分泌、肝、脾、神门。

方法:实证毫针刺,每次选2～3穴,中度刺激,留针1～2h,或间歇行针,每日1次或2次,左右耳交替施针;虚证用王不留行籽贴压,隔日1次,左右耳交替。

四、注意事项

(1)针灸治疗本病有一定效果。

(2)患者应注意饮食调摄,加强营养,忌食辛辣及生冷饮食,防止过度劳累。绝经期妇女,如反复多次出血,应做妇科检查以明确诊断。

(3)出血量多时宜卧床休息或住院治疗,临床观察应记录出血的期、量、色、质的变化。若出血量骤多不止,宜采用综合疗法,以免暴伤阴血发生虚脱危象。

第五节　带下病

"带下"有广义、狭义之分。广义带下，泛指妇科的经、带、胎、产疾病而言，因这些疾病均发生在束带以下部位。狭义带下，是指妇女阴道内流出的一种黏稠液体，如涕如唾，绵绵不断，通常称为白带。如带下量多，或色、质、气味发生变化，或伴有全身症状者，即称"带下病"。

现代医学将带下异常作为疾病的一个症状，内分泌异常、生殖器官炎症（阴道炎、宫颈炎、盆腔炎）、生殖器官肿瘤等，均可出现异常带下。

一、病因病机

带下病的主要原因是由于脾虚肝郁，湿热下注，或肾气不足，下元亏损所致，亦有因感受湿毒而引起者。临床上以白带、黄带、赤白带为多见。饮食不节、劳倦过度，脾气受损，运化失职，以致水谷精微不能上输以生血，反聚为湿，流注下焦，伤及任脉，可为带下；也有因脾虚湿盛，反而侮肝，肝郁生热，湿热下注而致者；素体肾虚不足，下元亏损，或房劳多产，伤及肾气，而使带脉失约，任脉不固，以及经行、产后，胞脉空虚，或因手术所伤，湿毒之邪乘虚而入，损伤任带二脉，也可导致带下。

二、证候分型

(一)脾虚湿困

分泌物色白或淡黄，量多如涕，无臭，绵绵不断。恶心纳少，腰酸神倦。舌淡胖，苔白腻，脉缓弱。

(二)肾阴亏虚

分泌物色黄或兼赤，质黏无臭，阴户灼热，五心烦热，腰酸耳鸣，头晕心悸。舌红，苔少，脉细数。

(三)肾阳亏虚

分泌物量多，清稀如水，或透明如鸡子清，绵绵不绝，腰酸腹冷，小便频数清长，夜间尤甚。舌质淡，苔薄白，脉沉迟。

(四)湿热下注

分泌物量多，色黄或兼绿，质黏稠，或如豆渣，或似泡沫，气秽或臭，阴户灼热瘙痒，小便短赤，或伴有腹部掣痛。舌质红，苔黄腻，脉濡数。兼肝胆湿热者，出现乳胁胀痛，头痛口苦，烦躁易怒，大便干结。舌红，苔黄，脉弦数。

三、治疗

(一)常用方案

1.方案一

选穴：主穴用神阙、关元、中极；配穴选肝俞、脾俞、肾俞、八髎。

方法：隔姜灸。用鲜生姜切成直径大约3cm，厚约0.5cm左右的薄片，中间以针穿刺数孔，上置艾炷放在施灸的腧穴，然后点燃施灸，当艾炷燃尽后，可易炷再灸。一般灸5～7壮，以皮肤红晕而不起泡为度。在施灸过程中，若患者感觉灼热不可忍受时，可将姜片向上提起，或缓慢移动姜片。

2.方案二

选穴:中极、归来、八髎、白环俞、膀胱俞、血海、三阴交。

方法:温针灸。八髎、白环俞、膀胱俞直刺进针,得气后,行平补平泻手法,使针感到达阴部为最佳。中极、归来施与温针灸,将1~2cm左右的艾条段套在针柄上并点燃,至燃尽后取下,更换另一段艾条,每次每穴灸3壮,待艾条燃尽后除去灰烬,将针取出。

(二)特种针灸疗法

1.脐疗

选穴:神阙。

方法:选用石榴皮20g,苍、白术各20g,车前子15g,柴胡5g,升麻5g,拟名"止带散"。将以上6种药物研末备用,取上药3g,用稀小米粥少许调成糊状,以75%酒精棉球消毒患者脐部,每晚睡前敷上药糊,用2~3cm圆形塑料薄膜覆盖,再用胶布固定,患者平卧位,将水温70~80℃的热水袋放置脐部熨敷直至水凉,早上起床将药去掉。每日一次,10天为一疗程。

2.刺络拔罐

选穴:十七椎下、腰眼、八髎、血海。

方法:在穴位周围之络脉,三棱针迅速刺入1cm,针后立即拔罐,留罐10min,起罐后常规消毒针眼处,每周治疗一次。

第六节　胎位不正

胎位不正是指妊娠30周后,胎儿在子宫内的位置不正而言,又称胎位异常。正常胎位为枕前位,即胎头向下、后枕部向前,除此之外均为异常胎位,如臀位、横位、斜位等。本病是引起难产的一个重要因素,应及时治疗,以保证临产时的母婴安全。

中医学根据异常胎位的不同情况,有多种名称,如足位称倒生、逆生,臀位称坐生、坐臀生等。

一、病因病机

本病原因复杂,可能与子宫腔大或子宫畸形、骨盆狭窄、羊水过多、腹壁松弛、胎儿因素等有关。

中医认为本病由孕妇、胎儿两方面原因所致。

(一)气血虚弱

孕妇素体虚弱,或脾虚气血不足,胞中胎儿亦弱,无力转头向下,而致胎位异常。

(二)气机郁滞

孕妇孕期多食,胞中胎儿过大,胎头下移受限;或情志不畅,气机受阻,而致胎位不正。

二、辨证

证候:妊娠30周后发生胎位不正,对孕妇来说并无自觉症状,经产前检查方能明确诊断。

若气血虚弱者,或兼见气短,神疲乏力,面色不华,食少便溏,舌淡脉弦。气机郁滞者,或兼见精神抑郁,急躁易怒,胸胁胀满,嗳气,苔薄,脉弦。

治法:调理胎位。

三、论治

(一)刺灸

取穴:至阴。

随症配穴:气血虚弱者,加足三里、血海。气机郁滞者,加太冲、阳陵泉。

刺灸方法:艾条灸至阴,余穴针用平补平泻法。

方义:至阴为足太阳膀胱经之井穴,与肾经相连,胞络者系于肾,灸至阴可调节少阴之气,以矫正胎位。配足三里、血海益气养血。取太冲、阳陵泉疏通气机。

(二)电针

取至阴、足三里,针刺后通脉冲电流,以密波刺激 30min,每日或隔日 1 次。

第七节　滞　产

滞产是以总产程超过 24h 为主要表现的产科疾病。若处理不及时,往往可导致母子双亡,或产后留下严重后遗症。滞产主要因产力异常、产道异常、胎儿或胎位异常所引起。所谓产力,主要是指促使胎儿自宫内娩出的一种动力,包括子宫收缩力及腹压两方面的力量,其中以子宫收缩力为主。如果子宫收缩乏力、收缩不协调或收缩过强,则可导致滞产。

本证主要指西医学中由产力异常所致的异常分娩。

一、病因病机

本证多与产妇气血虚弱、气机郁滞等有关。

(一)气血虚弱

孕妇素体虚弱,正气不足;或产时用力过早,耗伤精力;或临产胞水早破,浆干血竭,以致滞产。

(二)气滞血瘀

临产过度紧张,心怀忧惧;或产前过度安逸,以致气不运行,血不流畅;或感受寒邪,寒凝血滞,气机不利,以致滞产。

二、辨证

(一)气血虚弱

证候:腹部阵痛微弱,宫缩时间短,间歇时间长,产程进行缓慢,或下血量多而色淡,面色苍白,神疲肢软,心悸气短,舌淡苔薄,脉大而虚或沉细而弱。

治法:益气补血催产。

(二)气滞血瘀

证候:腰腹疼痛剧烈,宫缩虽强,但间歇不匀,产程进行缓慢,或下血量少暗红,面色紫暗,精神紧张,胸脘胀闷,时欲呕恶,舌暗红,苔薄,脉弦而至数不匀。

治法:理气活血催产。

三、论治

(一)刺灸

1.气血虚弱

取穴:足三里、三阴交、合谷、复溜、至阴。

随症配穴:精神疲惫者,加灸气海、关元。心悸气短者,加内关、神门。

刺灸方法:针用补法。

方义:补足三里、三阴交强壮脾胃,化生气血。合谷配三阴交可催产下胎。用复溜以补肾,助其产力。至阴为足太阳膀胱经之井穴,为催产之经验穴。

2.气滞血瘀

取穴:合谷、三阴交、太冲、独阴。

随症配穴:胸胁胀满者,加内关、肩井。

刺灸方法:针用泻法,可加灸。

方义:合谷配三阴交可理气行血,催产下胎。太冲为足厥阴肝经之原穴,泻之可疏肝理气,以助行血之功。独阴为经外奇穴,有催产的作用,灸之可引产。

(二)耳针

取内生殖器、皮质下、内分泌、肾,毫针中度刺激,每隔 3~5min 捻转 1 次。

第八节　乳　少

产后乳汁分泌甚少,不能满足婴儿需要者称为乳少,又称产后缺乳、乳汁不足、乳汁不行。本证不仅出现于产后,还可出现在哺乳期,但以产后缺乳最为常见,若因产妇不按时哺乳,或不适当休息而致乳汁不足,经纠正其不良习惯,乳汁自然充足者,不能作为病态论。

一、病因病机

本证多因身体虚弱、气血生化之源不足,或因肝郁气滞、乳汁运行受阻所致。

(一)气血亏虚

素体脾胃虚弱,或分娩失血耗气,或孕期产后调摄失宜,或产后思虑过度伤脾,气血生化之源不足,导致乳汁缺乏。

(二)肝气郁滞

产后情志抑郁,肝失条达,气机不畅,经脉壅滞,乳汁运行受阻,发为缺乳。

二、辨证

(一)气血亏虚

证候:产后乳少甚或全无,乳汁清稀,乳房柔软无胀感,面色少华,唇爪苍白,神疲食少,舌淡,脉细弱。

治法:益气补血通乳。

(二)肝气郁滞

证候:产后乳汁甚少或全无,乳汁稠,乳房胀满而痛,情志抑郁,胸胁胀痛,食欲减退,舌暗红或尖边红,苔薄黄,脉弦细或弦数。

治法:疏肝解郁下乳。

三、论治

(一)刺灸

1.气血亏虚

取穴:乳根、膻中、脾俞、足三里、少泽。

随症配穴:食少便溏者,加天枢、中脘。血虚甚者,加膈俞、三阴交。

刺灸方法:针用补法,可加灸。

方义:乳房为阳明所过,取乳根可疏通阳明经气而催乳。气会膻中益气调气,以助催乳。脾俞、足三里健运脾胃,益气补血。少泽为催乳效穴。

2.肝气郁滞

取穴:膻中、乳根、内关、太冲、少泽。

随症配穴:胸胁胀满者,加肝俞、期门。乳房胀满而痛者,加合谷,梁丘。

刺灸方法:针用泻法,可加灸。

方义:膻中、乳根调气通络催乳。内关与太冲分属手足厥阴经,可疏肝解郁,理气通络。少泽为通乳效穴。

(二)耳针

取胸、内分泌、交感、肝、脾、肾,每次选 2~4 穴,毫针中度刺激,留针 15~20min,隔日或每日 1 次。

(三)艾灸

取膻中、乳根,以艾条温和灸 10~20min,每日 2 次。

(四)穴位注射

取膻中、乳根、肝俞、合谷,用 0.5% 普鲁卡因 20mL 加入维生素 B_1 100mg,每穴注射 3~5mL,每日 2 次,3 日为 1 疗程。

(五)皮肤针

扣打肺俞至三焦俞、天宗、膻中、乳房周围,根据证候虚实分别给予轻、重刺激。

第九节 阴 挺

阴道中有肿物脱出,形如鸡冠、鹅卵,色淡红,称为阴挺,又称之为阴脱、阴菌、阴痔、阴疝等。相当于西医学的子宫脱垂,本病以农村妇女及经产妇较为常见。常由于产伤处理不当、产后过早参加体力劳动而腹压增加,或因能导致肌肉、筋膜、韧带张力减低的各种因素而发病。

中医认为多因分娩时用力过度,或因产后过早体力劳动,以致脾虚气弱,中气受损而气虚下陷;或因禀赋虚弱,孕育过多,房劳伤肾,以致带脉失约,冲任不固,不能维系胞宫而成阴挺。

一、辨证

子宫位置低下甚至脱出于阴道口外。根据病情分为3度。轻度(Ⅰ度):子宫体下降,子宫颈外口位于坐骨棘水平以下,但仍在阴道口内,腹压增加时脱出,休息卧床后能自动回缩;中度(Ⅱ度):子宫颈及部分子宫体脱出阴道口外,不经手还纳不能复位回缩;重度(Ⅲ度):整个子宫体脱出于阴道口外,还纳较困难。脱出的子宫黏膜因与衣裤摩擦,可出现糜烂、溃疡、感染、渗出脓性分泌物。在辨证时需辨清是脾虚,还是肾虚。

(一)脾虚

阴道中有鹅卵样物脱出,自觉小腹下坠,遇劳则甚,平卧则减轻,伴四肢乏力,精神疲惫,带下色白,量多质稀,舌淡、苔薄,脉虚弱。

(二)肾虚

阴道中有鹅卵样物脱出,小腹下坠,腰酸腿软,伴头晕耳鸣,小便频数、色清,无白带,阴道干涩,舌淡红,脉沉弱。

二、论治

(一)针灸

治则:健脾益肾,固摄胞宫。针灸并用,补法。

处方:百会、关元、气海、维道、三阴交。

方义:百会为督脉经穴位,位于巅顶,可振奋阳气,升阳举陷;关元属任脉,为任脉与足三阴之会,益肾气,补元气;气海亦属任脉,育之原,健脾益气;维道位于腰腹,交会于带脉,能维系并约束任、督、冲、带诸脉,固摄胞宫;三阴交调理脾、肝、肾,维系胞脉。

加减:脾虚配足三里、归来健脾益气,培补中气;肾虚配肾俞、大赫、太溪以补益肾气,固摄胞宫。

操作:患者仰卧,子宫颈脱出阴道口外者,先还纳后再行针刺。针刺气海、维道、大赫时针尖向耻骨联合方向,使针感放散到会阴部。百会穴可以用艾条温和灸。余穴用补法。隔天1次。

(二)电针疗法

取子宫穴,足三里。足三里用补法,子宫穴用2寸毫针向子宫方向斜刺,以患者感到子宫上抽,腰部和阴部酸胀为度,通电15~20min。

(三)穴位注射

参考针刺法处方。每次选用2~3穴,用黄芪注射液、当归注射液、胎盘注射液等,每穴注入药液2mL。隔天1次。

(四)芒针疗法

取子宫、提托、气海、带脉。每次选用1个穴,选用5~8寸长毫针,针尖朝向耻骨联合方向,针深达脂肪下肌层,横行刺入肌层,反复捻转,使患者会阴和小腹有抽动感,隔天1次。

（五）耳针疗法

肾、脾、内生殖器、外生殖器、皮质下、交感。每次选用 2～3 穴，毫针刺，用弱刺激，留针 20min，或接电针仪，通电 15min。也可用埋针或压丸方法。

第十节 子 痫

妊娠期或临产时及新产后，眩晕头痛，突然昏不知人，两目上视，牙关紧闭，四肢抽搐，角弓反张，少顷可醒，醒后复发，甚则昏迷不醒者，称子痫或妊娠痫证，常见于初产妇。如发病前见患者下肢水肿、头痛眩晕、上腹不适、胸闷恶心等，称子痫先兆。子痫一旦发生，严重威胁母婴生命。

本证相当于西医学的重度妊娠高血压综合征。

一、病因病机

本证主要由肝阳上亢、肝风内动，或痰火上扰、蒙蔽清窍所致。

（一）肝风内动

素体阴虚，孕后精血养胎，肾精益亏，肝血愈虚，血不荣筋，肝风内动；或精不养神，心火偏亢，风火相煽，遂发子痫。

（二）痰火上扰

阴虚热盛，灼津成痰，痰热互结；或肝气郁结，气郁痰滞，蕴而化火，痰火交织；或脾虚生湿，聚湿生痰，郁久化热，以致痰火上蒙清窍，神志昏冒。

二、辨证

（一）肝风内动

证候：妊娠晚期，或临产时及新产后，头痛眩晕，突发昏仆，两目上视，牙关紧闭，四肢抽搐，角弓反张，时作时止，或久作不省，手足心热，颧赤息粗，舌红或绛，苔无或花剥，脉弦细而数。

治法：平肝熄风，养阴清热。

（二）痰火上扰

证候：妊娠晚期或临产时及新产后，头痛胸闷，突然昏仆，两目上视，牙关紧闭，口流涎沫，面浮肢肿，息粗痰鸣，四肢抽搐，角弓反张，时作时止，舌红，苔黄腻，脉弦滑而数。

治法：清热开窍，豁痰熄风。

三、治疗

（一）刺灸

1.肝风内动

取穴：太冲、三阴交、太溪、风池、百会。

随症配穴：昏仆不醒者，加水沟、涌泉。牙关紧闭者，加下关、颊车。四肢抽搐者，加阳陵泉。

刺灸方法：针用补泻兼施法。

方义:太冲平肝熄风。三阴交、太溪育阴潜阳,配风池可养阴清热熄风。百会醒神开窍。

2.痰火上扰

取穴:百会、劳宫、丰隆、中脘、行间。

随症配穴:痰涎盛者,加天突、上脘。昏仆不醒、牙关紧闭、四肢抽搐者,配穴同"肝风内动"型。

刺灸方法:针用补泻兼施法。

方义:百会、劳宫清热开窍,安神镇惊。丰隆、中脘清热化痰,配行间可泄热熄风。

(二)耳针

取肝、肾、神门、交感、皮质下、枕,每次选2~4穴,毫针中度刺激,每日1~3次。

第十一节　妊娠恶阻

妊娠恶阻是指妊娠早期冲脉之气上逆、胃失和降,出现呕吐、厌食,甚至食入即吐的病证,古称子病、病儿、病食、阻病。一般在妊娠6周至12周发生,多见于精神过度紧张的年轻初孕妇女。

本证西医学称为妊娠呕吐,亦称妊娠剧吐、恶性妊娠呕吐。

一、病因病机

本证的病因多与素体虚弱、情志不舒、痰湿阻滞等因素有关。

(一)脾胃虚弱

孕妇脾胃素虚,受孕之后,经血不泻,冲脉之气较盛,冲气上逆犯胃,胃失和降,发为呕恶。

(二)肝胃不和

孕后阴血聚以养胎,肝血不足,肝失所养,肝火偏旺,肝气肝火夹冲气犯胃;或情志不舒,肝气郁结,肝失疏泄,上逆犯胃,胃失和降。

(三)痰湿阻滞

脾虚失运,痰湿内生,阻于中焦,冲脉之气夹湿上涌,而致呕恶。

二、辨证

(一)脾胃虚弱

证候:妊娠初起,恶心呕吐,或食入即吐,或吐清水,头晕体倦,脘痞腹胀,舌淡,苔薄白,脉缓无力。

治法:健脾和胃,降逆止呕。

(二)肝胃不和

证候:妊娠初期,呕吐酸水或苦水,恶闻油腥,脘闷,胁痛,心烦口苦,嗳气叹息,情志不畅,头胀而晕,苔薄黄,脉弦滑。

治法:泄肝和胃,降逆止呕。

(三)痰湿阻滞

证候:妊娠早期,呕吐痰涎,口淡乏味,不思饮食,胸腹满闷,舌胖,苔白腻,脉滑。

治法:化痰除湿,和胃降逆。

三、论治

(一)刺灸

1.脾胃虚弱

取穴:足三里、中脘、内关、公孙。

随症配穴:腹胀者,加天枢、阴陵泉。

刺灸方法:针用补法,可加灸。

方义:胃之下合穴足三里配胃募中脘,可健脾和胃,降逆止呕。八脉交会穴内关配公孙,可增强健脾和胃、降逆平冲之功。

2.肝胃不和

取穴:内关、太冲、中脘、足三里。

随症配穴:呕吐苦水者,加阳陵泉。胁痛者,加章门、膻中。

刺灸方法:针用泻法。

方义:内关为八脉交会穴,可理气和胃止呕。太冲为足厥阴肝经原穴,可疏肝泻火以和胃。中脘、足三里和胃降逆。

3.痰湿阻滞

取穴:阴陵泉、丰隆、足三里、中脘、内关。

随症配穴:胸闷者,加膻中。

刺灸方法:针用平补平泻法,可加灸。

方义:脾经合穴阴陵泉配胃经络穴丰隆,可健脾除湿,理气豁痰。足三里、中脘、内关和胃降逆止呕。

(二)耳针

取胃、肝、神门、交感,每次选 2～4 穴,毫针轻刺激,留针 15min,每日 1 次。也可埋籽刺激。

(三)皮肤针

取中脘、胃俞、脾俞、梁丘、足三里,内关、太冲,轻度叩刺,每日 1 次,5～10 次为 1 疗程。

(四)穴位注射

取足三里、至阳、灵台、肝俞、脾俞,每次选 2 穴,每穴注射生理盐水 2mL 或维生素 B_6 注射液 0.5mL,每日 1 次,轻症隔日 1 次。

(五)穴位敷贴

生姜 6G 烘干,研为细末,过筛,以水调成糊状,敷内关或神阙穴,外用伤湿止痛膏固定。

(六)艾灸

取上脘、足三里.大敦、公孙,用艾条施雀啄灸法,每日 2 次,每次每穴灸 5～10min。

第十二节　胞衣不下

胞衣又称胎衣、胎盘,胎儿娩出后,胎盘经长时间不能娩出者,称为胞衣不下,又称胎衣不下、儿衣不下、息胞。本证多伴有阴道出血不止。

西医学中的胎盘滞留等可据本节辨证治疗。

一、病因病机

本证主要与气虚、血瘀、寒凝等因素有关。

(一)气虚

产妇体质素虚,元气不足;或产程过长,用力过度,分娩后气血两虚,无力送出胞衣而致。

(二)血瘀

多由产时调摄失宜,败血恶露,瘀滞胞中,胞衣不出。

(三)寒凝

临产或产时感受寒邪,外寒乘虚搏于血分,致气血凝滞,胞衣不能及时排出。

二、辨证

(一)气虚

证候:产后胞衣不下,少腹微胀,按之有块,不痛不坚,恶露量多色淡,面色苍白,神疲肢怠,心悸气短,舌淡苔薄,脉细无力。

治法:补气养血祛瘀。

(二)血瘀

证候:产后胞衣不出,小腹疼痛拒按,腹部坚硬有块,恶露量少,色暗红,面色暗紫,舌紫,脉细涩。

治法:行气活血祛瘀。

(三)寒凝

证候:产后胞衣不下,小腹冷痛拒按,得热痛减,恶露甚少,色淡暗,面色青白,舌淡苔白,脉沉迟或紧。

治法:温经活血祛瘀。

三、论治

(一)刺灸

1.气虚

取穴:关元、三阴交、独阴。

随症配穴:阴道出血多者,加隐白。神疲肢怠者,加足三里。

刺灸方法:针用补法,可加灸。

方义:关元为元气交关之所,属任脉而通于胞宫,配三阴交则益气养血。独阴为经外奇穴,是治疗胎衣不下的经验效穴。

2.血瘀

取穴:肩井、中极、合谷、三阴交、昆仑。

随症配穴:小腹疼痛拒按者,加天枢、阴交。

刺灸方法:针用泻法,可加灸。

方义:肩井有活血利气、催下胎衣的作用。中极属任脉,通胞宫。合谷、三阴交行气活血,祛瘀止痛。配昆仑治胞衣不下。

3.寒凝

取穴:神阙、气海、三阴交、独阴。

随症配穴:小腹冷痛甚者,加灸肾俞、关元。

刺灸方法:针用泻法,可加灸。

方义:神阙与气海均为任脉穴,通于胞宫,灸之可散寒活血,温经通络。三阴交通经活血,以下胞衣。独阴是治疗胎衣不下的经验效穴。

(二)电针

取合谷、三阴交,毫针刺入后,以高频脉冲电流刺激 30min。

(三)穴位敷贴

以巴豆 1 粒,蓖麻籽 1 粒,麝香 0.3g,捣碎外敷神阙、涌泉。

第十三节　产后血晕

产妇分娩后突然头晕目眩,不能坐起,或心胸满闷,恶心呕吐,痰涌气急,心烦不安,甚则口噤神昏,不省人事,称"产后血晕",为产后急重症之一,"血晕"即因产后失血过多或停瘀或气血虚脱引起的上述症状。产后血晕始载于《经效产宝》,全称"产后血晕闷绝"。

一、病因病理

中医学认为,导致产后血晕的病因病机,有虚实二端。虚者,乃属阴血晕亡,心神失守,多由产后血崩发展而来。实者,则为瘀血上攻,扰乱心神所致。产妇素体气血虚弱,复因产时失血过多,以致营阴下夺,气失依附,阳气虚脱。或因产后胞脉空虚,感受寒邪,血为寒凝,瘀滞不行,加因产后元气亏虚,气血运行失度,以致血瘀气逆,并走于上,扰乱心神,而致血晕。

二、临床表现

产妇分娩后突然头晕目眩,不能坐起,或心胸满闷,恶心呕吐,痰涌气急,心烦不安,甚则口噤神昏,不省人事。血虚气脱型表现为产时产后流血过多,突然晕眩,心悸烦闷不适,甚则昏不知人。面色苍白,眼闭口开,手撒肢凉,冷汗淋漓,舌淡无苔,脉微欲绝或浮大而虚。瘀阻气闭型表现为产妇刚分娩后,恶露不下或量少,少腹阵痛拒按,甚至心下急满,气粗喘促,神昏口噤,不省人事,两手握拳,牙关紧闭,面色青紫,唇舌紫黯或舌边尖瘀斑,脉涩。

三、诊断要点

(1)发病以新产后数小时内多见。

（2）产妇分娩后突然头晕目眩，不能坐起，或心胸满闷，恶心呕吐，痰涌气急，心烦不安，甚则口噤神昏，不省人事。

（3）体格检查：多为出血量多及急性贫血症状，血压下降或测不到血压。

四、治疗

（一）针刺

1.处方一

三阴交、人中、内关、中极、支沟、十宣。

操作：中极施捻转泻法，三阴交、支沟施提插泻法，人中施提插泻法，内关施提插捻转之平补平泻法，每穴均留针 15～30min。十宣则用三棱针点刺放血。本法适宜于瘀阻气闭型。

2.处方二

三阴交、足三里、合谷。

操作：针刺以上穴位，施捻转补法，每穴连续捻补 5～8min 或更长时间。本法适宜于血虚气脱型。

3.处方三

阴交、三阴交、支沟、中极、公孙。

操作：用毫针刺以上穴位，施捻转泻法，另可加灸这些穴位。本法适宜于血瘀气逆型。

4.处方四

百会、关元、人中、内关、足三里、三阴交、气海。

操作：毫针刺，人中施提插泻法，内关施提插捻转之平补平泻法。余穴均施捻转补法，留针 15～30min，但是百会用艾条悬灸。本法适宜于血虚气脱型。

5.处方五

胃俞、膏肓俞、脾俞、肺俞、足三里、中脘。

操作：毫针刺，施捻转补法，留针 20～30min，诸穴均加用艾条悬灸法，约 30min。每日 1 次，7～10 次为 1 疗程。本法适宜于肺脾气虚型。

（二）耳针

1.处方一

内生殖器、交感、神门、肾上腺、心、肝。

操作：毫针强刺激以上穴位，间歇运针，留针 30～60min。

2.处方二

子宫、下脚端、神门、下屏尖、肝、心。

操作：局部消毒，毫针刺之，强刺激，留针 1～2h，或留针至神清识人。

3.处方三

脑、心、脾、肝、肺、肾、下屏尖、平喘、神门、下脚端。

操作：每次选 3～6 穴，每日或隔日针 1 次，每次留针 30～60min。或采用耳穴压籽法，每 3 日 1 次，10 次为 1 疗程。

（三）灸法

处方：百会、神阙、足三里、关元。出血过多者，加隐白；心悸者，加神门；抽搐者，加太冲；牙关紧闭者,加颊车。

操作:以上穴位轮番用艾条灸,灸至神清为度。

(四)穴位注射

处方:三阴交、足三里。

操作:将催产素1～2U,或麦角0.1～0.2mL,用0.5%普鲁卡因稀释到1～2mL,进针得气后,每穴注入0.5mL。本法适宜于血虚气脱型。

(五)电针

处方:中脘、关元、脾俞、肾俞、膻中、三阴交、太溪、足三里。

操作:每次选2～4穴,每次通电20～30min,每日1次,10次为1疗程。

(六)皮肤针

处方:五脏俞、夹脊穴、背部足太阳膀胱经第一侧线。

操作:在以上部位,用梅花针中等刺激,以皮肤潮红为度,每日1次,7次为1疗程。

第十四节　产后恶露不绝

恶露是指产妇分娩后由阴道排出的败血和浊液,产后1～2周内属正常现象,产后恶露持续3周以上仍淋漓不断者,称产后恶露不绝,又称恶露不尽或恶露不止。

本证类似于西医学中的产后感染、胎盘胎膜残留或滞留、产后宫缩乏力所致的产后出血。

一、病因病机

本证多与气虚下陷、血热内扰、气血瘀滞致冲任不固有关。

(一)脾虚气陷

体质素虚,正气不足,或产后失血耗气,或产后操劳过早,劳倦伤脾,脾虚气陷,导致冲任不固,摄血不能,以致恶露不断。

(二)血热内扰

素体阴虚,复因产时失血,阴液亏耗,阴虚生内热;或产后过食辛辣助阳之物,或邪热内扰,或情志不畅,肝郁化火,以致热扰冲任,迫血妄行。

(三)气血瘀滞

产后胞脉空虚,寒邪乘虚而入,血为寒凝;或肝气郁结,气血瘀滞;或胞衣残留,阻滞冲任,以致瘀血不去,冲任失畅,血不归经,恶露不绝。

二、辨证

(一)脾虚气陷

证候:产后恶露过期不止,量多或淋漓不断,色淡红,质稀薄,无臭味,小腹空坠,神倦懒言,面色淡白,舌淡,脉缓弱。

治法:健脾益气摄血。

(二)血热内扰

证候:产后恶露过期不止,量较多,色深红,质稠黏臭秽,面色潮红,口燥咽干,舌红,脉虚细而数。

治法:育阴清热止血。

(三)气血瘀滞

证候:产后恶露淋漓涩滞不爽,量少,色紫暗有块,小腹疼痛拒按,舌紫暗或边有瘀点,脉弦涩或沉而有力。

治法:活血化瘀止血。

三、论治

(一)刺灸

1.脾虚气陷

取穴:关元、足三里、三阴交、百会。

随症配穴:恶露量多者,加脾俞、隐白。小腹下坠者,加中脘、子宫。

刺灸方法:针用补法,可加灸。

方义:关元属任脉,益气而调理冲任。足三里、三阴交健脾摄血,补益中州。百会居于高巅,用于升提阳气以举陷。

2.血热内扰

取穴:中极、次髎、中都、行间、阴谷。

随症配穴:口舌干燥者,加照海。面色潮红者,加太溪。邪热甚者,加曲池、合谷。

刺灸方法:针用补泻兼施法,可用三棱针点刺出血。

方义:中极属任脉,通胞宫,配次髎清泻胞宫之热。中都为足厥阴肝经郄穴,有疏肝清热的作用。行间为足厥阴肝经之荥穴,泻之可清胞宫血热。配足少阴肾经合穴阴谷用于育阴清热止血。

3.气血瘀滞

取穴:气海、中极、血海、地机。

随症配穴:小腹冷痛拒按者,加灸关元归来。

刺灸方法:针用泻法,可加灸。

方义:气海、中极均属任脉,用于调理冲任气血。血海、地机属足太阴脾经,能活血化瘀,使瘀去新血归经。

(二)耳针

取内生殖器、内分泌、交感、肝、脾、肾、皮质下、神门,每次选 2～4 穴,毫针中度刺激,留针15～20min,每日 1 次。

(三)艾灸

取神阙,用艾条灸 30min,每日 1 次。

第十五节 产后恶露不下

胎儿娩出后如宫内瘀血和浊液留滞不下,或虽下甚少,称为恶露不下,又称恶露不来、恶露停结。本证以新产后多见。如恶露虽少,但腰腹不痛、全身状况良好者,不作本节论。

西医学中的产后感染粘连、胎盘胎膜残留或滞留、产后宫缩乏力、产后子宫过度后倾后屈等影响恶露排出的疾病,可参此治疗。

一、病因病机

本证多与情志不畅、寒邪侵袭有关。

(一)气滞血瘀

情志不畅,肝气郁结,气机不利,血行受阻,气滞血结,致恶血留滞,瘀阻胞宫。

(二)寒凝胞宫

感受寒邪,饮食生冷,恶露为寒所凝,瘀结不下。

二、辨证

(一)气滞血瘀

证候:产后恶露不下或所下极少,色紫暗,小腹胀痛拒按,胸胁胀满,舌紫苔薄白,脉沉弦或沉涩。

治法:理气活血祛瘀。

(二)寒凝胞宫

证候:产后恶露不下或所下甚少,小腹冷痛拒按,喜热熨,畏寒肢冷,舌淡苔白,脉沉迟。

治法:温经活血祛瘀。

三、论治

(一)刺灸

1.气滞血瘀

取穴:气海、中极、地机、太冲。

随症配穴:胸胁胀满者,加期门、膻中。小腹疼痛者,加阴交、气冲。

刺灸方法:针用泻法,可加灸。

方义:气海与中极属任脉,通于胞宫,能调理冲任。地机为足太阴郄穴,用于活血化瘀,再配足厥阴原穴太冲疏肝理气,共奏行气活血化瘀之功。

2.寒凝胞宫

取穴:关元、气冲、地机。

随症配穴:小腹冷痛者,加灸神阙。

刺灸方法:针用泻法,可加灸。

方义:关元通于胞宫,针并加灸能温经通络,调理冲任。气冲为足阳明和冲脉的交会穴,可活血祛瘀,通经下血。地机可活血化瘀。

（二）耳针

取内生殖器、内分泌、肝、肾、神门，每次选 2～4 穴，毫针强刺激，留针 30min，每日 1 次。

（三）皮肤针

扣打腰椎至尾椎、下腹部任脉、腹股沟部、下肢足三阴经，强刺激。

第十一章　儿科病证治疗

第一节　遗　尿

遗尿是指 3 岁以上的小儿睡眠中小便自遗、醒后方觉的一种病证，又称尿床、遗溲、遗溺、夜尿症。3 岁以下的小儿，由于脑髓未充，智力未健，正常的排尿习惯尚未养成，或因白天嬉戏过度，精神兴奋，过度疲劳，或睡前多饮等偶有尿床者，此不属病态。若 3 岁以上幼儿，尚不能自控排尿，每睡即遗，形成惯例，则应视为病态。

中医学认为，多因肾气未充，下元虚寒，或脾肺气虚，固摄无权等导致膀胱气化不利，约束无权而夜间尿床。西医学认为，本病因大脑皮质、皮质下中枢功能失调引起。

一、辨证

本病的诊断要注意排除器质性病变所致者，临床上应做一些必要的检查，如大便找寄生虫卵、X 线检查脊柱裂等。

(一)肾阳不足

每夜遗尿 1 次或数次，或数夜 1 次，白天小便亦多，甚至难以控制。面色㿠白，精神疲乏，或肢冷畏寒，智力迟钝，腰腿乏力，舌淡，脉沉细。

(二)肺脾气虚

睡中遗尿，白天小便频而量少，劳累后遗尿加重。面白气短，四肢无力，食欲不振，大便易溏，舌淡，苔白，脉细无力。

二、论治

(一)针灸

治则：温补肾阳、补益肺脾。针灸并用，补法。

处方：关元、中极、膀胱俞、三阴交。

方义：关元是任脉穴，可培元补肾；中极、膀胱俞分别是膀胱的募穴和腧穴，二穴伍用可振奋膀胱功能，以助对尿液的约束能力；三阴交为足三阴经交会穴，以疏调脾、肝、肾三经之经气而止遗尿。

加减：肾气不足加肾俞以补肾培元；肺脾气虚加肺俞、脾俞、足三里健脾益肺；夜梦多配百会、神门宁心益脑。

操作：中极、关元针前排空小便，采用直刺或向下斜刺，行针后令针感下达阴部为宜，行热补法，肾俞、关元可行温针灸或隔附子灸；其余穴位常规针刺。

(二)皮肤针法

取夹脊穴、气海、关元、中极、膀胱俞、八髎。用皮肤针轻叩，使皮肤微微潮红，也可叩刺后再加拔火罐。每天 1 次。

(三)耳针疗法

取肾、膀胱、脾、肺、皮质下、内分泌、尿道。每次选用 3～4 穴，毫针浅刺，中等刺激，留针 20min，每天 1 次。或埋针、贴压药丸，于睡前按压以加强刺激。两耳交替。

(四)穴位注射

选中极、膀胱俞、气海、肾俞、关元、关元俞。每次选用 2 穴，用当归注射液或维生素 B_1、维生素 B_{12}、胎盘注射液、硝酸士的宁等，每次每穴注入药液 2mL，每天 1 次。

第二节　急惊风

惊风是以四肢抽搐，口噤不开，角弓反张和意识不清为特征的一种儿科常见病，又称抽搐。其中发病迅速，症情急暴者称为急惊风。急惊风在很多疾病中均可发生，以 5 岁以内婴幼儿最为常见，年龄越小发病率越高，7 岁以后逐渐减少。由于急惊风病势突然，症情凶险，变化迅速，往往威胁小儿生命，故为小儿危重急证之一。

本病相当于西医学的小儿抽搐，可见于多种疾病如高热、乙型脑炎、流行性脑膜炎（或脑炎、脑膜炎后遗症）、原发性癫痫等。

急惊风病因复杂，以外感时邪、痰热内蕴或暴受惊恐为主要因素。感邪后，从热化火，热极可以生痰生风，食滞痰郁也可化火动风，其主要病机为热闭心窍，热极动风，痰盛发搐。热、痰、风、惊四证是急惊风的主要病理表现。病变部位在心、肝两脏。

一、辨证

急惊风发病急骤，临床表现多为实证。其以四肢抽搐，口噤不开，角弓反张和意识不清为特征。

(一)外感惊风

起病急骤，先有高热头痛，咳嗽咽红，面红唇赤，气急鼻煽，或恶心呕吐，或口渴烦躁，继而神志昏迷，四肢抽搐，两目上视，牙关紧闭，颈项强直，甚则角弓反张，舌红、苔薄黄或燥黄，脉浮数。

(二)痰热惊风

先纳呆呕吐，腹痛，便秘，痰多色黄，咳吐不利，继而发热神呆，迅即出现昏迷，抽搐，两目上视，牙关紧闭，甚至角弓反张，喉中痰鸣，呼吸气粗，腹部胀满，舌红、苔黄厚而腻，脉弦滑而数。

(三)惊恐惊风

不发热或微发热，四肢欠温，夜寐不安或昏睡不醒，惊惕频作，醒后啼哭，面色时青时赤，甚则惊厥，舌苔薄，脉沉细。

二、论治

(一)针灸

治则：清热熄风，豁痰开窍，镇惊宁神。只针不灸，泻法，或点刺出血。

处方：水沟、印堂、合谷、太冲。

方义：水沟为督脉穴，与印堂穴伍用可开窍醒神；合谷为手阳明经原穴，太冲为足厥阴肝经原穴，两穴合用谓之"四关"，可熄风镇惊，调理气血。

加减：外感惊风加外关、风池解表退热；痰热惊风加中脘、丰隆清热涤痰；惊恐惊风加神门宁心镇惊；高热加大椎、十宣泄热镇惊；头痛加风池、太阳祛邪通络止痛；牙关紧闭加下关、颊车启闭开窍。

操作：水沟刺向鼻中隔，用强刺激；十宣可点刺出血；余穴常规针刺。

（二）指针疗法

用拇指指甲重掐水沟、印堂、四关穴，至抽搐停止为止。

（三）三棱针法

取水沟、十宣或十二井、合谷、太冲。诸穴消毒后，用三棱针点刺放血，每穴出血3滴。

（四）耳针疗法

取心、肝、交感、神门、皮质下、缘中、枕。每次选用2～3穴，用捻转泻法强刺激，不留针。高热不退者，在耳尖部点刺出血。

（五）皮肤针法

取大椎、曲池、涌泉、百会、十宣、印堂。常规消毒后，用皮肤针强刺激，以皮肤出血为度。

第三节　疳　积

疳积是以面黄肌瘦，毛发焦枯，饮食异常，腹胀如鼓或腹凹如舟，青筋暴露，精神萎靡等为特征的一种慢性疾病。疳积相当于西医学的小儿营养不良。小儿营养不良是指由于摄入食物的绝对量不足或食物能量吸收利用不足，或消耗量增加而相对不足，以致不能维持正常的新陈代谢，而消耗自身组织的综合征。其多发生于3岁以下的小儿。

中医学认为，疳积多由小儿乳食失当，或恣食肥甘生冷，损伤脾胃，积滞中焦，纳运无权，以致气血津液无从化生，气阴亏损引起；或因饮食不洁，感染虫疾，耗夺气血，脏腑筋肉失于濡养所致。本病的病位在脾胃，病性有虚有实，但以虚为主。

一、辨证

本病临床以面黄肌瘦，毛发焦枯，饮食异常，腹胀如鼓或腹凹如舟，青筋暴露，精神萎靡为主证。

（一）脾胃虚弱

肌肤羸瘦，毛发焦枯，腹凹如舟，困倦嗜卧，目无光彩，大便溏薄，完谷不化，面色萎黄，四肢不温，唇舌色淡，脉细无力。

（二）感染虫疾

肌肤消瘦，毛发枯槁易脱，脘腹胀大如鼓，青筋暴露，嗜食无度或喜食异物，时有腹痛，睡中磨牙，舌淡，脉细弦。

二、论治

(一)针灸

治则:健脾和胃,化滞消积。以针为主,补法;虫积者,先泻后补。

处方:四缝、中脘、足三里。

方义:四缝是治疗疳积的经验效穴,有健脾和胃,消食导滞之功,现代研究表明,针刺四缝穴能增强多种消化酶的活力,中脘是胃经募穴,足三里是胃经合穴,二穴伍用,共奏健运脾胃,益气养血,消积化滞之力。

加减:脾胃虚弱者加脾俞、章门、胃俞以加强纳运脾胃,益气生血之力;感染虫积者加巨阙、天枢行气导滞,百虫窝驱虫消积。

操作:四缝在严格消毒后用三棱针点刺,挤出少量黄水。背部腧穴和章门进针 0.2~0.3寸,不可直刺、深刺,以防伤及内脏;其余腧穴常规针刺,一般不留针。

(二)捏脊疗法

取脊柱及其两侧。使患儿裸露背部,俯卧。医者从长强穴向上,用手指捏起皮肤,一捏一放,交替向上,一般至大椎穴为1遍。3遍后再从白环俞沿脊柱两侧1.5寸处捏起,自下向上,随捏随放,至大杼穴,反复3遍。每天1次。

(三)皮肤针法

取夹脊穴(第7~17椎)、脾俞、胃俞。从上而下轻轻叩刺,以皮肤微红为度。每天或隔天1次。

(四)穴位割治

取鱼际穴。在无菌操作下,用手术刀割开患儿鱼际处皮肤,做纵切口约0.4cm,取出少量脂肪,用酒精棉球压迫防止出血,然后做外科包扎。

第四节 小儿脑性瘫痪

小儿脑性瘫痪简称小儿脑瘫,是指由于不同原因引起的非进行性中枢性运动功能障碍,可伴有智力低下、惊厥、听觉与视觉障碍及学习困难等。西医学认为引起小儿脑瘫的原因较多,但主要由围生期和出生前各种原因引起颅内缺氧、出血等导致,如母孕期感染、胎儿窘迫、新生儿窒息、早产、脑血管疾病或全身出血性疾病等。小儿脑瘫属于中医学"五迟""五软""五硬""胎弱""痿证"等范畴。

本病主要是因先天不足、后天失养、病后失调及感受热毒,致使气血不足,五脏六腑、筋骨肌肉、四肢百骸失养,形成亏损之证。本病的病位在脑,与肝、肾、心、脾关系密切。病变性质多属虚证,也有虚实夹杂证。

一、辨证

以肢体运动功能障碍为主证。根据运动功能障碍的表现区分为痉挛型、锥体外系型、共济失调型及混合型。重症脑瘫可伴智力低下、癫痫发作、语言障碍、视觉及听觉障碍及学习困难等。脑电图、头颅 X 线、CT 等有助于本病的明确诊断。

(一)肝肾不足

筋骨痿弱,发育迟缓,站立、行走或长齿迟缓,目无神采,面色不华,疲倦喜卧,智力迟钝,舌淡嫩,脉细弱。

(二)心脾两虚

筋肉痿软无力,头项无力,精神倦怠,智力不全,神情呆滞,语言发育迟缓,流涎不禁,食少,便溏,舌淡、苔白,脉细弱。

二、论治

(一)针灸

治则:补益肝肾,益气养血,疏通经络,强壮筋骨。针灸并用,补法。

处方:大椎、百会、四神聪、身柱、腰阳关、合谷、足三里。

方义:大椎、百会、身柱、腰阳关均为督脉穴,可疏通督脉经气,升阳益气,添精益髓;四神聪健脑益智;合谷是手阳明经穴,可调理气血,通经活络;足三里是足阳明胃经穴,可健脾和胃,化生气血,滋养筋骨。

加减:肝肾不足加肝俞、肾俞、太溪、三阴交补养肝肾,强筋壮骨;心脾两虚加心俞、脾俞健脾生血,养心益智;上肢瘫加肩髃、曲池、外关,下肢瘫加环跳、阳陵泉、悬钟、解溪,以疏通肢体经气,调和气血;语言障碍,语言迟缓加廉泉、哑门、通里开宣音窍;肢体屈曲、拘挛、痿软等皆以局部穴相配以舒筋活络。

操作:大椎、百会、四神聪、身柱、腰阳关、合谷、足三里常规针刺;肩髃、曲池、外关、廉泉、哑门、通里用点刺不留针之法,背腧穴宜斜刺、浅刺,进针 0.2～0.3 寸;其余穴位均常规针刺。

(二)头针疗法

取额中线、顶颞前斜线、顶旁 1 线、顶旁 2 线、顶中线、颞后线、枕下旁线。局部消毒后,用 1～1.5 寸毫针迅速刺入皮下,深度在帽状腱膜下,然后将针体与头皮平行,推送至所需的刺激区,留针 1～2h,留针时可以自由活动。每天或隔天 1 次。

(三)耳针疗法

取皮质下、交感、神门、脑干、肾上腺、枕、心、肝、肾;上肢瘫痪者加肩、肘、腕;下肢瘫痪,加髋、膝、踝。每次选用 4～6 穴,用王不留行籽贴压,每天按压中等刺激 2～3 次。

(四)穴位注射

取大椎、曲池、手三里、合谷、肾俞、足三里、阳陵泉、承山等穴,每次选 2～3 穴,用 10％葡萄糖注射液,或维生素 B_1、维生素 B_{12},或 γ-氨酪酸等。每次选用 2～4 穴,每次每穴注入 0.5～1mL,隔天 1 次。

第十二章　皮肤、外科病证治疗

第一节　风　疹

风疹是以皮肤异常瘙痒，并出现成片或成团的风团为主证的过敏性皮肤病，又称瘾疹。以皮肤上出现淡红色或苍白色瘙痒性疹块，高出皮面，时隐时现，消退后不留痕迹为特征。急性者短期发作后多可痊愈，慢性者常反复发作，缠绵难愈。相当于西医学的荨麻疹。本病主要是机体敏感性增强，皮肤黏膜小血管扩张及渗透性增强引起的局限性水肿反应。

中医认为，本病多由腠理不固，或体质素虚，风邪乘虚侵袭，遏于肌肤而成。或食用鱼虾荤腥食物，或有肠道寄生虫等，导致胃肠积热，又感风邪，使内不得疏泄，外不得透达，郁于肌肤之间而发。

一、辨证

急性风疹发病急骤，皮肤突然出现形状不一、大小不等的风团，融合成片或孤立散在，呈淡红色或白色，边界清楚，周围红晕，瘙痒不止。数小时内水肿减轻，变为红斑而渐消失，但伴随搔抓新的风团会陆续发生，此伏彼起，一日之内可发作数次。一般在2周内停止发作。

慢性风疹一般无明显全身症状，风团时多时少，有的可有规律，如晨起或晚间加重，有的则无规律性。病情缠绵，反复发作，常多年不愈。

风疹发生部位可局限于身体某部，也可泛发于全身。如果发生于胃肠，可见恶心，呕吐，腹痛，腹泻等；喉头黏膜受侵则胸闷，气喘，呼吸困难，严重者可引起窒息而危及生命。

(一)风热犯表

风团色红，灼热剧痒，遇热加重，发热，咽喉肿痛，苔薄黄，脉浮数。

(二)风寒束表

风团色白，遇风寒加重，得暖则减，恶寒，舌淡、苔薄白，脉浮紧。

(三)血虚风燥

风疹反复发作，迁延日久，午后或夜间加剧，心烦少寐，口干，手足心热，舌红、少苔，脉细数无力。

(四)肠胃实热

风团色红，成块成片，脘腹疼痛，恶心呕吐，便秘或泄泻，苔黄腻，脉滑数。

二、论治

(一)针灸

治则：风热犯表疏风清热，只针不灸，泻法；风寒束表散寒解表，针灸并用，泻法；血虚风燥养血润燥，祛风止痒，以针刺为主，平补平泻；肠胃实热清热泻火，通调腑气，只针不灸，泻法。

处方：曲池、合谷、血海、三阴交、膈俞。

方义：以手阳明、足太阴经腧穴为主。曲池、合谷属手阳明经穴，通经络，行气血，疏风清热；血海属足太阴经穴，有养血、凉血之功；膈俞为血会，能活血止痒，与血海相配寓"治风先治血，血行风自灭"之意，三阴交为足三阴经交会穴，可养血活血、润燥止痒。

加减：风热犯表加大椎、风门疏风清热，调和营卫；风寒束表加风门、肺俞疏风散寒，调和肺卫；血虚风燥加风门、脾俞、足三里益气养血，润燥祛风；肠胃实热，加内关、支沟、足三里清泄胃肠，通调腑气；喉头肿痒、呼吸困难加天突、天容、列缺、照海清利咽喉；女性经期风疹伴月经不调加关元、肝俞、肾俞调理冲任。

操作：诸穴均常规针刺，风寒束表者可在风门、大椎加用灸法。急性者每天治疗 1～2 次；慢性者隔天 1 次；荨麻疹发作与月经有关者，可于每次月经来潮前 3～5 天开始治疗。

(二)皮肤针法

取风池、曲池、血海、夹脊穴。中等强度手法叩刺，至皮肤充血或隐隐出血为度。急性者每天 1 次或 2 次；慢性者隔天 1 次。

(三)三棱针法

取曲泽、委中、大椎、风门。每次选用 1 个四肢穴和 1 个躯干穴。曲泽或委中穴用三棱针快速点刺 1cm 左右深，使暗红色血液自然流出，待颜色转淡红后再加拔火罐 10～15min；大椎或风门穴用三棱针刺 0.5～1cm 深，加拔火罐，留置 10～15min。

(四)拔罐疗法

取神阙穴，用大号玻璃罐，先留罐 5min，起罐后再拔 5min，如此反复拔 3 次；也可以用闪罐法反复拔罐至穴位局部充血。

(五)耳针疗法

取肺、胃、肠、肝、肾、肾上腺、神门、风溪。毫针浅刺，中等强度刺激；可在耳背静脉放血数滴；或用埋针法、压丸法。

(六)穴位注射

取合谷、曲池、血海、三阴交、大椎、膈俞等穴。每次选用 1～2 穴，复方丹参注射液，或自身静脉血加入抗凝剂注入，每穴 1～2mL。

第二节　疔　疮

疔疮是以发病开始即有粟粒样小脓头，发病迅速，根深坚硬如钉，红、肿、热、痛为特征的疾患。好发于颜面和手足部，因发病部位和形状不同，有人中疔、虎口疔、红丝疔等名称。西医学的"疖"属本病范畴。本病为金黄色葡萄球菌感染所致的急性化脓性炎症。实验室血常规检查有助于诊断。

本病多因肌肤不洁，铁木刺伤，妄施针挑、挤压，导致火毒乘隙侵袭，邪热蕴结肌肤；或因恣食膏粱厚味、酗酒等，以致脏腑蕴热，毒从内发。若热毒内盛，流窜经络，内攻脏腑则属危证。

一、辨证

本病初起为毛囊口脓疮隆起呈圆锥形的炎性硬结,状如粟粒,其色或黄或紫,有红、肿、热、痛,数日内硬结增大,疼痛加剧,继而形成脓肿,硬结变软,疼痛减轻,溃脓后脓腔塌陷,逐渐愈合。如发生于四肢,患处有红丝上窜的,称为红丝疔。如见寒战,高热,神昏,谵语,头痛,呕吐,为全身性化脓性感染,中医称疔疮走黄。

二、论治

(一)针灸

治则:清热解毒,消肿止痛。以针刺为主,泻法。

处方:身柱、灵台、合谷、委中。

方义:以督脉腧穴为主,身柱、灵台为督脉经穴,督脉统率诸阳经,针之能清泄阳经郁热火邪,为治疗疔疮之经验效穴;合谷为手阳明大肠经原穴,阳明经多气多血,又上达面部,可泻阳明火毒,对面部疔疮尤为适宜;委中为足太阳经之合穴,别名"血郄",刺络出血可清泄血中蕴热而消肿止痛,寓"宛陈则除之"之意。

加减:火毒炽盛加曲池、大椎、曲泽以泻火解毒;火毒入营加病变所属经脉之郄穴刺络出血以泻营血之火毒,凉血活血消肿。另外,尚可根据患部所属的经脉配穴,如唇疔加隐白、商阳、内庭;托盘疔加内关、郄门、阴郄;手指蛇头疔加二间等。或用经脉首尾配穴法,如发于示指商阳穴处的取对侧的迎香穴;红丝疔应在红丝的尽处依次点刺出血。疔疮走黄者加刺水沟、十二井穴、百会、内关以醒神开窍,镇静宁神。

操作:本病的治疗以点刺出血为主,各腧穴均可用三棱针点刺出血3～5滴;也可加拔火罐使出血量增多;还可在疔肿部位采用隔蒜灸法,每处疔肿灸3～5壮。

(二)挑治疗法

取背部肩胛间区丘疹样阳性反应点3～5个,用三棱针刺破表皮,挑断白色纤维,使出血3～4滴。

(三)耳针疗法

取神门、肾上腺、枕、疔疮相应部位。每次选2～4穴,毫针中等强度刺激;也可用王不留行籽贴压。

(四)隔蒜灸法.

取阿是穴,将蒜片置于疔肿上,将艾炷放在蒜片上点燃灸之,每一疔灸3～10壮,每天1次,10次为1个疗程。轻者灸3或4次痊愈,为防止复发应灸完1个疗程,重者一般需2个疗程。

第三节 痄 腮

痄腮,又名蛤蟆瘟,是以发热、耳下腮部肿胀疼痛为主证的一种急性传染性疾病。本病全年均可发病,多见于冬春季节,好发于5～9岁儿童,成人发病症状往往较儿童为重。临床表现以耳垂下为中心的腮部漫肿,触痛明显,伴高热、纳差、倦怠;发病前1～4周有此病接触史。本病相当于西医学的流行性腮腺炎。是由病毒感染所致,主要通过飞沫传播。病变除累及腮腺外还可能波及睾丸、脑膜、卵巢等。本病愈后绝大多数可获终生免疫,也有少数可反复发作。

中医认为,本病因外感风温邪毒,从口鼻而入,夹痰化火,遏阻少阳、阳明经脉,郁而不散,失于疏泄,结于腮部所致。少阳与厥阴互为表里,足厥阴之脉循少腹络阴器,若受邪较重则常常并发少腹痛、睾丸肿胀。若温毒炽盛,热极生风,内窜心肝,则出现高热、昏迷、痉厥等变证。

一、辨证

本病有2周左右的潜伏期。前驱症状可见发热,头痛,口干,纳差食少,呕吐,全身疲乏等。继而一侧耳下腮部肿大、疼痛,咀嚼困难,触之肿块边缘不清、中等硬度,有弹性,有压痛,4～6天后肿痛或全身症状逐渐消失。一般为单侧发病,少数也可波及对侧,致两侧同时发病。病重可并发脑膜炎、睾丸炎、卵巢炎等。

实验室检查:早期有血清和尿淀粉酶增高,补体结合试验、酶联免疫吸附法及间接荧光检查抗体均呈阳性。

(一)热毒袭表

耳下腮部漫肿疼痛,皮色不红,压之有弹性感,张口困难,咀嚼不便。伴有恶寒发热、咽红等全身轻度不适。舌尖红、苔薄白或微黄,脉浮数。

(二)火毒蕴结

腮部漫肿,疼痛较重、拒按,张口不便,咀嚼困难。伴壮热、头痛、烦躁、咽喉肿痛、大便干结、小便短赤。舌红、苔黄腻,脉弦数或滑数。

(三)热毒攻心

腮部肿胀,高热,头痛,烦躁不安,神疲嗜睡,颈项僵强,呕吐,甚则神昏不语,四肢抽搐,舌红绛、苔黄燥,脉弦数。

(四)毒邪下注

腮部肿胀,发热,烦躁,口苦咽干,男性睾丸肿痛,女性少腹痛,舌红、苔黄,脉弦数。

二、论治

(一)针灸

治则:泻火解毒,消肿止痛。只针不灸,泻法。

处方:翳风、颊车、合谷、外关、内庭、足临泣。

方义:以手足少阳、阳明经腧穴为主。翳风、颊车为局部取穴,分属手少阳和足阳明经,以疏调少阳、阳明经气;合谷、外关、内庭、足临泣为手足阳明、少阳经远端腧穴,可清泄阳明、少阳之郁热,导热下行,通络消肿。

加减:热毒袭表加中渚、关冲清热解表,疏风散毒;火毒蕴结加大椎、曲池泻火解毒,软坚散结;热毒攻心加百会、水沟醒神开窍,熄风镇痉;毒邪下注加太冲、大敦、归来疏泄厥阴之气,化瘀止痛。

操作:各腧穴均按常规针刺;大椎、关冲、百会等穴可点刺出血。

(二)皮肤针法

取合谷、耳门、颊车、翳风、外关、胸夹脊。先叩刺耳门,经过颊车至翳风,然后叩刺合谷、外关、胸夹脊,使皮肤潮红或微微出血。

(三)灯火灸法

取角孙穴。将穴区周围的头发剪去,用灯芯草蘸麻油点燃后,对准穴位迅速点灸皮肤,一点即起,听到响声即可。若未出现响声,应复点灸 1 次。

(四)耳针疗法

取腮腺、面颊、皮质下、相应区域压痛点。毫针强刺激;也可用埋针、压丸按压。

(五)穴位注射

用 2%利多卡因或普鲁卡因注射液,每次选 1～2 穴,每穴注入 0.5mL。

第四节　乳　痈

乳痈系指乳房红肿疼痛,乳汁排出不畅,以致结脓成痈的急性化脓性病证。多发于产后哺乳的产妇,尤其是初产妇更为多见。发病多在产后 2～4 周。发于妊娠期的称为"内吹乳痈";发于哺乳期的称为"外吹乳痈"。相当于西医学的急性化脓性乳腺炎。本病多因乳头发育不良,妨碍哺乳,或乳汁过多,不能完全排空,或乳管欠通畅,影响排乳,致使乳汁淤积,入侵细菌繁殖而发病。

中医认为多由忧思恼怒,肝气失于疏泄,或过食肥甘厚味,胃腑积热,致使肝气、胃热相互郁结,经络气血蕴热阻滞,结肿成痈;或因产妇乳头皲裂,乳汁不能吸尽而结;或因产后虚弱,外邪易于侵入;或因乳汁壅滞,或因胎气旺盛,胸满气胀,气机失于疏泄。

一、辨证

本病以乳房红肿热痛为主要症状,同时伴有恶寒、发热、口渴、便秘等。患侧乳房可触及硬块、压痛,患侧腋下淋巴结肿大。实验室检查可见白细胞计数明显增高。

(一)气滞热壅(初期)

患侧乳汁淤积,乳房局部皮肤微红,肿胀热痛,触之有肿块,伴有发热、口渴、纳差,苔黄,脉数。

(二)热毒炽盛(成脓期)

乳房内肿块逐渐增大,皮肤灼热焮红,触痛明显,持续性、波动性疼痛加剧,伴高热、口渴、小便短赤、大便秘结,舌红、苔黄腻,脉洪数。

(三)正虚邪恋(溃脓期)

经 10 日左右,脓肿形成,触之有波动感,经切开或自行破溃出脓后寒热渐退,肿消痛减,疮口渐渐愈合;如脓肿破溃后形成瘘管,或脓流不畅、肿势和疼痛不减,病灶可能波及其他经络,形成"传囊乳痈"。伴有全身乏力、面色少华、纳差,舌淡、苔薄,脉弱无力。

二、论治

(一)针灸

治则:初期清热散结,通乳消肿,成脓期泄热解毒,通乳透脓,均以针刺为主,泻法,溃脓期补益气血,调和营卫,针灸并用,补法或平补平泻。

处方:膻中、乳根、期门、肩井。

方义:膻中、乳根均位于乳房局部,膻中为气之会穴,乳根属于胃经,刺之可宽胸理气,消除患部气血之阻遏;期门邻近乳房,又为肝之募穴,善疏肝理气,化滞消肿;肩井清泄肝胆之火,为治疗乳房肿痛的经验效穴。

加减:气滞热壅加合谷、太冲、曲池以疏肝解郁,宽胸理气,清泄阳明之热毒;热毒炽盛加内庭、大椎清泄阳明之火毒壅滞;正虚邪恋加胃俞、足三里、三阴交补益气血,扶正祛邪;乳房胀痛甚者,加少泽、足临泣以通乳止痛;恶寒、发热加合谷、外关、曲池疏风清热;烦躁、口苦加行间、内关清心除烦。

操作:膻中向患侧乳房横刺;乳根向上刺入乳房底部,不可直刺、深刺,以免伤及内脏;期门沿肋间隙向外斜刺或刺向乳房,不能直刺、深刺,以免伤及内脏;肩井不可向下深刺,以免伤及肺尖,针尖应向前或后下方;其它腧穴常规针刺。病情较重者每天针刺 2 次。

(二)挑治疗法

在肩胛骨下部或脊柱两旁找压之不褪色的瘀血点,用三棱针挑破,使之出血少许。若背部瘀血点不明显,可在患侧膏肓穴上 2 横指处挑治。

(三)刺络拔罐

初期取大椎、第 4 胸椎夹脊、乳根(患侧)。在所取穴处用三棱针点刺出血,后加拔火罐。每天 1 次。

(四)耳针疗法

取胸、内分泌、肾上腺、胸椎。毫针浅刺,捻转数分钟,留针 20～30min。每天 1 次。

(五)穴位注射

用维生素 B_1 注射液 4mL 加维生素 B_6 注射液 2mL,每次选 3～5 穴,每穴注入 1mL。

(六)艾灸疗法

取阿是穴。初起时用葱白或大蒜捣烂,敷患处用艾条熏灸 10～20min,每天 1 或 2 次。本法适用于乳痈尚未成脓者。

第五节　乳　癖

乳癖又称乳痰、乳核,是妇女乳房部常见的慢性肿块。多见于中老年妇女。西医学称为乳腺小叶增生和慢性囊性增生。表现为乳房发生单个或多个大小不等的肿块,质地坚韧或呈囊性感,边界清楚,活动度好;肿块随情绪变化增长,与月经周期有关。本病主要由于雌激素代谢障碍,尤其是雌、孕激素比例失调,使乳房各部分的增生程度参差不齐所致。部分患者的病情与月经周期有关。

中医认为本病多由忧郁思虑,肝失条达,心脾郁结,气血失调,痰湿阻滞乳络而成;或因冲任失调,肝肾阴虚,经脉失养而成。

一、辨证

以单侧或双侧乳房出现大小不等,形态不一,边界不清,推之可动的肿块为特征。伴胀痛或触痛。与月经周期及情志变化密切相关,往往在月经前疼痛加重,月经来潮后减轻或消失。乳腺红外线热图像扫描、乳房钼靶 X 线片有助于诊断。

(一)肝郁气滞

乳房肿块和疼痛随喜怒消长,伴急躁易怒、胸闷胁胀、心烦、口苦、喜叹息、经行不畅,苔薄黄,脉弦滑。

(二)痰湿阻络

乳房肿块坚实,胸闷不舒,恶心欲呕,头重身重,苔腻,脉滑。

(三)冲任失调

多见于中年妇女,乳房肿块和疼痛在月经前加重,经后缓解,伴腰酸乏力、神疲倦怠、月经失调、色淡量少,舌淡,脉沉细。

二、论治

(一)针灸

治则:肝郁气滞、痰湿阻络者疏肝理气,化痰散结,以针刺为主,泻法;冲任失调者调理冲任,软坚散结,以针刺为主,平补平泻。

处方:膻中、乳根、屋翳、期门、丰隆。

方义:本病病位在乳,涉及肝、胃两经,以足阳明经腧穴为主。膻中、乳根均位于乳房局部,膻中为气之会穴,乳根属于胃经,刺之可宽胸理气,消除患部气血之瘀阻;屋翳宣畅乳部经气,散结化滞;期门邻近乳房,又为肝之募穴,善疏肝理气,化滞散结;丰隆为胃经之络穴,功擅除湿化痰,通络消肿。

加减:肝郁气滞加太冲、肩井以疏肝胆之气,解郁止痛;痰湿阻络加内关、中脘、足三里化痰通络,消肿止痛;冲任失调加关元、三阴交、肝俞、肾俞补益肝肾,调理冲任。

操作:膻中向患侧乳房横刺,乳根向上刺入乳房底部,屋翳、期门沿肋间隙向外斜刺或刺向乳房,三穴均不能直刺、深刺,以免伤及内脏;余穴常规针刺。

(二)皮内针法

取屋翳穴。将皮内针由内向外平刺入皮下,以患者活动两臂不觉胸部疼痛为宜,用胶布固定,留针 2~3 天。留针期间每天按压 2~3 次。

(三)耳针疗法

取内分泌、交感、皮质下、胸、内分泌、肝。毫针中等度刺激;或用王不留行籽贴压。

(四)穴位注射

用当归注射液或丹参注射液,每次选 2~3 穴,每穴注入药液 0.5mL 左右。

第六节　肠　痈

肠痈为外科常见的急腹症,临床以持续伴有阵发性加剧的右下腹痛、肌紧张、反跳痛为特征。可发于任何年龄,多见于青壮年。西医学称为急慢性阑尾炎。慢性阑尾炎大多数由急性阑尾炎转变而来。阑尾腔梗阻和细菌感染是本病的主要发病原因。

本病多由饮食不节,暴饮暴食,或过食油腻、生冷、不洁之物,损伤肠胃,湿热内蕴于肠间;或因饮食后急剧奔走,导致气滞血瘀,肠络受损;或因寒温不适,跌仆损伤,精神因素等致气滞、血瘀、湿阻、热壅,瘀滞、积热不散,血腐肉败而成痈肿。

一、辨证

肠痈以转移性右下腹痛为主要症状。典型的腹痛发作始于上腹,逐渐移向脐部,6～8h后移向右下腹并局限在右下腹。伴纳差、呕吐、恶心、便秘或腹泻、乏力。体温随着症状加重而升高,右下腹麦氏点压痛及反跳痛。

结肠充气试验、腰大肌试验、闭孔内肌试验、肛门直肠指检均有助于诊断。实验室检查可见白细胞计数和中性粒细胞比例增高。

慢性者症状不典型,既往常有急性发作病史,经常有右下腹疼痛、不适感,剧烈活动或饮食不节可诱发。

(一)气滞血瘀

腹痛开始在上腹部或脐周,逐渐转移至右下腹,疼痛程度也逐渐加剧,部位固定且拒按。伴轻度发热恶寒、恶心呕吐。苔白腻,脉弦紧。

(二)湿热瘀阻

右下腹疼痛固定不移,呈跳痛或刺痛性质,可触及包块,有明显压痛和反跳痛,发热口干,脘腹胀满,便秘溲赤,舌红、苔黄腻,脉弦滑数。

(三)热盛酿脓

疼痛剧烈,部位固定,压痛及反跳痛明显,可触及包块,壮热,恶心,呕吐,便秘或腹泻,小便短赤,舌红绛而干,脉洪数。

二、论治

(一)针灸

治则:清热导滞,通腑散结。只针不灸,泻法。

处方:阑尾穴、上巨虚、天枢、曲池、阿是穴。

方义:本病病位在大肠腑,据《黄帝内经》"合治内腑"的原则,以足阳明经腧穴为主。取大肠之下合穴上巨虚及治疗肠痈之经验穴阑尾,合用以理气散结,疏导阳明之腑气;曲池为手阳明大肠经之合穴,可清泄肠腑邪热;天枢为大肠之募穴,配阿是穴作用可直达病所,导滞散结。

加减:气滞血瘀加合谷、中脘行气活血,通腑止痛;瘀滞化热加大肠俞、合谷清热化瘀,行气导滞;热盛酿脓加大肠俞、支沟清热解毒,导滞散结;壮热加大椎清热泻火;恶心呕吐加内关、足三里宽胸利膈、降逆止呕。

操作:各腧穴均常规针刺,泻法,留针 60～120min,每天治疗 2 次。

(二)穴位贴敷

取芒硝 30g,生大黄粉 10g,冰片 5g,独头大蒜 1 枚。混匀,共捣烂成膏状,贴敷于阿是穴。每天数次。

(三)耳针疗法

取阑尾、大肠、交感、神门。毫针强刺激,每天 1～2 次。

(四)激光照射

取阑尾穴、阿是穴。用氦－氖激光治疗仪每穴照射 5～10min,每天 2 次。

第七节　痔　疮

本病为发生于肛肠部的一种慢性疾病,又称痔核,是指直肠下端黏膜下和肛管皮下的静脉丛因各种原因引起扩大曲张而形成的静脉团块。以青壮年、经产妇多见。

痔疮发生多因久坐或站立工作、肩挑负重、跋涉远行、妊娠等所致;或因饮食不节,嗜食辛辣厚味,燥热内生,肠胃受损而得;或因久泻、久痢、便秘,以致湿热内生,脉络瘀阻,结聚肛肠而致。

一、辨证

根据痔核的位置分为内痔、外痔和混合痔。发生于肛门齿状线以上者为内痔,齿状线以下者为外痔,齿状线上下均有者为混合痔。内痔:初起痔核很小,质柔软,不痛,早期常因大便而摩擦出血,或出血如射,或点滴不已,血色鲜红或暗红。如反复发作,痔核增大,脱垂于肛门外,如不及时复位,或因感染引起局部剧痛、肿胀,嵌顿时可致糜烂、坏死。外痔:外痔于肛门外赘生皮瓣,逐渐增大,按之质较硬,一般无痛,也不出血,仅觉肛门部有异物感。如有感染时则肿胀、疼痛。混合痔:直肠上下静脉丛同时扩大,曲张延长,兼有内痔、外痔共同症状,痔核常突出于肛外,黏膜经常受到刺激,黏液分泌大量增加,使肛周潮湿不洁,瘙痒,形成肛周湿疹。

(一)气滞血瘀

肛内有肿物脱出,肛管紧缩,坠胀疼痛,甚或嵌顿,肛缘水肿,触痛明显,大便带血,舌黯红、苔白或黄,脉弦细涩。

(二)湿热瘀滞

便血鲜红,便时肛内有肿物脱出,可自行还纳,肛门坠胀或灼热疼痛,腹胀纳呆,舌红、苔黄腻,脉滑数。

(三)脾虚气陷

便时肛内有肿物脱出,不能自行还纳,便血色淡,肛门下坠,少气懒言,面色少华,纳少便溏,舌淡、苔白,脉细弱。

二、论治

(一)针灸

治则:气滞血瘀、湿热瘀滞者行气活血,清热利湿益气,只针不灸,泻法;脾虚气陷者健脾益气,升阳举陷,针灸并用,补法。

处方:长强、会阳、百会、承山、二白。

方义:以督脉和足太阳经腧穴为主。长强属督脉,会阳属足太阳经,为近部取穴,可疏导肛门瘀滞之气血;百会属督脉,位于巅顶,功擅升举下陷之气,是下病上取之意;足太阳经别自尻下别入肛门,取足太阳之承山穴清泄肛肠湿热,消肿止痛,凉血止血;二白为经外奇穴,是古今治疗痔疮的经验效穴。

加减：气滞血瘀加白环俞、膈俞疏通肠络，化瘀止痛；湿热瘀滞加三阴交、阴陵泉清热利湿；脾虚气陷加气海、脾俞、足三里补中益气，升阳固脱，肛门肿痛加秩边、飞扬行气止痛；便秘加大肠俞、上巨虚通调腑气；便后出血加孔最、膈俞清热止血。

操作：长强沿尾骶骨内壁进针 1～1.5 寸，会阳常规针刺，均要求针感扩散至肛门周围；承山穴向上斜刺，使针感向上传导；百会可用艾条温和灸 10～15min。

(二)三棱针法

取龈交穴点刺出血。

(三)挑治疗法

在胸，至腰骶椎旁开 1～15 寸范围寻找痔点(红色丘疹 1 个或数个不等)，用粗针逐一挑破，并挤出血或黏液，每周 1 次。

(四)耳针疗法

取直肠、肛门、神门、皮质下、脾、三焦。每次选 3～5 穴，毫针中等度刺激。

(五)埋线疗法

取一侧关元俞、大肠俞、承山。埋入羊肠线，20～30 天 1 次。

第八节　疝　气

疝气是指体腔内容物向外突出，睾丸或阴囊肿胀疼痛的病症。其发病多与任脉、足厥阴肝经有关。古代医家对本病论述颇多，名类较繁，如寒疝、湿热疝、狐疝等。本病包括西医学的腹外疝、肠套叠、肠嵌顿、精索扭转、睾丸肿大、鞘膜积液等。

本病多由坐卧湿地，涉水冒雨，寒湿之气循任脉和足厥阴经凝滞于睾丸、阴囊，气血瘀阻而肿大，遂成寒疝；寒湿之气蕴积化热，或肝脾两经湿热下注，以致睾丸肿痛，或鞘膜积液，或阴囊红肿热痛，而致湿热疝；强力负重，劳伤过多，损伤筋脉，中气下陷，以致小肠脱入阴囊，时上时下，而成狐疝。

一、辨证

以少腹肿胀疼痛、痛引睾丸或睾丸、阴囊肿胀疼痛为主症。常因久立、劳累、咳嗽、愤怒等诱发或加重。

(一)寒疝

少腹、睾丸及阴囊牵掣绞痛或肿胀冷痛，形寒肢冷，面色苍白，舌淡、苔白，脉弦紧或沉伏。

(二)湿热疝

睾丸或阴囊肿大、疼痛、灼热、拒按。伴恶寒发热、肢体困重、便秘、溲赤。舌黄腻，脉濡数。

(三)狐疝

少腹与阴囊部牵连坠胀疼痛，痛引睾丸，阴囊时大时小，立时睾丸下坠、阴囊肿大，卧则睾丸入腹、阴囊肿胀自消，重症以手上托方能回复。伴纳差、气短、神疲乏力。舌淡、苔白，脉沉细。

二、论治

(一)针灸

治则:寒疝温经通络,散寒止痛,针灸并用,泻法;湿热疝清热化湿,消肿散结,只针不灸,泻法;狐疝补气升陷,活络止痛,针灸并用,补法。

处方:太冲、大敦、关元、归来、三阴交。

方义:疝气为病与肝经、任脉密切相关,以足厥阴经腧穴为主。任脉过阴器,足厥阴经脉入毛中,绕阴器,抵少腹,足阳明经筋结于阴器,故取任脉关元,足厥阴经井穴大敦、原穴太冲,足阳明经归来,以及脾、肝、肾三经交会穴三阴交疏肝理气,消肿散结,疏调任脉,行气止痛。

加减:寒疝加灸神阙、气海温经散寒;湿热疝去关元,加中极、阴陵泉清热化湿;狐疝加下巨虚、三角灸升陷止痛;恶寒发热加合谷、外关清热散寒;食少纳差,疲乏无力加足三里、大包健胃益气。

操作:诸穴均常规针刺;大敦可点刺出血。

(二)耳针疗法

取外生殖器、神门、交感、小肠、肾、肝。每次选 2～3 穴,毫针中等强度刺激。

(三)穴位注射

取太冲、归来等穴,用复方氯丙嗪或维生素 B_{12} 注射液,每穴注入药液 0.5mL。

第九节　扭　伤

扭伤是指四肢关节及躯体软组织损伤,如肌肉、肌腱、韧带、血管等扭伤,而无骨折、脱臼、皮肉破损的证候。表现为受伤部位肿胀疼痛,关节活动受限,不同程度的功能障碍。

多由剧烈运动或负重不当,或不慎跌仆、外伤,牵拉和过度扭转等原因,引起肌肉、肌腱、韧带、血管等软组织的痉挛、撕裂、瘀血肿胀,以致气血壅滞局部而成。

一、辨证

扭伤部位肿胀疼痛,皮肤呈现红、青、紫等色。新伤局部微肿、肌肉压痛,表示伤势较轻;如红肿、疼痛较甚,关节屈伸不利,表示伤势较重。陈伤一般肿胀不明显,常因风寒湿邪侵袭而反复发作。扭伤部位常发生于颈、肩、肘、腕、腰、髋、膝、踝等处。

二、论治

(一)针灸

治则:通经活络,消肿止痛。针刺为主(陈伤者可灸),泻法。

处方:以局部和邻近取穴为主。

颈部:大椎、天柱、风池、后溪。

肩部:肩髃、肩髎、肩贞。

肘部:曲池、小海、天井、少海。

腕部:阳池、阳溪、阳谷、外关、大陵。

腰部:肾俞、腰阳关、腰眼、委中。

髀部:环跳、秩边、居髎、承扶。

膝部:膝眼、鹤顶、梁丘、阳陵泉、膝阳关。

踝部:解溪、昆仑、申脉、照海、丘墟。

方义:以扭伤部位局部及邻近取穴为主,可有效地发挥疏通经络,行气活血,消肿止痛的作用,使患处损伤组织功能恢复正常。

加减:各部扭伤均可加阿是穴;颈部和腰脊扭伤可加相应夹脊穴。

操作:各部腧穴按常规操作;在远端部位行针时,应配合做扭伤部位的活动;陈旧性损伤可在针刺的基础上加灸。

(二)刺络拔罐

取扭伤部位相关腧穴或阿是穴。先用三棱针点刺,或用皮肤针重叩出血,然后再加拔火罐。适用于新伤局部血肿明显、陈伤瘀血久留、寒邪袭络等证。

(三)耳针疗法

取相应部位敏感点、神门、皮质下。毫针中等度刺激,捻针时让患者同时活动受伤部位的关节,留针 30min。

(四)穴位注射

选用当归注射液、川芎注射液、红花注射液或 5%～10%葡萄糖注射液、氢化可的松加入0.5%～1%普鲁卡因适量做穴位注射。隔天 1 次。

第十节　肘　劳

肘劳是指肘关节肱骨外上髁部疼痛,肘关节活动时疼痛加重,伴有伸腕或前臂旋转功能障碍的慢性劳损性疾病。属于中医学"伤筋""痹证"的范畴。多见于从事旋转前臂和屈伸肘关节的劳动者,如木工、钳工、水电工及网球运动员等,俗称"网球肘"。多因前臂旋转用力不当而引起肱骨外上髁桡侧伸肌腱附着处劳损,西医学称为"肱骨外上髁炎"(或称"肱骨外上髁综合征")。中年人发病率较高,右侧多于左侧。

中医学认为,劳累汗出、营卫不固、寒湿侵袭肘部经络,使气血阻滞不畅;长期从事旋前、伸腕等剧烈活动,使筋脉损伤、瘀血内停等均能导致肘部经气不通,不通则痛。

一、辨证

起病缓慢,常反复发作,无明显外伤史。多发于一侧,亦有双侧发病者。主要表现为肘关节外侧逐渐出现疼痛,握物无力,用力握拳及做前臂旋转动作如拧毛巾时疼痛加剧,严重时疼痛可向前臂或肩臂部放射。肘关节活动正常,局部红肿不明显,在肘关节外侧、肱骨外上髁、肱桡关节或桡骨头前缘等处可找到一个局限而敏感的压痛点,在腕关节背伸时于手背加压可引起疼痛。

二、论治

(一)针灸

治则:舒筋活血,通络止痛,针灸并用,泻法。

处方:曲池、肘髎、手三里、手五里、阿是穴。

方义:以肘关节局部手阳明经腧穴为主。肘劳好发于肘外侧,此乃手阳明经脉所过之处,阳明为多气多血之经,又"主润宗筋",对劳损引起的肘关节疼痛,取手阳明经曲池、肘髎、手三里、手五里旨在疏通经络气血;配用阿是穴以祛邪活络,舒筋止痛。

加减:下臂旋前受限者加下廉;下臂旋后受限者加尺泽;肘内侧疼痛加少海;肘尖疼痛加天井。

操作:手阳明经穴按常规针刺;阿是穴可做多向透刺或多针齐刺,留针 20～30min;并可同时施灸,也可在痛点拔一小火罐。

(二)火针疗法

取阿是穴(可取 1 或 2 个痛点),常规消毒后将火针置酒精灯上烧红,迅速点刺。如仍有疼痛,则 3～5 天后再治疗 1 次。

(三)刺络拔罐

先用皮肤针在局部叩刺至局部皮肤渗血,再用小火罐拔 5min 左右,使之出血少许。

(四)耳针疗法

取相应部位敏感点、神门、皮质下、肾上腺等。针刺并留针 15～30min;或埋针 24h;疼痛剧烈者,也可用粗毫针或三棱针点刺耳尖和相应部位敏感点出血。

(五)电针疗法

选 1 组或 2 组腧穴,针刺后接通电针仪,用连续波或疏密波强刺激 10～15min。

(六)穴位注射

取阿是穴。用泼尼松 25mg 加 1%普鲁卡因注射液 2mL 注入。如仍有疼痛,7 日后再注射 1 次。

(七)隔姜灸法

取压痛点、曲池、肘髎、手三里、外关。在上述穴位上放置鲜姜片,用艾炷隔姜灸,每穴灸 3～5 壮,每天或隔天 1 次。

第十一节　腱鞘囊肿

腱鞘囊肿多发生于关节和腱鞘附近,常见于腕背和足背部,表现为皮下出现圆形包块,高出皮肤,活动度好,质地较硬。无明显自觉症状,稍有压痛。本病由于腱鞘、关节囊慢性劳损,引起局部炎性肿胀,腱鞘和关节囊积液、变薄、扩张而逐渐形成囊肿。属于中医的"筋瘤""筋结"等范畴。多见于青壮年女性。

本病多由劳作伤筋、经气阻滞、血行不畅、瘀血内停或遭受外伤,经脉受损,气血凝滞而逐渐形成。

一、辨证

腕关节、手指背侧或掌面、踝及趾的背面出现圆形肿块,突出体表,大小不一,小如黄豆,大如核桃,表面光滑,边界清楚,与皮肤无粘连,推之能活动,触之有囊性感或较硬,压之稍有酸痛感。患肢可有轻度酸痛及乏力感。除局部症状外,一般无全身症状,关节功能不受限或轻度受限。

二、论治

(一)针灸

治则:行气活血,化瘀散结。以针刺为主,泻法。

处方:囊肿局部(阿是穴)。

方义:阿是穴疏通局部经络之气,具有舒筋活血,通络散结的作用。

加减:上、下肢酸痛无力者可按酸痛部位循经选取相应腧穴,以活血通络,舒筋止痛。

操作:用毫针在囊肿四周成 45°角分别向囊底刺入,穿透囊壁,留针 10min;每天 1 次,直至痊愈。

(二)火针疗法

在囊肿上选 2～3 个点做标记,待火针烧红后,迅速点刺。出针后,用手指由轻而重挤出囊液,并用消毒纱布加压敷盖。

(三)温针疗法

于囊肿中央直刺 1 针,施以温针灸法。针后于囊肿处加压,挤出囊液,加压包扎。

(四)三棱针法

选取阿是穴,囊肿部位常规消毒,医者一手掐持囊肿,另一手持三棱针对准囊肿高点迅速刺入,刺破囊壁,然后将针上提,向四周斜刺,出针时摇大针孔,用力挤压囊肿,排出胶性黏液,如囊肿部位较多,黏液未排净可另刺一针,直至黏液全部排出,局部常规消毒后加压包扎 2～3 天。如果囊肿复发可再行针刺。

第十二节　丹　毒

丹毒是在皮肤损伤、足癣、溃疡等情况下,皮内淋巴管被溶血性链球菌侵袭所致急性感染性皮肤病。由于发病时皮肤突然变赤,状如涂丹,故名丹毒。多发于颜面和小腿,生于下肢者称"流火";生于头面者称"抱头火丹";新生儿多生于臀部,称"赤游丹"。春秋季多发,常见于幼童和老年人。

本病属火毒为病。多因血分有热,外受火毒,热毒搏结,蕴阻肌肤,不得外泄;或皮肤损伤,火毒之邪乘虚而入引起。同时可夹有风热、肝火、湿热、新生儿胎热火毒等。

一、辨证

本病多发生于下肢,其次为头面部。有皮肤、黏膜损伤病史。开始可见恶寒、发热、头痛、纳呆等全身症状。病损局部皮肤发红,压之褪色,放手即恢复,皮肤稍隆起,边界清楚。严重者红肿局部可见有瘀点、紫癜,逐渐转为暗红色或橙黄色。5～6日后发生脱屑,逐渐痊愈。新生儿丹毒常呈游走性。

(一)风热上扰

通常发于头面部。病损局部焮红灼热、肿胀疼痛,甚则发生水疱。伴恶寒发热、骨节疼痛、纳差、溲赤、便秘、眼胞肿胀难睁。舌红、苔薄黄,脉浮数。

(二)湿热蕴结

多发生于下肢。病损局部焮红肿胀,灼热疼痛,亦可见水疱紫斑,甚至结毒化脓,皮肤坏死。伴发热、心烦、口渴、胸闷、关节肿痛、小便黄赤。舌苔黄腻,脉浮数。反复发作,可形成大脚风(象皮脚)。

(三)胎火蕴毒

常见于新生儿。多发生于脐周、臀腿之间。皮损局部红肿灼热,呈游走性。伴壮热、烦躁、呕吐。舌红、苔黄,指纹紫黑。

二、论治

(一)针灸

治则:泻火解毒,凉血化瘀,毫针刺,用泻法。

处方:合谷、曲池、血海、委中、阿是穴。

方义:以皮损局部和手阳明经腧穴为主。合谷、曲池均属于手阳明大肠经,能清泄阳明之热毒;血海为足太阴脾经穴,泻之可活血化瘀;委中为足太阳经合穴,别称“血郄”,配阿是穴散刺出血可清泄诸阳及血分之郁热,凉血解毒,寓“宛陈则除之”之意。

加减:风热上扰加大椎、风门疏风散邪;湿热蕴结加阴陵泉、内庭、丰隆清热化湿;胎火蕴毒加中冲、大椎、水沟凉血解毒;胸闷心烦加内关、膻中宽胸散结;呕吐加内关、中脘和胃止呕。

操作:委中、阿是穴可用三棱针点刺出血,并可在刺络的基础上加拔火罐(面部禁用)。

(二)耳针疗法

取神门、肾上腺、皮质下、枕。毫针中等刺激;或用王不留行籽贴压。

(三)拔罐疗法

取阿是穴,在红肿部位用皮肤针叩刺或用三棱针散刺后拔火罐,使污血邪毒尽出,每天1次。面部禁用。

第十三节 蛇 丹

蛇丹,即带状疱疹,是由病毒引起的急性疱疹性皮肤病。病毒潜伏于脊髓后根神经节的神经元中,当细胞免疫功能下降时被激活而发病。当机体免疫功能低下,如上呼吸道感染、劳累过度、精神创伤、恶性肿瘤放射治疗或应用类固醇皮质激素及一些免疫抑制剂等均可成为本病的诱因。疱疹多沿某一周围神经分布,排列成带状,出现于身体的某一侧,好发于肋间神经、颈神经、三叉神经及腰神经分布区域。好发于春秋两季。

中医学称为蛇串疮、蜘蛛疮、缠腰火丹。认为是感受风火或湿毒之邪引起,与情志、饮食、起居失调等因素有关。情志不遂则肝气郁结,郁而化热;饮食不节则脾失健运,湿浊内停;或起居不慎,卫外功能失调,使风火、湿毒之邪郁于肝胆。肝火脾湿郁于内,毒邪乘虚侵于外,经络瘀阻于腰腹之间,气血凝滞于肌肤之表,而发为本病。

一、辨证

发病前常有轻度发热,疲倦乏力,食欲缺乏,全身不适,皮肤灼热刺痛等症状,亦可不发生前驱症状而直接出现丘疱疹。

皮损部神经痛为本病的主症之一,但疼痛程度不一,且不与皮损严重程度成正比。疱疹好发于腰腹之间,其次是颈项、面部。呈带状排列,刺痛。有些患者在皮疹完全消退后仍遗留神经痛。

(一)肝经郁热

皮损鲜红,疱壁紧张,灼热刺痛,口苦咽干,烦躁易怒,大便干,小便黄,舌苔黄,脉弦滑数。

(二)脾经湿热

皮损色淡,疱壁松弛,口渴不欲饮,胸脘痞满,纳差,大便时溏,舌红、苔黄腻,脉濡数。

(三)瘀血阻络

皮疹消退后局部仍疼痛不止,伴心烦不寐,舌紫黯、苔薄白,脉弦细。

二、论治

(一)针灸

治则:清热利湿,泻火解毒,活血通络,化瘀止痛。针灸并用,泻法。

处方:局部(围刺)、夹脊穴、支沟、阴陵泉、行间。

方义:局部围刺、针夹脊穴以疏调局部经气;支沟为手少阳三焦经穴,阴陵泉为足太阴脾经合穴,两穴相配能清泄三焦邪热,健脾化湿;行间为足厥阴肝经荥穴,具有疏肝泄热之功;皮损局部针后加灸及拔罐以活血通络,祛瘀泻毒。

加减:肝经郁热加太冲、侠溪、阳陵泉以清利肝胆湿热;脾经湿热加大都、三阴交、血海以健脾运湿,化瘀止痛;瘀血阻络则根据皮疹部位不同加相应的穴位,颜面部加阳白、太阳、颧髎;胸胁部加期门、大包;腰腹部加章门、带脉。

操作:诸穴均常规针刺;皮损局部围刺并加灸拔罐,每天1次。

(二)皮肤针法

叩刺疱疹及周围皮肤,以刺破疱疹、疱内液体流出周围皮肤充血或微出血为度,可加拔火罐。每天1～2次。

(三)耳针疗法

取肝、肺及皮疹所在部位的相应耳穴。行针刺、埋针或药丸按压。

(四)激光照射

用氦－氖激光仪分区散焦照射皮损局部,距离40～60cm,每分区照射10min。

(五)穴位注射

选肝俞、相应夹脊穴、足三里。用维生素 B_1 注射液与维生素 B_6 注射液,每次每穴注射0.5mL,每天或隔天1次。

第十四节　扁平疣

扁平疣是发生于皮肤表浅部的小赘生物,又称"扁瘊",属中医"疣目"范畴。由人类乳头瘤病毒所引起,主要通过直接接触而传染,外伤亦是感染本病的一个原因。其病程与机体免疫有重要关系。多发于青少年,故又称青年扁平疣。本病病程进展较慢,有自愈性,亦可复发。

本病多因风热毒邪蕴结于肺,脾湿痰瘀阻于经络,郁于肌肤所致。

一、辨证

好发于颜面、手背及前臂等处,为米粒至黄豆大扁平隆起的丘疹,呈圆形、椭圆形或不规则的多边形,表面光滑质硬,浅褐色或正常皮色,散在或密集,也可能融合成小片。可因搔抓使疣体扩散而增多。一般无自觉症状,消退期可有痒感。1～2 年可自愈,愈后不留痕迹。也有持续多年不愈者。

(一)肺胃蕴热

扁疣色褐,散在分布,搔抓后呈条状节肿,似串珠状,伴发脂溢及粉刺、唇干口渴,舌红、苔黄,脉浮数。

(二)脾湿痰瘀

多发于面部,扁疣数少,高出皮肤,多呈皮色,时有痒感,伴纳呆脘胀,舌淡、苔腻,脉沉数。

二、论治

(一)针灸

治则:肺胃蕴热者疏风清热,泻肺胃之火,只针不灸,泻法;脾湿痰瘀者祛湿化痰,通经络气血,针灸并用,泻法。

处方:合谷、曲池、太冲、三阴交、疣体局部。

方义:疣之发生,多由脾湿胃热所致。以局部和手阳明经穴为主。取合谷、曲池以泻阳明、太阴之风热;合谷配太冲调和气血,疏肝理气;三阴交滋养脾肝肾,调肌肤气血;取疣体局部以通行气血、祛瘀除疣。

加减:肺胃蕴热加尺泽、内庭清热凉血,和营祛疣;脾湿痰瘀加商丘、阴陵泉健脾祛湿,化痰通络。

操作:经穴常规针刺,疣体局部严格消毒后用短粗毫针平刺其基底部,并从中央直刺一针,留针 20min,出针时挤出少量血液,每天 1 次。

(二)皮肤针法

取背腰部足太阳经第一侧线,从上而下用中等强度叩刺,以皮肤潮红为度。每天 1 次。

(三)火针疗法

取疣体局部,用烧红的火针迅速刺入疣体 2～3mm,几秒后退出,再烧红针头复刺,反复进行 2～3 次,每天 1 次。术后 1 日内局部勿沾水,防止感染。

(四)耳针疗法

取肺、神门、肝、肾上腺、皮质下、内分泌、生疣部位相应耳穴。每次选 3～4 穴,毫针中等刺激,留针 15min。每天 1 次。

（五）穴位注射

按生疣部位,取病变侧的曲池、足三里穴。每穴注入板蓝根注射液 1mL。隔天 1 次。

（六）激光针法

取局部阿是穴,用氦-氖激光局部照射,每天 1 次,每次 10～15min。

第十五节　神经性皮炎

神经性皮炎是一种皮肤神经功能失调所致的皮肤病,又称慢性单纯性苔癣,与大脑皮质兴奋与抑制过程平衡失调有关。精神因素被认为是主要的诱因,情绪紧张、神经衰弱、焦虑都可促使皮损发生或复发。属中医学"顽癣"范畴,以皮肤"革"化和阵发性瘙痒为特征。常伴有情志抑郁、失眠易怒。

本病多由风热之邪客于肌肤,留而不去,或情志抑郁,气郁化火,或因日久不愈,血虚风燥,邪结肌肤,缠绵难愈。

一、辨证

本病多见于成年人,好发于项后两侧、肘膝关节,但亦可发于眼周和骶尾等处。皮损初起为正常皮色或淡红色扁平丘疹,呈圆形或多角形,密集成片,边缘清楚。日久局部皮肤增厚、干燥粗糙、纹理加深,形成苔藓样变,表面有少许鳞屑。自觉阵发性剧烈瘙痒,尤以夜间及安静时为重。

本病病程较长,常数年不愈,发展及扩大到一定程度后就长期不变,也有的在数周内自行消退而不留任何痕迹,但易反复发作。

（一）血虚风燥

丘疹融合,成片成块,表面干燥,色淡或灰白,皮纹加深,上覆鳞屑,剧烈瘙痒,夜间尤甚,女性或兼有月经不调,舌淡、苔薄,脉濡细。

（二）阴虚血燥

皮损日久不退,呈淡红或灰白色,局部干燥肥厚,甚则泛发全身,剧烈瘙痒,夜间尤甚,舌红、少苔,脉弦数。

（三）肝郁化火

皮损色红,心烦易怒或精神抑郁,失眠多梦,眩晕,口苦咽干,舌红,脉弦数。

（四）风热蕴阻

皮疹呈淡褐色,皮损成片,粗糙肥厚,阵发性剧痒,夜间尤甚,舌苔薄黄,脉浮数。

二、论治

（一）针灸

治则:血虚风燥、阴虚血燥者养血祛风,滋阴润燥,以针刺为主,平补平泻;肝郁化火、风热蕴阻者祛风清热,凉血化瘀,毫针刺,用泻法,可点刺出血。

处方:风池、大椎、曲池、委中、膈俞、皮损局部。

方义:风池位于项后,是神经性皮炎的好发部位,可祛风解表,宣通局部气血;大椎为督脉与诸阳经之交会穴,能清泄热毒;曲池既可疏风清热,又能清血分之郁热;委中点刺出血可祛风清热、凉血解毒;膈俞为血会,可祛风清热、活血止痒;皮损局部围刺可疏通局部经气,祛风解毒化瘀。

加减:血虚风燥加脾俞、血海养血疏风;阴虚血燥加太溪、血海滋阴润燥;肝郁化火加行间、侠溪疏肝泄热;风热蕴阻加合谷、外关祛风清热。

操作:皮损局部取 4～6 个点用毫针围刺,针尖沿病灶基底部皮下向中心平刺,留针30min;还可用多个艾炷直接灸;将艾绒捏成火柴头大小若干粒,先在皮损局部涂以大蒜汁,置艾炷于其上,每炷间距 1.5cm,点燃烧净后,除去艾灰,覆盖消毒敷料即可。

(二)皮肤针法

取皮损局部,配背部腧穴、次髎、华佗夹脊。在皮损局部,皮肤针由外向内螺旋式叩刺。轻者中度叩刺,以微有血点渗出为度;角化程度严重者重度叩刺,渗血较多为宜。配穴轻度叩刺,以局部出现红晕为度。每 3 日治疗 1 次。

(三)耳针疗法

取肺、神门、肾上腺、皮质下、内分泌、肝。毫针浅刺,留针 30min;也可用揿针穴位埋藏或药丸按压。

(四)三棱针法

取耳背静脉,消毒后,以三棱针刺破显露的静脉,挤出数滴血即可。隔天 1 次,两耳交替。

(五)穴位注射

取曲池、足三里、大椎、肺俞、百会。每次选 2～3 穴,以维生素 B_{12} 500μg 与盐酸异丙嗪25mg 注射液混合,每穴注入 0.5mL。

第十六节　痤　疮

痤疮是常见的一种毛囊及皮脂腺的慢性炎症,又称"粉刺""青春痘",本病与内分泌因素、皮脂分泌过多、毛囊内微生物等有一定的关系。好发于 15～30 岁的青年男女。多发生在颜面、胸背、肩部等皮脂腺丰富的部位,损伤部位和毛囊口一致,呈丘疹伴皮损,可形成黑头粉刺、丘疹、脓疱、结节、囊肿等损害,常伴有皮脂溢出。青春期以后,大多自然痊愈或减轻。

中医学认为,人在青春期生机旺盛,由于先天禀赋的原因,使肺经血热郁于肌肤,熏蒸面部而发为疮疹;或冲任不调,肌肤疏泄失畅而致;或恣食膏粱厚味、辛辣之品,使脾胃运化失常,湿热内生,蕴于肠胃,不能下达,上蒸头面、胸背而成。

一、辨证

病变多发生在皮脂腺丰富的部位,如面部、背部、胸部等。初起为粉刺(黑头粉刺较为常见,表现为毛孔中出现小黑点,用手挤压可挤出黄白色脂栓;白头粉刺呈灰白色小丘疹,无黑头,不易挤出脂栓),在发展过程中可演变为炎性丘疹、脓疱、结节、囊肿、瘢痕等。若炎症明显时则可引起疼痛及触痛。

(一)肺经风热

丘疹多发于颜面、胸背上部,色红,或有痒痛,舌红、苔薄黄,脉浮数。

(二)湿热蕴结

丘疹红肿疼痛,或有脓疱,伴口臭、便秘、尿黄,舌红、苔黄腻,脉滑。

(三)痰湿凝滞

丘疹以脓疱、结节、囊肿、瘢痕等多种损害为主,伴有纳呆、便溏,舌淡、苔腻,脉滑。

(四)冲任失调

女性患者经期皮疹增多或加重,经后减轻,伴有月经不调,舌红、苔腻,脉浮数。

二、论治

(一)针灸

治则:肺经风热、湿热蕴结、痰湿凝滞者清热化湿,凉血解毒;冲任失调者行气活血,调理冲任;毫针刺,用泻法。

处方:阳白、颧髎、大椎、合谷、曲池、内庭。

方义:本病好发于颜面部,以局部和手阳明经腧穴为主。取阳白、颧髎疏通局部经气,使肌肤疏泄功能得以调畅;大椎清热泻火,凉血解毒;阳明经多气多血,其经脉上走于面,取合谷、曲池、内庭清泄阳明邪热。

加减:肺经风热加少商、尺泽、风门清泄肺热;湿热蕴结加足三里、三阴交、阴陵泉清热化湿;痰湿凝滞加脾俞、丰隆、三阴交利湿化痰;冲任不调加血海、膈俞、三阴交调和冲任。

操作:诸穴均常规针刺,泻法;大椎点刺出血,隔天1次。

(二)挑治疗法

在背部第1～12胸椎旁开0.5～3.0寸的范围,寻找丘疹样阳性反应点。用三棱针挑刺,挑断皮下部分纤维组织,使之出血少许,每周1或2次。

(三)刺络拔罐

取大椎、肺俞、膈俞、太阳、尺泽、委中。每次选2穴,用三棱针快速点刺穴位处瘀血的络脉,使自然出血,待血色转淡后,再以闪火法拔罐。2～3天1次。

(四)耳针疗法

取肺、脾、大肠、内分泌、肾上腺、耳尖。毫针中等强度刺激,留针15～20min;也可用王不留行籽贴压或激光照射法(每穴照射3min,每天1次)。

(五)火针疗法

若肺经风热型(痤疮早期):取肺俞、膈俞,配大肠俞;湿热蕴结(有结节囊肿瘢痕疙瘩)取膈俞、脾俞。将针在酒精灯上烧红,弹刺进针2～3分,前5次每天1次,后5次隔天1次,10次为1个疗程。

第十七节　斑　秃

斑秃是指头发突然发生斑状脱落的病证，又称"油风""圆秃"，俗称"鬼剃头"。一般认为属自身免疫性疾病，与高级神经活动障碍有关，也可能与内分泌障碍、局部病灶感染、中毒、遗传因素等有关。可能是血管运动中枢功能紊乱，交感神经及副交感神经失调，引起局部毛细血管持久性收缩，毛乳头供血障碍，引起毛发营养不良而致本病。精神创伤常为诱发因素。本病多见于青年人。

中医学认为，发为血之余。若思虑太过，脾胃虚弱，气血化生不足；或房劳不节，肝肾精血亏损；或肺气不足，宣发失司，津液失于敷布；或情志不遂，郁怒伤肝，气机不畅，气滞血瘀，瘀血不去，新血不生，均可导致头皮毛发失于濡养而成片脱落。

一、辨证

突然出现圆形或椭圆形秃发斑，数目不等，大小不一。局部皮肤无炎症现象，平滑光亮，无任何自觉症状。也有少数患者早期在秃发区可以看到红斑和水肿。秃发边缘的头发松动，很容易脱落或拔出，拔出时可见发干近端萎缩。个别患者病损区可不断扩大，以致整个头发全部脱光（称为"全秃"）或周身毛发包括眉毛、胡须、腋毛、阴毛、毳毛等全部脱落（称为"普秃"）。多数患者在一年内脱落的毛发可以重新生出，新生的毛发细软，呈黄白色，且可随生随脱，以后逐渐变黑变粗而恢复正常。

(一)气血两虚

多于病后、产后、疮后脱发，范围由小而大，数目由少而多，呈渐进性加重。脱发区能见到散在的、参差不齐的残余头发，但轻轻触摸就会脱落。伴有唇白、心悸、气短语微、头昏、嗜睡、倦怠无力。舌淡、苔薄白，脉细弱。

(二)肝肾不足

多见于40岁以上者，平素头发焦黄或花白，发病时头发常是大片而均匀地脱落，严重时还会出现眉毛、腋毛、阴毛乃至毳毛的脱落。伴面色㿠白、肢体畏寒、头昏耳鸣、腰膝酸软。舌淡有裂纹、苔少或无，脉沉细无力。

(三)血热生风

突然脱发，进展较快，常是大片大片的头发脱落。伴有头部烘热、心烦易怒、急躁不安，个别患者还会相继发生眉毛、胡须脱落的现象，偶有头皮瘙痒。舌红、苔少，脉细数。

(四)瘀血阻络

脱发前先有头痛或头皮刺痛等自觉症状，继而出现斑块脱发，时间一久便成全秃。伴有夜多疆梦、烦热不眠等全身症状。舌暗红或有瘀点、苔少，脉沉涩。

二、论治

(一)针灸

治则：气血两虚、肝肾不足者补益肝肾，养血生发，针灸并用，补法或平补平泻；血热生风、瘀血阻络者行气活血，化瘀通窍，只针不灸，泻法。

处方:脱发区、百会、通天、大椎、肝俞、肾俞。

方义:以局部和肝、肾的背腧穴为主。百会、通天、脱发区均为局部取穴,可疏通局部经络气血;大椎属督脉,诸阳之会穴,可激发诸阳经之气,补气生血;肝俞、肾俞滋补肝肾、养血生发。

操作:脱发区从病灶部位四周向中心沿皮刺;肝俞不可直刺、深刺;余穴均常规针刺。

加减:气血两虚加气海、血海、足三里补气养血;肝肾不足加命门、太溪补益肝肾;血热生风加风池、曲池祛风泄热;瘀血阻络加膈俞、太冲活血祛瘀。脱发病灶在前头加上星、合谷、内庭;病灶在头侧加率谷、外关、足临泣;病灶在头顶加四神聪、太冲、中封;病灶在后头加天柱、后溪、申脉。

(二)皮肤针法

取脱发区、夹脊穴或相关背腧穴。先从脱发边缘呈螺旋状向中心区叩刺,再叩刺夹脊或背腧穴,范围在 0.5～1cm,至局部皮肤微出血。隔天 1 次。脱发区在叩刺后用生姜片外擦或外搽斑蝥酊剂、旱莲草酊剂、侧柏叶酊剂,能提高生发效果。

(三)穴位注射

取阿是穴、头维、百会、风池。用维生素 B_{12} 4mL 或三磷酸腺苷 5～10mg,每穴注射 0.5mL 药液。隔天 1 次。

(四)艾灸疗法

选取局部用艾条灸患处,以皮肤红晕为度,每天 1 或 2 次。

第十三章　五官科病证治疗

第一节　目赤肿痛

目赤肿痛又称天行赤眼、暴风客热、红眼病,是以目赤睑肿和疼痛为主的一种急性常见眼病,可为多种疾病的急性症状。相当于西医的急性结膜炎等。

本病多因外感风热和肝胆火盛,循经上扰,上冲于目致使局部经气阻滞、血雍气滞而发病。

一、辨证

本病以目赤肿痛、畏光流泪、分泌物多、目涩难开等为主症。

(一)外感风热

眼睛突然红肿热痛,头痛,发热,恶风,舌苔薄黄,脉浮数。

(二)肝胆火盛

目赤肿痛,畏光羞明,口苦,烦热,易怒,大便秘结,舌尖红,脉弦数。

二、论治

(一)针灸

治则:清热祛风,清肝泻火,消肿定痛。

处方:合谷、睛明、太阳、风池。

方义:目为肝窍,阳明、少阳、太阳经脉均循行于目,故取阳明经合谷以调阳明经气,疏泄风热;风池为足少阳与阳维之会,故取本穴以祛风泄热,平肝泻火;睛明为足太阳经穴,取之可清泄局部之热邪,通络明目;太阳点刺放血,泄热消肿而定痛。

加减:外感风热者加曲池、外关清热解表;肝胆火盛者加侠溪、行间泻肝胆火盛。

操作:毫针刺用泻法,太阳点刺出血;睛明不宜深刺;余穴常规刺法;每天或隔天 1 次,每次 20～30min。

(二)耳针疗法

取眼、肝、胃强刺激,毫针浅刺,留针 30min。耳尖点刺出血或用王不留行籽压耳,3 天更换 1 次。

(三)挑刺疗法

在大椎穴旁开 0.5 寸处及太阳、印堂等处挑刺,隔天 1 次,每次选 1 个点。

(四)梅花针法

取第 1～4 颈椎、两颞部、眼眶周围轻轻叩打使其出血。

第二节　睑腺炎

睑腺炎又称麦粒肿、针眼、偷针，是以睑缘局部红肿、硬结、疼痛，形如麦粒为特征的病证。常易单眼患病，也可两目同时并发。它是眼睑组织受细菌感染形成的眼腺组织化脓性炎症。

中医认为本病多因外感风热，客于眼睑；或过食辛辣等物，以致脾胃湿热上攻于目，导致营卫失调，气血凝滞，热毒阻滞于眼睑皮肤之间而发病。

一、辨证

本病初起较轻，胞睑皮肤微有红肿痒痛，继则形成局限性硬结，形如麦粒，推之不移，按之疼痛，全身伴有发热，微恶风寒，头痛，耳前可触及肿核，重者局部红肿热痛，甚则肿核大而消散，眼缘毛根或眼睑内出现黄白脓点，脓成溃破排脓始愈。

(一)外感风热

兼见恶寒、发热、头痛、咳嗽，舌苔薄、脉浮数。

(二)脾胃湿热

兼见口臭、口干、口渴、便秘、心烦，舌苔黄腻、脉濡数。

二、论治

(一)针灸

治则：疏风清热消肿，利湿和中止痛。

处方：鱼腰、太阳、四白、风池、合谷、阴陵泉。

方义：鱼腰、太阳、四白为局部取穴以疏导眼睑局部之郁热；合谷为手阳明大肠经之原穴以疏风清热消肿；风池取之以疏散风邪；阴陵泉取之以清脾胃湿热。

加减：外感风热者加攒竹、行间祛风清热；热毒炽盛者加大椎、曲池清热解毒；脾胃湿热者加三阴交、阴陵泉健脾利湿。

操作：毫针刺用泻法，太阳可点刺出血，风池穴刺向鼻尖，切记不能向上深刺，以上诸穴每天 1 次，每次 20～30min。

(二)耳针疗法.

取眼、肝、脾、目，强刺激，每天 1 次；耳尖点刺出血。

(三)拔罐疗法

取大椎，用三棱针点刺出血后拔罐。

(四)梅花针法

叩刺以病变局部出现灼热感或红晕为度。

第三节　近　视

近视是一种屈光不正的眼病，外观眼部一般无明显异常，本病是以视近清晰、视远模糊为主症。多因先天禀赋不足，或不良的用眼习惯，均可导致肝肾亏损而发病。

一、辨证

患者常视物模糊,视力减退,久视则眼酸。近视在进展期主要表现为眼球前突,双眼球痛,看书视物模糊不清,不能远距离看视;常伴有头晕,目昏花,失眠,健忘,腰酸,舌红,脉细。

二、论治

(一)针灸

治则:调补肾阴,清肝明目。

处方:睛明、攒竹、风池、肝俞、肾俞、光明。

方义:睛明、攒竹为治眼疾的局部常用穴,清肝明目,通调眼部气血;风池为手足少阳与阳维之交会处,取之有通经活络,养血明目之功;目为司视之窍,五脏六腑之精气皆上注于目而能视,故取肝俞、肾俞以调补肝肾;光明为足少阳之络穴,联络于肝胆,故取之可调肝明目。

加减:肝肾不足者加太冲、太溪调补肝肾,滋阴明目;心脾两虚者加脾俞、三阴交补中益气,养血明目。

操作:毫针刺用平补平泻手法,风池穴针刺时注意把握针刺的方向、角度、深度,不能向上深刺,以免刺入枕骨大孔;光明针尖应向上斜刺,使针感向上传导;肝俞、肾俞斜刺 0.5~0.8 寸,不能深刺,以免伤及内脏。

(二)耳针疗法

取眼、肝、肾中等刺激,留针 30min,隔天 1 次,10 次为 1 个疗程,也可用王不留行籽贴压,3 日更换 1 次。

(三)梅花针法

点刺眼周穴位及风池穴,每天 1 次,10 次为 1 个疗程。

第四节　耳鸣、耳聋

耳鸣、耳聋都是听觉异常的病证。耳鸣是指患者自觉耳内鸣响,妨碍听觉和听力功能紊乱的一种症状。耳聋是指听力减退或听觉丧失。耳鸣、耳聋二者表现虽然不同,但常同时存在,故合并论述。

本病多由暴怒惊恐、肝胆火旺、挟痰蒙蔽清窍,或因肾气虚弱、精气不能上充于耳所致。现代医学的神经性耳鸣、耳聋及外伤、药物中毒、高热等均能引起本病。

一、辨证

耳聋可分为四度:

0 度:听力正常,日常听话无困难,纯音听力损失不超过 10dB。

1 度:轻度聋,远距离听话或听一般距离低声讲话感到困难,纯音听力损失 10~30dB。

2 度:中度聋,远距离听话感到困难,纯音听力损失 30~60dB。

3 度:重度聋,只能听到很大的声音,纯音听力损失 60~90dB。

（一）实证

暴病耳聋或耳中闷胀,鸣声隆隆不断,耳鸣如潮声、风雷声,按之不减,多伴头痛、头胀,面红口干,烦燥不安,舌红、苔黄,脉弦有力。

（二）虚证

耳内有突然空虚或发凉的感觉,劳则加剧,按之鸣声减弱,夜间更甚,听力逐渐减退,多伴头晕,腰酸,遗精,带下,食欲不振,舌红、少苔,脉细弱。

二、论治

（一）针灸

治则:实证,清肝泻火,活血通窍,针刺用泻法;虚证,补益肾气,通窍益聪,针灸并用补法。

处方:翳风、听会、中渚、侠溪。

方义:翳风、中渚为手少阳三焦经,听会、侠溪为足少阳胆经,少阳经脉入耳,故取之可疏导少阳之经气;本法根据近部和远部相结合的方法通上达下,疾病痊愈。

加减:肝胆火盛者加太冲、行间清泄肝胆之火;痰热郁结加丰隆、劳宫以泄热豁痰;肾精亏损加肾俞、太溪、关元益肾补虚;脾胃虚弱加脾俞、胃俞补益气血。

操作:毫针刺用泻法,听会穴针刺时要求针感向耳底或耳周传导;余穴常规刺法,每天1次,每次20～30min,10天为1个疗程。

（二）耳针疗法

取内耳、肾、肝、内分泌、神门,强刺激,留针30min,隔天1次,10次为1个疗程;也可用王不留行籽贴压,3天更换1次。

（三）水针疗法

取听宫、翳风、肾俞、肝俞,注射当归注射液、丹参注射液,每次2mL,每天或隔天1次。

（四）头针疗法

取晕听区,每天1次,10次为1个疗程。

第五节　鼻　渊

鼻渊又称"脑渗""脑漏",是以鼻流腥臭浊涕,鼻塞,嗅觉减退为主的一种病证。常见于西医的急慢性鼻炎、急慢性鼻窦炎等。

鼻渊常因外感风寒袭肺,蕴久化热,肺气不宣,邪气上犯清阳;或外邪已解,郁热未除,酿为痰液,壅于鼻窍;亦因肝胆火盛,上犯清窍,形成鼻渊。

一、辨证

鼻渊是以鼻流腥臭浊涕,鼻塞为主症。

（一）肺经风热

发病急,恶寒发热,头痛鼻塞多涕,咳嗽痰多,舌红、苔薄白,脉浮数。

（二）湿热阻窍

病证反复发作，鼻流浊涕，色黄腥臭，头昏目眩，口苦咽干，舌红、苔黄，脉弦数。

二、论治

（一）针灸

治则：肺经风热祛风泄热，宣肺开窍，针刺用泻法；湿热阻窍清泄肝火，疏通鼻窍，针刺用平补平泻法。

处方：迎香、印堂、上星、风池。

方义：迎香为手阳明大肠经穴，为治鼻塞不闻香臭之效穴；上星为督脉经穴，印堂为奇穴，近于鼻部，两穴取之可醒脑清热、宣通鼻窍；风池为足少阳与阳维脉之交会穴，取之可解表祛风，为治头面五官病之要穴。

加减：肺经风热者加合谷、列缺宣降肺热，祛风通络；湿热阻窍者加阳陵泉、足三里清利湿热补益气血。

操作：印堂用提捏进针法，针尖向下平刺 0.5～0.8 寸，使针感向鼻周围传导，迎香宜斜向上透刺 0.3～0.5 寸；合谷、列缺用泻法；足三里、阳陵泉用平补平泻法。

（二）耳针疗法

取内鼻、下屏尖、肾上腺、额、平喘，中强刺激，留针 30min，也可用王不留行籽贴压，3 天更换 1 次。

（三）穴位注射

取合谷、迎香，用复合维生素 B 注射液，每穴注射 0.2～0.5mL，每次选用 1 穴，隔天 1 次。

第六节　牙　痛

牙痛是以牙齿疼痛为主的病证，常遇冷、热、酸、甜等刺激时加重，是口腔疾病常见症状之一。本病常见于西医的龋齿、牙髓炎、牙周炎等。

牙痛多因胃肠积热或风邪外袭经络，郁于阳明，化火循经上扰；或因肾阴不足，虚火上炎；亦因多食甘、酸之物，口腔不洁，垢秽蚀齿而发本病。

一、辨证

本病是以疼痛为主症，但疼痛可以是自发痛，或激发痛，或剧痛，或隐痛，或阵发痛，或持续痛，或放射性痛。

（一）风火牙痛

牙痛甚则龈肿，伴有身热、发热恶寒，口渴，舌红、苔薄白，脉浮数。

（二）胃火牙痛

牙痛甚剧，伴有口臭，口渴，便秘，心烦，舌红、苔黄厚，脉洪数。

（三）虚火牙痛

牙痛隐隐，时作时止，按之痛减，牙齿浮动，咬物无力，口干不欲饮，舌尖红，脉细。

二、论治

(一)针灸

治则:风火清热泻火止痛,针刺用泻法;胃火清泄胃热,消肿止痛,针刺用泻法;虚火补肾阴,泻肝火,针刺用补法。

处方:合谷、下关、颊车。

方义:合谷为手阳明大肠经穴,其经脉入下齿中;下关、颊车为足阳明胃经穴,其经脉入上齿中,为治疗牙痛的常用穴。

加减:风火盛加大椎、外关以疏泄表邪;胃火盛加内庭清泄胃火;虚火盛加太溪滋肾水,加行间泻肝经之火,有滋水涵木之意。

操作:主穴用强刺激泻法,先针刺局部腧穴,再针刺远端腧穴,合谷强刺激持续行针 1～3min 以增强针感;大椎、外关、内庭用泻法;太溪用补法。

(二)耳针疗法

取牙、颌、屏尖、神门,中强刺激,留针 30min,也可用王不留行籽贴压,3 天更换 1 次。

(三)皮肤针法

取颈椎、大小鱼际、合谷、阿是穴,用梅花针隔天叩刺 1 次,5 天为一疗程。

第七节　咽喉肿痛

咽喉肿痛又称喉痹,是咽喉疾病中常见的病证之一;是以咽喉红肿疼痛为主症。常见于西医学中的急性咽喉炎、急性和慢性扁桃体炎等病。

本病多由外感风热,热邪熏灼肺金,郁于咽喉;或过食辛辣之品,引动胃火上蒸,消灼津液,炼液成痰;或肾阴亏耗,阴津不能上润咽喉而发本病。

一、辨证

本病是以咽喉部红肿疼痛为主症。

(一)外感风热

咽喉红肿疼痛,兼有恶寒、发热,干痒疼痛,咳嗽痰多黏稠,喉间如有物梗阻,吞咽不利,舌淡红、苔薄白,脉浮数。

(二)实热证

咽喉部红肿剧痛,兼有高热、口渴,头痛,咳痰黄黏,吞咽困难,梗塞不通,口臭,大便干结,小便黄,舌红、苔黄厚,脉洪数。

(三)虚热证

咽喉部轻微红肿疼痛,兼有低热,干咳痰少,吞咽时觉疼痛,口干舌燥,面赤唇红,五心烦热,气短,腰酸,舌红,脉细数。

二、论治

(一)针灸

治则:风热证疏风清热,利咽止痛,针用泻法;实热证清胃泻火,利咽止痛,针用泻法;虚热证滋阴降火,清利咽喉,补法或平补平泻。

处方:少商、商阳、合谷、天突。

方义:少商、商阳为手太阴肺经、手阳明大肠经之井穴,三棱针点刺出血,以清泄肺热;合谷为手阳明大肠经之原穴,针泻之可疏风清热,解表利咽;天突为阴维、任脉之交会穴,以清咽喉有形之痰,诸穴配伍清热利咽止痛。

加减:外感风热加尺泽清泄肺热;实热加内庭清泄阳明之郁热;虚热加太溪、照海滋阴降火,使虚火下行。

操作:诸穴均用泻法,少商、商阳用三棱针点刺出血;天突要浅刺,严格把握针刺的方向;配穴太溪、照海在行针同时配合做吞咽动作。

(二)耳针疗法

取咽喉、心、下屏尖、胃、肾以中等刺激,留针1h,每天1次,10天为一疗程;也可用王不留行籽贴压,3天更换1次。

(三)耳背刺络

耳背静脉点刺出血。当咽喉肿痛时,耳背浅显静脉红紫明显,用锋针在同侧点刺使其出血数滴即可。

第八节 口 疮

口疮又称"口疳",是口腔黏膜上的溃烂点,常见于西医的阿弗它口炎,溃疡性口炎。

本病因过食辛辣厚味,或嗜酒过度,心脾积热复感风热之邪,热盛化火,循经上攻,或口腔不洁,或有破损,毒邪趁机侵袭致使黏膜溃烂而发病。

一、辨证

本病是以口腔黏膜为主症,常以消化不良、便秘、腹泻、发热、睡眠不足、情绪不佳、精神紧张、疲劳、吃某种食物而引起。

(一)热毒炽盛

唇、颊、上腭黏膜或舌面上有黄豆、豌豆大小的黄白色溃烂点,中央凹陷,呈圆形或椭圆形、周围黏膜鲜红、微肿、溃点数目较多或融合成小片,灼热疼痛,说话进食加重,兼见发热、口渴、尿赤、舌红、苔黄,脉数。

(二)虚火上炎

溃烂面如黄豆、绿豆大小,表面灰白,周围黏膜颜色淡红或不红,溃烂点数量少,一般1个或2个,易反复发作或此愈彼起,绵延不断,兼见五心烦热,失眠盗汗,面色潮红,大便溏薄,舌红或淡、苔少或无光,脉细数。

二、论治

(一)针灸

治则:热毒炽盛清热解毒,消肿止痛;虚火上炎清降虚火,补益脾胃,滋养心肾。

处方:合谷、金津、玉液。

方义:金津、玉液位于口腔内,取之可治局部病证;合谷为手阳明大肠经之原穴,有"面口合谷收"之称,故取之可清泄大肠之热邪。

加减:热毒炽盛加少商、内庭以清热解毒;虚火上炎加足三里、三阴交、脾俞、肾俞以补肾阴,调脾胃。

操作:合谷用强刺激泻法;金津、玉液用毫针点刺出血;配穴少商点刺出血;内庭泻法;足三里、三阴交、脾俞、肾俞均用补法。

(二)耳针疗法

取口、舌、神门、交感、肝、脾、肾。强刺激,留针 30min;也可用王不留行籽贴压,2～3 天更换 1 次。

(三)穴位贴敷

贴涌泉,将吴茱萸粉加醋调成糊状,敷于双侧穴位,每 2 天换药 1 次。

(四)穴位注射

地仓、合谷、颊车、足三里,每次选两穴,交替使用,每天 1 次,每穴注射维生素 B_1 0.5mL。

第十四章　急症治疗

第一节　晕　厥

晕厥是以突然昏倒,不省人事为主症的一种疾病。其发病时间短,一般数秒至数分钟后清醒,醒后无后遗症,但也有一蹶不复而导致死亡的。常见于西医学的休克、昏厥、暑厥、低血糖昏迷以及癔症性昏迷等。

古代文献中的"厥""郁冒""昏仆"等即指本病,其分类有气、血、痰、食、酒、暑、蛔厥的不同。本病常因精神刺激、体位突然变动而诱发。虚证多见素体虚弱,由疲劳惊恐、骤然起立引起;实证多见素体强壮,由恼怒、外伤剧烈疼痛引起。但无论何种病因,阴阳失调,气机逆乱是其基本病机。

一、辨证

本病始觉头晕乏力,眼前昏黑,泛泛欲吐,继则突然昏倒,不省人事,面色苍白,冷汗淋漓,四肢厥冷,一般移时则醒,醒后无失语、口眼㖞斜、半身不遂等后遗症。

(一)虚证

昏仆兼见面色苍白,呼吸微弱,汗出肢冷,舌淡,脉无力。

(二)实证

昏仆兼见呼吸急促,牙关紧闭,舌淡、苔薄白,脉沉弦。

二、论治

(一)针灸

治则:虚证,回阳救逆醒神,针灸并用或单用灸法;实证,苏厥开窍醒神,针刺泻法。

处方:水沟、内关、涌泉。

方义:水沟为督脉经穴,督脉从巅入络脑,故有醒神开窍之功,且位居任督二脉交接之处,取之又可接续阴阳经气,调和阴阳,为急救要穴;内关为手厥阴心包经的络穴,又为八脉交会穴之一,通于阴维脉,"阴维为病苦心痛",故可清泄包络,宁心安神,与水沟配合,共奏醒神开窍之功;涌泉为足少阴肾经之井穴,可引气下行,醒神开窍,多用于昏厥之重症。

加减:虚证配气海、关元、百会,俱灸;实证配合谷、太冲。气厥加太冲疏肝理气,调理气机;血厥加行间清降肝火;寒厥加神阙温阳散寒;热厥加十二井穴泄热启闭;痰厥加丰隆、巨阙豁痰开窍。

操作:毫针刺,虚证补,并可灸;实证泻。

(二)耳针疗法

取肾上腺、皮质下、内分泌、心、神门。毫针强刺激,两耳交替取2～4穴,间歇运针。

(三)灸治疗法

气海、百会、关元。用艾条熏灸，先灸百会，如不醒加灸气海、关元。

(三)电针疗法

实证可针刺劳宫、涌泉，并加用电针，以快频率、强电流、连续波刺激 20～30min。

第二节　虚　脱

虚脱是以面色苍白，神志淡漠，或昏迷、肢冷汗出，血压下降为特征的危重证候。类似西医学的休克。

本病多因气、血津液严重受损，不能供养全身，从而脏腑阴阳失调所致。甚者阴阳衰竭，出现亡阴亡阳之危候。

一、辨证

面色苍白或发绀，神志淡漠，反应迟钝或昏迷，或烦躁不安，尿量减少，张口自汗，肢冷肤凉，血压下降，脉微细或尤大无力。

(一)亡阳

兼见呼吸微弱，口唇发绀，舌体胖，脉细无力。

(二)亡阴

兼见口渴，烦躁不安，唇舌干红，脉细数无力。若神志不清转入昏迷，呼吸微弱，心音低钝，脉微欲绝，为阴阳俱脱之危候。

二、论治

(一)针灸

治则：回阳固脱，苏厥救逆。针刺补法，并用灸法。

处方：水沟、内关、素髎。

方义：水沟为督脉经穴，可醒神开窍，是全身第一急救要穴；内关为手厥阴心包经之络穴，镇静安神，与水沟配合苏厥救逆；素髎为督脉经穴，有升阳救逆，开窍泄热之功，急刺可使血压回升。

加减：神志昏迷加中冲、涌泉以醒神开窍；肢冷脉微加关元、神阙、百会以回阳固脱。

操作：水沟、内关、素髎、涌泉可用毫针强刺激泻法；中冲三棱针点刺放血；关元、神阙、百会用灸法。

(二)指针疗法

取素髎、内关、神门等穴。用拇指按压 1～3min。

(三)灸法

取神阙、关元、足三里、百会。用艾条悬灸 30～60min；或重灸"五心"穴(百会、双劳宫、双涌泉)，至神醒脉复。

(四)耳针疗法

取肾上腺、心、神门、皮质下、枕。轻刺激,留针 1～2h。

(五)穴位注射

取关元、足三里。用参麦注射液或参附注射液,每穴 1mL。

第三节　高　热

高热是指体温超过 39℃的急症。古代文献中的"壮热""实热""日晡潮热"等,均属于高热范畴。其病因一般分为外感和内伤两大类,多由外感风热之邪,侵袭肺卫,气郁发热;或由暑热、温邪疫毒侵袭人体,燔于气分,或内陷营血而致。尤以外感六淫,特别是温热火邪所致为多见。

本节主要讨论外感发热的辨证施治。

一、辨证

外感高热,发病急,病程短,体温在 39℃以上,初起伴有恶风寒等外感证候。

(一)热在卫表

高热恶寒,咽干,头痛,咳嗽,舌红、苔薄黄,脉浮数。

(二)热在肺脏

伴有咳嗽,痰黄而稠,咽干口渴等症。

(三)热在气分

高热汗出,烦渴引饮,舌红,脉洪数。

(四)热在营血

高热夜甚,斑疹隐隐,吐血便血,舌绛心烦,甚则出现神昏谵语、抽搐。

二、论治

(一)针灸

治则:疏风清热,针刺泻法。

处方:大椎、十宣、曲池、合谷。

方义:大椎为督脉经穴,又为诸阳之会,总督一身之阳,为全身退热要穴;十宣皆在四末,功可泄热开窍;曲池为手阳明经合穴,合谷为手阳明经原穴,皆为解表清热之要穴,曲池清热为重,合谷解表为重。

加减:风热加外关疏风清热;肺热加尺泽、少商清泄肺热;气分热加内庭泻阳明实热,加关冲清泄三焦;血分热加中冲清心泄热,加委中泻血中之热。

操作:大椎、曲池、合谷、外关、尺泽、内庭针刺泻法;十二井穴、十宣、关冲、中冲点刺出血;委中刺络放血。

(二)耳针疗法

取耳尖、耳背静脉、肾上腺、神门。耳尖、耳背静脉用三棱针点刺放血,肾上腺、神门用毫针强刺激,每次留针 15～30min。

(三)刮痧疗法

取脊柱两侧和背腧穴。用特制刮痧板或瓷汤匙蘸食用油或清水,刮脊柱两侧和背腧穴,刮至皮肤红紫色为度。

第四节 抽 搐

抽搐是指四肢不随意的肌肉抽动,或兼有颈项强直、角弓反张、口噤不开等。常见于小儿惊厥、破伤风、癫痫、颅脑外伤和癔症等。古代文献中的痉证即指本病。多由外感时邪,化热生风,或由痰湿壅滞,化热引动肝风,或由气血不足,虚风内动而引起。总之,无论外因、内因,引发风动是其基本病机。

一、辨证

本病以四肢抽搐为主症,或兼有短时间的意识丧失,两目上翻或斜视,牙关紧闭,口吐白沫,二便失禁,严重者伴有昏迷。

(一)热极生风

多兼表证,起病急骤,有汗或无汗,头痛神昏。

(二)痰热化风

多见壮热烦躁,昏迷痉厥,喉间痰鸣,牙关紧闭。

(三)血虚生风

多无发热,伴有手足抽搐,露睛,纳呆,脉细无力。

二、论治

(一)针灸

治则:熄风止搐。毫针刺,用泻法。

处方:百会、印堂、水沟、合谷、太冲。

方义:百会、印堂既能熄风定惊,又能开窍醒神;水沟为督脉要穴,"督脉为病,脊强反折",可镇痉止搐。合谷、太冲配用,称为"开四关",为熄风止痉之首选穴。

加减:热极生风加十宣、大椎、曲池以清热泻火;痰热化风加丰隆、内庭以清热化痰;血虚生风加足三里、血海。

操作:大椎、曲池、丰隆、内庭毫针刺用泻法;十宣点刺放血;足三里针刺补法,血海平补平泻。

(二)耳针疗法

取皮质下、肝、脾、缘中、耳中、心。每次选用3～4穴,毫针刺,强刺激。

(三)电针疗法

取内关、四神聪、合谷、太冲、神门。毫针刺后通脉冲电,刺激量以患者能耐受为度。每次通电10～30min,用于急性发作的患者。

第五节 急性疼痛

一、心绞痛

心绞痛是指因冠状动脉供血不足,心肌急剧的、暂时性的缺血缺氧所引起的临床证候。大多数是由冠状动脉粥样硬化所致,冠状动脉痉挛也较为常见。古代文献中的"胸痹""真心痛"即指本病。

临床主要表现为突然发作性的胸骨后和心前区疼痛,呈压榨性或窒息性,与呼吸无关,可放射至左肩、背、臂,甚至环指和小指。疼痛一般持续 1~5min,很少超过 15min,伴有面色苍白、惊恐、焦虑、烦躁、汗出等,多由劳累、饱餐、情绪激动、寒冷诱发,休息或舌下含硝酸甘油可缓解。

(一)针灸

治则:通阳行气,活血止痛。毫针刺,用平补平泻法。

处方:心俞、厥阴、俞内、关膻中。

方义:本病为心脏之病,"阴病行阳",故可"从阳治阴",脏病多取背腧穴治疗,心俞、厥阴俞为心和心包之背腧穴,可调理心脏,通阳活血;内关为心包经之络穴,可镇痛、镇静,是治疗心绞痛的特效穴之一;膻中为心包之募穴,与厥阴俞相配,为俞募配穴,可宽胸理气,擅治心胸疾患。

加减:气滞血瘀加血海、膈俞理气活血;阳气欲脱加百会、神阙,回阳救逆。

操作:心俞、厥阴俞、膻中、内关、血海、膈俞毫针刺,平补平泻,百会、神阙大艾炷灸。

(二)耳针疗法

取心、神门、交感、内分泌。毫针刺,中等刺激强度,每次留针 60min。

(三)穴位注射

内关、膻中、心俞、厥阴俞,用复方丹参注射液,每次选取 1~2 穴,每次注射 0.5~1mL,隔天 1 次。

二、胆绞痛

胆绞痛系指胆囊结石或胆囊炎症引起的暴发性右上腹疼痛及压痛。

急性胆囊炎系细菌感染、高度浓缩的胆汁或反流入胆囊的胰液的化学刺激所致的急性炎症性疾病。主要表现为突发性右上腹痛,呈持续性并阵发性加剧,疼痛常放射至右肩胛区,伴有恶心、呕吐,右上腹胆囊区有明显压痛和肌紧张。部分患者可出现黄疸和高热,或摸到肿大的胆囊。

胆石症系指胆道系统的任何部位发生结石的疾病,其临床表现决定于结石的部位、动态和并发症,主要为胆绞痛,其疼痛剧烈,恶心呕吐,并伴有不同程度的黄疸、发热。胆绞痛发作一般时间短暂,也有延及数小时的。胆囊炎、胆石症可同时存在,相互影响。

(一)针灸

治则:疏肝利胆,行气止痛。毫针刺,用泻法。

处方:胆俞、肝俞、日月、期门、阳陵泉、胆囊穴。

方义:胆俞配日月,肝俞配期门为俞募配穴,每次选用一组,选取右侧穴,以疏调肝胆气机而止痛。阳陵泉为胆之下合穴,"合治内府",以利胆腑;胆囊穴为治疗胆腑疾病的经验穴。

加减:呕吐加内关、足三里降逆止呕;黄疸加至阳以退黄;发热加曲池、大椎退热。

操作:胆俞、日月、肝俞、期门针刺平补平泻,阳陵泉、胆囊穴、内关、足三里、大椎、曲池针刺泻法。

(二)耳针疗法

取肝、胆、交感、神门、耳迷根、内分泌、三焦。急性发作时采用毫针刺,强刺激,持续捻针,每次留针 30~60min;剧痛缓解后再行耳穴压丸法,两耳交替进行。

(三)电针疗法

取肝俞、胆俞、膈俞、足三里、阳陵泉、胆囊穴。毫针快速刺入,使之得气,然后接电针仪,刺激量逐渐增大,至能忍受为度,每次通电 15min。

三、肾绞痛

肾绞痛是一种肾、输尿管和尿道部位的阵发性和放射性剧痛。多见于泌尿系统结石病,结石可发生于泌尿系统的任何部位,但多原发于肾脏。绞痛突然发生,以患侧为主,少数可呈两侧或健侧疼痛,多呈持续性或间歇性,并沿输尿管向髂窝、会阴、阴囊及大腿内侧放射,并出现血尿或脓尿,排尿困难或尿流中断,肾区可有叩击痛。古代文献中"石淋""砂淋"即属本病范畴。其基本病因病机为湿热下注,膀胱气机不利。

(一)针灸

治则:清利湿热,通淋止痛。

处方:肾俞、三焦、俞关元、阴陵泉、三阴交。

方义:肾俞、三焦俞为足太阳膀胱经穴,配关元疏利膀胱气机;三阴交、阴陵泉为脾经腧穴,可清利湿热,通淋止痛。

加减:血尿加血海、太冲以调血;湿热重加委阳、合谷以清利湿热。

操作:肾俞、三焦俞、关元、三阴交、阴陵泉、血海、太冲毫针刺平补平泻。委阳、合谷毫针刺,用泻法。

(二)耳针疗法

取肾、膀胱、输尿管、交感、皮质下、三焦。毫针刺,持续捻转 3~5min,每次留针 20~30min,每天 1 次。

(三)电针疗法

取肾俞、三焦俞、三阴交、太溪,针刺后接电针仪,刺激逐渐加大,强刺激 15~30min。

(四)穴位注射

取对侧三阴交穴处常规消毒,用注射器抽取黄体酮 5mg,以执笔式持针准确刺入穴位,有针感后回抽无血将药物注入。

第十五章　全身性疾病引起筋骨疼痛的针灸治疗

第一节　风湿性多肌痛

一、概述

风湿性多肌痛是一种临床综合征,其主要特点为颈、肩胛带与骨盆带疼痛和僵硬。发病时肩胛带、骨盆带、颈部三处中多有两处累及。本病呈明显区域性分布,欧美发病率较高,多见于50岁以上老年人,男女发病率约为1∶2,本病与巨细胞动脉炎有密切关系。

西医学对风湿性多肌痛的病因与发病机制尚不清楚。其病因可能是多因素的。内在因素和环境因素共同作用下,通过免疫机制致病。多数学者认为与遗传因素、环境因素、免疫因素、年龄及内分泌因素有关。

风湿性多肌痛是一种常见病,针灸治疗有很好的效果。本病在中医学中无此病名,但中医学中的"痹证""历节""肌痹"的症状与其极为相似。其病因多为素体虚弱复感外邪所致。

二、诊断要点

风湿性多肌痛完全为一临床诊断,其临床指标中无一项具有特异性,诊断应严格符合定义中的表现。

(1)发病年龄超过50岁,多见于女性。

(2)肌肉疼痛分布在四肢近侧端,呈对称性,在颈、肩胛带及骨盆带三处易患部位中,至少两处出现肌肉疼痛,病程应持续一周以上。

(3)肌肉疼痛呈对称性分布和晨起僵硬。

(4)肌肉无红肿、热,无肌力减退或肌萎缩。

(5)对小剂量糖皮质激素反应良好。

(6)实验室检查血沉明显增快,多在50mm/h以上。

三、病因病机

其病因多为素体虚弱,卫外不固,复感外邪所致。

(一)外感风寒湿邪

自然界气候怪异,冷热无常,或居处潮湿,或汗出当风,或酒后当寒,或冒雨涉水,风寒湿邪袭于经脉,流注肌肉、关节,气血闭阻,发为痹证。风寒湿邪常各有偏胜,若以风邪偏胜,疼痛多走窜经络;若以湿邪为主,则肌肉酸痛,重浊乏力;若以寒邪为重,则疼痛剧烈,部位固定。

(二)气血虚弱

气血化生不足,卫外不固,无力抵御外邪入侵,风寒湿邪乘虚内侵筋肉,发为痹证。

(三)肾气虚弱

腰为肾之府,若肾精亏损,肾府及其膀胱经失于濡养,风寒湿邪乘虚而入,经络痹阻发为痹证。

四、辨证与治疗

(一)风寒湿证

1.主症

颈项部、肩胛部、腰骶部、腰髋部肌肉疼痛,或痛无定处、或痛处不移、或痛而兼有重浊感,常因天气变化而加剧,晨起肌肉僵硬。舌淡、苔薄白,脉沉弦或紧。

2.治则

温经散寒、祛风除湿。

(二)气血虚弱证

1.主症

颈项部、肩胛部、腰骶部、腰髋部肌肉疼痛绵绵,喜按恶风寒,不耐疲劳,心悸乏力,纳食不馨,腹胀便溏,面色㿠白。舌质淡而胖大,舌边有齿痕,舌苔白腻,脉沉弱。

2.治则

补益脾胃,生化气血,祛邪通经。

(三)肾气虚弱

1.主症

颈项部、肩胛部、腰骶部、腰髋部肌肉酸痛,喜欢按压,喜热恶风寒,腰膝酸软,舌质淡,脉沉弱。

2.治则

补益肾气,祛邪通络。

(四)治疗

1.处方

(1)基本穴位:大椎、风门、曲池、昆仑。

(2)风寒湿证加:天柱、后溪、束骨。

(3)气血虚弱证加:心俞、膈俞、脾俞、手三里、足三里。

(4)肾气虚弱证加:肾俞、腰眼、飞扬、太溪。

(5)颈肩胛部位疼痛为主加:颈百劳、天宗、承山。

(6)腰髋部、腰骶部疼痛为主加:肾俞、关元俞、腰眼、委中。

2.操作法

祛邪通络的穴位如:大椎、曲池、昆仑、天柱、后溪、束骨、颈百劳、天宗、承山均针刺泻法,并可加灸。大椎、天宗针刺后拔火罐。余穴均用补法。

3.方义

本病是由于感受外邪闭阻经筋引起的病证,治疗应当祛除邪气,舒筋通络。基本处方中首选诸阳之会大椎,通达阳气,祛除邪气;曲池是手阳明经的合穴,为本经气血汇聚之处,其盛大如海,阳明经又多气多血,故本穴功善调气血通经络,有走而不收之称,是通经止痛的主要穴位。

本病的病变部位在太阳经,这是因为足太阳经和足太阳经筋的循行部位和其病变相吻合,如《灵枢·经脉》称足太阳经"是动则病……项似拔,脊痛,腰似折,髀不可以曲,腘如结,胸如结",《灵枢

·经筋》称足太阳经筋为病"腘挛,脊反折,项筋急,肩不举,腋支,缺盆中纽痛,不可左右摇"。足太阳经又"主筋所生病",所以在治疗中以太阳经穴为主,取风门属于局部取穴范畴,又可加强大椎祛邪散风之力;昆仑穴是足太阳经经穴,"所行为经"主通行气血,又有通表祛邪散风的作用;天柱属于局部取穴范畴,又有祛风通络的作用;束骨、后溪同属太阳经,属于同名经配穴,上下呼应,有协同的作用,二穴在五输穴中同属"输穴","俞主体重节痛",配五行属于木,木主风,故二穴配合既可通经止痛,又可散风祛邪;委中、承山基于"经脉所过,主治所及"的原理,又是治疗腰背痛的重要穴位;心俞、膈俞、脾俞健脾补心,补益气血;肾俞.关元俞、腰眼补益肾气,扶正祛邪。

第二节　类风湿关节炎

一、概述

类风湿关节炎是一种以关节病变为主,以多个关节肿胀、疼痛反复发作,病程缓慢,逐渐引起关节畸形的全身性自身免疫性疾病。

关节性类风湿病的主要病变是从关节滑膜开始,形成滑膜炎,以后炎性肉芽组织逐渐侵犯关节软骨、软骨下组织、关节囊、韧带和肌腱,使关节挛缩,造成关节脱位畸形,肌肉萎缩,关节功能进一步丧失。不仅如此,还常常累及其他器官,如皮肤、心脏、血管、神经等其他器官和组织。

主要临床表现为对称性反复发作性关节炎,手足小关节最易受累。早期或急性发病期,关节多呈红、肿、热、痛和活动障碍;晚期可导致关节骨质破坏、强直和畸形,并有骨和骨骼肌萎缩。在整个病程中,可伴有发热、贫血、体重减轻、血管炎和皮下结节等病变,也可累及全身多个器官。

本病为常见病、多发病。好发年龄 20～45 岁。女性发病率高于男性,男女比例约为1:3。目前西医学对本病的发病原因尚不十分清楚。

类风湿关节炎属于中医"痹证"范畴。根据该病的临床表现,本病可属于古代医籍中的周痹、历节、历节风、白虎病及白虎历节的范畴。近代焦树德老中医把痹证中久治不愈、关节肿大、僵硬、畸形,骨质改变,筋缩肉蜷,肢体不能屈伸等症状者,统称之谓"尪痹"。

二、诊断要点

(1)多发生于青壮年,发病年龄在 20 岁左右,高峰在 35～45 岁之间,以女性为多。

(2)多数起病隐匿,发病缓慢而渐进,病变发展与缓解交替出现,但常有急性发作,病程可长达数年乃至数十年。

(3)晨僵是类风湿关节炎的重要诊断依据之一,晨僵首先发生在手关节,僵硬不适,不能握拳,其后随着病情进展,可出现全身关节的僵直感,可持续 30min 左右,持续时间长短与病情程度成正比。

(4)疼痛:对称性游走性关节疼痛,受累关节为指、腕、趾、踝等小关节。随着病情进展,相继累及肘、肩、膝、髋等关节。

(5)局部症状:关节疼痛、肿胀、功能受限,有明显的关节僵硬现象。

(6)活动障碍:早期可因疼痛肿胀而出现活动受限,病情继续发展,关节纤维增生及骨性融合,使关节活动完全丧失。

(7)局部体征:①早期受累关节红、肿、热、痛,功能障碍,压痛,活动时疼痛加重。②受累关节主动活动和被动活动均受限。③受累关节呈对称性发病。④病变累及手足肌腱和腱鞘,早期肌肉可出现有保护性痉挛,以后发生肌肉萎缩、造成关节畸形,或加剧关节畸形。⑤关节囊和关节韧带松弛和继发挛缩,造成关节的病理性半脱位和完全性脱位;关节软骨和软骨下骨质的破坏,发生关节骨性强直和畸形。

(8)辅助检查:①实验室检查:血红蛋白减少,白细胞计数正常或降低,淋巴细胞计数增加;病变活动期血沉增快,久病者可正常。类风湿因子实验阳性占 70%～80%。滑液较浑浊,黏稠度降低,黏蛋白凝固力差,滑液糖含量降低。②X 线检查:早期,骨质疏松,骨皮质密度减少,正常骨小梁排列消失,关节肿胀;中期,关节间隙轻度狭窄,骨质疏松,个别局限性软骨侵蚀破坏。继而关节间隙明显狭窄,骨质广泛疏松,多处软骨侵蚀破坏,关节变形;晚期,关节严重破坏,关节间隙消失,关节融合,呈骨性强直,或出现病理性脱位或各种畸形。

三、病因病机

痹证的发生与体质因素、气候条件、生活环境及饮食习惯有密切关系,正虚卫外不固是痹症发生的内在基础,感受外邪是痹证发生的外在条件,邪气痹阻经脉为其病机的根本。病变多累及肢体筋骨、肌肉、关节,甚则影响内脏。

(一)感受风、寒、湿、热之邪

风为阳邪性疏散,可穿发腠理,具有较强的穿透力,寒邪借此力内犯,风又借寒凝之性,使邪附病位,成为伤人致病之基础。湿邪借风邪的疏泄之力,寒邪的收引之性,风寒又借湿邪黏着、胶固之性,造成经络里塞,气血运行不畅,则筋脉失养,细急而痛。

风、寒、湿、热之邪虽常相杂为害,但在发病过程中却常有以某种邪气为主的不同,如风邪偏胜者为行痹,寒邪偏盛者为痛痹,湿邪偏胜者为着痹,热邪偏重者为热痹。这在临床表现上各有不同的症状和体征。热痹的发生,或因素体阳盛,感受外邪后易从热化;或因虽为风寒湿痹,郁久也可从阳化热,热邪与气血相搏而见关节红、肿、疼痛、发热等而为热痹。

(二)痰瘀阻滞

素体脾胃虚弱,运化不及,水湿内停,内湿招引外湿,两湿相合,凝聚为痰浊。又痰浊为阴邪,必伤营络之血,营血伤则为血瘀,痰瘀互结流注关节,病理上便形成痰瘀相结,经络痹阻,筋骨失荣,疼痛不已而成痼疾。

(三)气血亏损

劳逸过度,将息失宜,耗伤气血,外邪乘虚而入;或邪气久羁经脉,耗伤气血,内伤脾胃,气血生化不足,致气血亏损。气血虚弱祛邪乏力,致使邪气进一步稽留而成痼疾。

(四)肝肾亏损

素体虚弱,肝肾不足,邪气内及肝肾;或痹证日久,损及肝肾,肝主筋、肾主骨,邪滞于筋脉,则筋脉拘急,屈伸不利;邪独深入骨骺,导致关节僵硬、变形,而致成骨痹,是痹证发展较深阶段,表现为骨节沉重、活动不利,关节变形等特征。

总之,本病的发生,系由机体正气不足,卫外不固,或先天禀赋不足,外无御邪之能,内乏抗病之力,复因久住湿地、汗出当风、冒雨涉水,风、寒、湿、热之邪,得以内侵于肌肉、筋骨、关节之间,致使邪气留恋,或壅滞于经,或郁塞于络,气血凝滞,脉络痹阻而成。虽邪气不同,病机、证候各异,然风、寒、湿、热之邪伤人往往相互为虐而病。

四、治疗方法

(一)辨证与治疗

1.风寒湿痹

(1)主症:肢体关节、肌肉疼痛酸楚,肿胀,局部畏寒,遇寒加重,得温痛减,形寒怕冷,口淡不渴。舌质淡有齿痕,舌苔白腻,脉紧。

(2)治则:散风祛寒,除湿通络。

(3)处方。

全身取穴:大椎、气海、足三里。

局部取穴:

1)肩关节:肩髃、肩髎、臑俞、曲池、外关、后溪。

2)肘关节:曲池、尺泽、天井、外关、合谷。

3)腕关节:阳溪、阳池、阳谷、腕骨、合谷。

4)掌指关节:八邪、三间、后溪、外关、曲池。

5)髋关节:环跳、秩边、居髎、阳陵泉。

6)膝关节:梁丘、鹤顶、膝眼、阳陵泉、阴陵泉。

7)踝关节:昆仑、丘墟、解溪、商丘、太溪。

8)跖趾关节:八风、内庭、太冲、解溪、商丘、丘墟。

9)行痹:风气胜者为行痹,关节疼痛游走不定,痛无定处,治疗时加风池、风门、风市、膈俞、三阴交。

10)痛痹:寒气胜者为痛痹,肢体关节紧痛,痛势较剧,痛有定处,得热痛减,遇寒加重,治疗时加命门、神阙,重用灸法。

11)着痹:湿气胜者为着痹,肢体关节肿胀疼痛,重着不移,阴雨天加重,治疗时加中脘、阴陵泉、太白等。以上诸穴根据疼痛的部位,体质情况,每次选择6～10个穴位,轮换使用。

(4)操作法:足三里、气海用补法,余穴均用泻法。大椎、气海、足三里和疼痛的部位加用灸法。

(5)方义:阳气虚弱,卫外不固,风寒湿邪乘虚而入,发为风寒湿痹,故取气海、足三里温补之,以温阳益气,卫外固表。大椎乃手足三阳与督脉之交会穴,既能祛散外邪,又能调和诸阳经之气机,佐以艾灸,调节卫气并温经祛寒。关节局部及其周围的穴位,均有疏通经络气血、祛风除湿、散寒止痛的功效。风邪胜者加风池、风门、风市以祛风通络,加膈俞、三阴交以养血息风;寒邪胜者加命门、神阙以壮元阳益元气,温经祛寒;湿邪胜者加中脘、阴陵泉、太白调补脾胃,通利湿浊。

2.风热湿痹

(1)主症:肢体关节疼痛,痛处焮红灼热,肿胀疼痛剧烈,得冷稍舒,筋脉拘急,日轻夜重。患者多兼有发热、口渴、心烦喜冷恶热、烦闷不安等症状。舌质红,舌苔黄燥少津,脉滑数。

(2)治则:清热除湿,祛风通络。

(3)处方。

全身治疗:大椎、曲池、风池。

局部治疗:用于疼痛的关节,选取穴位同风寒湿痹。

(4)操作法:先针大椎、风池、曲池,针刺泻法,并于大椎拔火罐。然后针刺病变部位的穴位,捻转泻法,并在红肿的部位施以刺络拔罐法。

(5)方义:风热湿痹是由于风热湿毒邪气乘体虚侵入人体;由于风寒湿邪痹阻经脉日久化热;由于素体阳盛,感受外邪后从阳而化,故取风池、大椎、曲池清热散风,除湿通络;病变关节部位的穴位,佐以刺络拔罐,可清泻病变部位的风热湿邪,并能活血通络,疏经止痛。

3.痰瘀痹阻

(1)主症:痹证日久不愈,病证日益加重,关节疼痛固定不移,关节呈梭形肿胀,或为鹤膝状,屈伸不利,关节周围肌肉僵硬,压之痛甚,皮下可触及硬结,面色晦滞,舌黯红,舌苔厚腻,脉细涩。

(2)治则:化痰祛湿,祛瘀通络。

(3)处方。

全身治疗:膈俞、合谷、血海、丰隆、太白、太冲。

局部治疗:取穴同风寒湿痹。

(4)操作法:膈俞、合谷、血海、丰隆、太冲针刺泻法,术后可在膈俞、血海施以刺络拔罐法,太白行龙虎交战手法。关节局部的穴位,针刺捻转泻法,并深刺直至筋骨。若指关节呈梭形肿胀,可在关节的屈侧横纹处,如四缝穴等处,用三棱针点刺出血,或点刺放出液体。

(5)方义:痹证日久不愈,导致痰瘀互结痹阻经络,流注关节,故泻膈俞、血海以活血化瘀;泻合谷、太冲以行气化瘀,通经止痛;泻丰隆以化痰通络;取太白行龙虎交战手法,补泻兼施,健脾利湿,化痰通络,本《难经·六十八难》"俞主体重节痛"之意。关节肿痛者宗"菀陈则除之"之法,予以刺络出血法。

4.气血亏损证

(1)主症:病程日久,耗伤气血,筋骨失养,四肢乏力,关节肿胀,酸沉疼痛,麻木尤甚,汗出畏寒,时见心悸,纳呆,颜面微青而白,形体虚弱,舌质淡红欠润滑,苔薄白,脉沉无力或兼缓。

(2)治法:益气养血,活络舒筋。

(3)处方。

全身治疗:心俞、脾俞、气海、足三里、三阴交、太溪。

关节局部治疗:同风寒湿痹。

(4)操作法:心俞、脾俞、气海、足三里、三阴交针刺补法,并可酌情施以灸法。病变关节部位的穴位采用龙虎交战手法,并可加灸法。

(5)方义:本证属于气血亏损经络痹阻证,故取心俞、脾俞、气海益气补血,取足三里、三阴交扶正祛邪,健运脾胃,补益气血生化之源。由于邪阻经脉流注关节,故于关节病变部位行龙虎交战手法,补泻兼施,扶正祛邪。

5.肝肾亏损证

(1)主症:肢体关节疼痛,屈伸不利,关节肿大、僵硬、变形,甚则肌肉萎缩,筋脉拘急,肘膝不能伸,或尻以代踵、脊以代头而成残疾人,舌质黯红,脉沉细。

(2)治则:补益肝肾,柔筋通络。

(3)处方。

全身治疗:筋缩、肝俞、肾俞、关元、神阙、太溪。

病变关节部位:同风寒湿痹。

(4)操作法:筋缩、肝俞、肾俞、关元、神阙、太溪针刺补法,并可加用灸法。病变关节部位的穴位针刺采用龙虎交战手法,并可加灸法。

(5)方义:病程日久,诸邪久居不越,与痰浊瘀血凝聚,痹阻经络,侵蚀筋骨,内客脏腑,伤及肝肾,筋骨受损严重,病呈胶痼顽疾。治取肝的背腧穴肝俞、肾的背腧穴肾俞以及肾的原穴太溪补益肝肾,濡养筋骨;关元内藏元阴元阳,补之,可回阳救逆,补益精血,濡养筋骨;神阙是元神的门户,灸之,可回阳固脱,温经通脉。在病变关节部位,邪气与痰浊瘀血互结,故采用补泻兼施的方法,泻其邪浊,补其气血,扶正以祛邪。

(二)灸法

灸法对本病的治疗有一定的效果,常用的方法有以下几种。

1.温针灸法

(1)常用穴位:曲池、外关、八邪、足三里、阳陵泉、解溪、八风、关元、肾俞。

(2)方法:每次选用 2～3 穴,针刺得气后,行温针灸法。选取太乙艾灸药条,剪成 1.5～2.0cm 长,在其中心打洞,插在针柄上,然后在其下端点燃,每穴灸 2～3 壮。每周 2～3 次,连续治疗不少于 3 个月。

2.隔姜灸法

(1)常用穴位:大椎、命门、肾俞、神阙、气海、足三里、手三里、阿是穴。

(2)方法:每次选取 2～3 穴,切取姜片 0.2cm 厚,置穴位上,用大艾炷灸之,每穴灸 5～7 壮。每周 2～3 次,10 次为一疗程。

3.长蛇灸法

方法:患者俯卧,先在大椎至腰俞之间常规消毒,取紫皮蒜适量,去皮捣成泥状,平铺在大椎至腰俞之间,约 2.5cm 宽,周围以纸封固,防止蒜汁外流。然后中等大艾炷分别放在大椎、身柱、筋缩、脊中、命门、腰俞等穴灸之,每穴灸 3～5 壮。每次除大椎、腰俞外,再选取 1～2 穴。灸后如局部穴位皮肤起水泡者,可用无菌三棱针挑破引流,然后辅以消毒药膏,并覆一消毒纱布。每周治疗 2～3 次,10 次为一疗程,每一疗程间隔 7 天。

第三节 银屑病关节炎

一、概述

银屑病关节炎,是一种与银屑病相关的炎性关节炎,早在 150 年前就有人提出了银屑病关节炎这一病名,但人们一直将银屑病关节炎与类风湿关节炎混为一谈,直到 20 世纪 60 年代发现了类风湿因子,才知道绝大多数银屑病关节炎患者类风湿因子阴性,而且这类患者具有银屑病皮疹、不对称关节炎,既可累及远端指间关节,亦可波及骶髂关节和脊柱等特征。多数患者先出现皮肤病变,继而出现关节炎;也可以皮肤病变与关节病变同时发生。在整个病程中,两者常同步发展或减轻。

本病病因不明,属于自身免疫病的范畴。一般认为是因为皮肤的病变产生的毒素引起关节病变;也有人认为系同一病因先后作用于皮肤或关节这两个不同的器官所致。

银屑病关节炎在中医学中属于"痹证"范畴,尤其是与"尪痹""历节病"相似,其皮肤损害相当于中医之"白疕"。

二、诊断要点

(1)好发于青壮年男性,男女之比为 3∶2,有一定的季节性,部分患者春夏加重,秋冬减轻;部分患者春夏减轻,秋冬加重。

(2)关节炎多发生在银屑病之后,或银屑病治疗不当之后。远端指、趾关节最早受累,渐渐波及腕、膝、髋、脊柱等关节。

(3)关节病变早期似类风湿关节炎,病变关节疼痛、肿胀、反复发作。银屑病进行期关节炎加重,静止期关节炎缓解;逐渐出现关节功能障碍、活动受限,甚至引起关节强直、畸形等。

(4)皮肤损害,寻常型银屑病皮肤损害好发于头部和四肢伸侧,尤其是肘关节伸侧,重者可泛发全身,起初是红色丘疹,后可扩大融合成大小不等的斑块,表面覆以多层银白色鳞屑,刮去后可露出半透明薄膜,再刮去此膜后,可有点状出血。因活动期治疗不当,或使用刺激性较强的外用药后,可引起皮损迅速扩展,以至全身皮肤潮红、浸润、表面有大量鳞,可伴发热、恶寒(称红皮病型银屑病)。

(5)X线摄片可见明确关节受损程度,常见关节面侵蚀、软骨消失、关节间隙变窄、骨质溶解和强直,严重时末节远端骨质溶解成铅笔头样。

三、病因病机

银屑病性关节炎在中医中无此病名。银屑病在中医中称之为"白疕"。《医宗金鉴》有"白疕之形如疹疥,色白而痒多不快。固由风邪客于肌肤,亦由血燥难容外"。又如《外科证治全书·卷四·发无定处》说:"白疕,皮肤燥痒,起如疹疥而色白,搔之屑起,渐至肢体枯燥坼裂,血出痛楚。"因此银屑病性关节炎属于中医白疕关节炎型。

(一)血热风湿痹阻

身患白疕,血虚燥热,卫外力减,风寒湿邪乘虚而入,与血相搏而化热,流注肌肉、关节发为关节疼痛。

(二)湿热兼风湿痹阻

身患白疕,湿热内蕴,风热湿邪乘之,内外邪气相搏,流注关节,经络痹阻发为痹证。

(三)肝肾亏损

身患白疕,邪毒日久不除,与血相搏,耗伤精血,外伤肌肤,内蚀筋骨,关节强直,活动艰难,发为尪痹。

四、辨证与治疗

银屑病关节炎的发作与银屑病的病程有关,故可根据银屑病的发作过程进行辨证治疗。

(一)血热风湿痹阻

1.主症

关节肿痛与银屑病的皮损程度同时存在。皮损不断增多、干燥脱屑皮,皮肤色红皲裂、可伴有筛状出血点。舌红、苔薄黄,脉滑数。

2.治则

清热凉血,祛邪通络。

(二)湿热兼风湿痹阻

1.主症

关节红肿疼痛,皮损多在腋窝、腹股沟等屈侧部位,有红斑、糜烂渗液,或掌跖部出现脓疱,或皮损上有脓点。舌红苔黄腻,脉濡或滑。

2.治则

清热利湿,祛邪通络。

(三)肝肾不足兼外邪痹阻

1.主症

腰酸肢软,关节疼痛,头晕目眩,皮损色淡,鳞屑少。女子有月经不调。舌淡苔薄,或舌淡体胖边有齿痕,脉细或濡细。

2.治则

补益肝肾,祛邪通络。

(四)处方

1.基本穴位

曲池、血海、膈俞。

2.随证选穴

(1)肘关节痛加:尺泽、曲泽、少海。

(2)腕关节痛加:阳溪、阳池、阳谷、腕骨。

(3)指关节痛加:八邪、三间、后溪。

(4)骶髂关节痛加:八髎、秩边、环跳。

(5)膝关节痛加:梁丘、膝眼、阳陵泉、足三里、阴陵泉。

(6)踝关节痛加:昆仑、丘墟、解溪、商丘。

(7)跖趾关节痛加:八风、太白、束骨。

(8)血热风湿痹阻加:曲泽、委中、三阴交。

(9)湿热兼风湿痹阻加:大椎、中脘、中极、阴陵泉。

(10)肝肾不足兼外邪痹阻:肾俞、肝俞、太溪、太冲、悬钟。

3.操作法

曲池、血海直刺泻法;膈俞刺络拔罐法,曲泽、委中用三棱针刺脉出血;肝俞、肾俞、太溪、太冲、悬钟、三阴交针刺补法。其余穴位均用泻法。

4.方义

曲池是手阳明经的合穴,手阳明经多气多血,又是本经气血会聚之处,功于通经止痛,是治疗筋骨疼痛的主要穴位。曲池配五行属于土,土乃火之子,故本穴又功善清热。曲池与血海配合,长于治疗皮肤病,皮肤病多因邪热入于血分、蕴结肌肤所致。手阳明经与手太阴经相表里,肺主表;手阳明大肠经与足阳明胃经同名相通,血海属于足太阴脾经,脾主肌肉;又血海善于治疗血分病,所以曲池与血海相配既可清血分之热,又可治疗邪气蕴结于肌肤的皮肤病。膈俞是血之会穴,刺络出血并拔火罐,既可清除血分之热,又可括血通络,清除瘀热,还可调血息风,因为血热必伤阴,阴伤则燥热生风,或血热外风乘之;膈俞刺络拔罐治疗皮肤病宗"治风先治血,血行风自灭"的法则。曲泽与委中刺脉出血,其意也是清除血热,活血祛瘀,因为曲泽属于心包经,心主血,委中乃血之郄穴。其余穴位大椎清热,中脘、中极、阴陵泉清热利湿,肾俞、肝俞、太溪、太冲、悬钟调补肝肾,濡养筋骨。关节部位的穴位属于局部取穴,主要作用是通经止痛。

第四节　痛风性关节炎

一、概述

痛风是由于体内嘌呤代谢障碍,尿酸产生过多或因尿酸排泄不良而致血中尿酸升高,尿酸盐结晶沉积在关节滑膜、滑囊、软骨等的一种代谢性疾病。其临床特点是高尿酸血症,反复发作的急性单关节炎,尿酸盐沉积形成痛风石,导致慢性痛风性关节炎,严重者可形成骨关节畸形。若未及时治疗可累及肾脏,形成痛风性肾病。

西医对本病多采用秋水仙碱、别嘌呤醇、激素等药物治疗,有较好的止痛效果,但其不良反应大,易损伤肝肾,使人望而生畏。在中医学医籍中属于"痹证""白虎历节风"病的范畴。近年来本病的发作有增多的趋势,采用针灸治疗有良好的效果,且无不良反应。

二、诊断要点

(1)约 30%~50% 的患者有家族史,好发于 30~50 岁的中青年男性,肥胖或饮食条件优良者发病率高。

(2)跖趾关节、踝和膝关节剧烈疼痛是最常见的临床症状。首次发作常始于凌晨,多起病急骤,患者常在夜间无缘无故的关节肿胀剧痛,皮色潮红。局部症状迅速加重,数小时内可达高峰,常伴有全身不适,甚至恶寒、颤抖、发烧、多尿等症状。初次发作后,轻者在数小时或 1~2 日内自行缓解,重者持续数日或数周后消退。本病常以第一跖趾关节最先受累,逐渐累及腕、肘、踝、膝关节。

（3）痛风反复发作可见痛风结节：突出皮肤呈淡黄色或白色圆形或椭圆形结节，大小和数目不等，质地硬韧或较柔软。

（4）实验室检查：血尿酸增高，白细胞计数增高，关节液检查可见尿酸盐针状结晶，皮下痛风石穿刺抽吸物亦可见尿酸盐结晶、痛风石，尿酸盐实验可呈阳性反应。

（5）X线片表现：痛风早期多无阳性表现，晚期可出现软骨和骨破坏，关节间隙变窄或消失，关节面不规则，继发骨赘，痛风结节钙化等。

三、病因病机

痛风性关节炎是一种代谢障碍性疾病，本病多起于下肢足部，中医认为下肢疼痛性疾病多为湿邪所致；本病发作时局部肿胀、红肿、痛如虎噬，肿痛、红肿乃湿邪或湿热所致；本病多见于足第一跖趾关节或第2、3跖跗关节，这些部位隶属于足太阴脾经、足厥阴肝经、足阳明胃经；本病多见于嗜食膏粱厚味或贪欲酒浆者，此人群极易形成痰湿内蕴，痰湿流注关节形成本病，正如《张氏医通》中说"肥人肢节痛，多是风湿痰饮流注"。痰湿痹阻经络气血，痹久则有瘀血，痰瘀互结，反复发作，终成痼疾。

四、辨证治疗

痛风性关节炎的急性期多由风湿热邪痹阻经络；慢性期多为寒湿之邪内侵，病久经络阻塞，气血凝滞，甚至有瘀血形成。

（一）湿热痹阻

1.主症状

关节疼痛，突然发作，疼痛剧烈难忍，关节红肿，皮色发亮，局部发热，得凉则舒，全身不适或寒热。舌红，苔黄腻，脉滑数。

2.治则

清热利湿，通经止痛。

3.处方

曲池、足三里、三阴交、阿是穴。

（1）第1跖趾关节痛加：隐白、太白、太冲。

（2）第2跖趾关节痛加：陷谷、内庭、厉兑。

（3）跖跗关节痛加：陷谷、厉兑、商丘。

（4）踝关节痛加：商丘、解溪、丘墟、太溪。

（5）膝关节痛加：鹤顶、阳陵泉、阴陵泉。

（6）腕关节痛加：外关、阳池、阳溪、合谷。

4.操作法

诸穴均用捻转泻法；隐白、厉兑等井穴用点刺出血法；针阿是穴先用三棱针点刺出血，再拔火罐，或点刺后用手挤压出如白色颗粒状物，然后再于局部行围刺法，即在局部的周边向中心斜刺4～5针。

5.方义

本病的内在原因是湿热内蕴，湿邪源于脾胃，故以足三里、三阴交为主穴，调理脾胃，化湿除浊；加曲池以清热；加隐白、厉兑点刺出血清除足太阴脾经和足阳明胃经之邪热；加太白、陷谷乃五腧穴中的"腧穴","腧主体重节痛",可除湿止痛;阿是穴点刺出血,并挤出痰浊之物,可清除局部的邪热和痰浊,有利于局部气血通畅,是止痛的有效方法;其余穴位均属局部配穴法。本处方是全身调节与局部相结合的方法,是治疗本病的有效方法。

(二)寒湿阻滞

1.主症

关节疼痛,活动不便,遇寒发作或加重,得热则减,局部皮色不红不热。舌淡苔白腻,脉濡。

2.治则

散寒利湿,除邪通痹。

3.处方

脾俞、肾俞、足三里、三阴交、阿是穴。

随症加减参见湿热痹阻。

4.操作法

脾俞、肾俞针刺补法并灸法,足三里、三阴交、病变局部穴位针刺用龙虎交战手法,阿是穴先用三棱针点刺,挤出乳白色颗粒状物,之后施以围刺法,并在阿是穴的中心用艾条灸之,或用艾柱隔姜灸之。

5.方义

本证是由寒湿痹阻所致,故针补脾俞健脾利湿、补肾俞温肾阳化湿浊。足三里、三阴交补泻兼施,补益脾胃化湿降浊,通经止痛。点刺阿是穴挤出白浊,排除污浊疏通经脉,增以灸法,温经祛寒,通经止痛。其余诸穴均属于局部取穴。本法也属于全身调节与局部相结合的方法。

(三)瘀血闭阻

1.主症

病变关节疼痛,固定不移,压痛明显,皮色紫黯,关节附近可触及结节,甚至关节畸形、僵硬,舌质紫黯或有瘀斑,脉弦涩。

2.治则

活血化瘀,通络除痹。

3.处方

合谷、足三里、三阴交、太冲、阿是穴。

4.操作法

针合谷、足三里、三阴交、太冲均用捻转泻法,针阿是穴用三棱针点刺出血,或寻找随病情显现的较大的静脉,出血应在5~10mL。阿是穴先用三棱针点刺,挤出乳白色颗粒状物,再施以扬刺法。

5.方义

《灵枢·九针十二原》曰"菀陈则除之,邪胜则虚之",今有瘀血闭阻,故应用放血的方法,祛除恶血。经验证明,刺血疗法是治疗痛风性关节炎的有效方法,而且疗效与出血量有密切关系(出血量在10mL组止痛效果最好),刺血疗法的作用机制是抑制血尿酸的合成和促进尿酸的排泄。

第五节　反应性关节炎

一、概述

反应性关节炎又称莱特综合征,是继身体其他部位发生微生物感染后,引起远处关节的一种无菌性关节病,主要表现为关节疼痛、肿胀、发热等。多见于尿道炎、宫颈炎、细菌性腹泻、链球菌感染等引起的关节炎。其发病原因目前尚不完全清楚,可能与感染、免疫、遗传有关。有人认为可能是外界因子和遗传因子相互作用所致,即病原体感染后与人体白细胞组织相容性抗体 HLA-B27 相结合,形成复合物,导致异常免疫反应,从而引起关节炎。

中医无"反应性关节炎"的名称,但根据其临床表现应属于"热痹"范畴,其病因病机多为湿热邪毒流注关节所致。针灸对本病的治疗有良好效果。

二、诊断要点

(一)全身症状

全身不适,疲乏,肌痛及低热。

(二)关节痛

不对称的单关节痛,多为负重的关节,多见于下肢,如骶髂关节、膝关节、踝关节、肩关节肘关节、腕关节等。关节痛局部红肿热痛,或伴有皮肤红斑,也有关节肿痛苍白者。

(三)肌腱端炎

肌腱端炎是反应性关节炎比较常见的症状,表现为肌腱在骨骼附着点疼痛和压痛,以跟腱、足底肌腱、髋肌腱附着点最易受累。

(四)关节痛发作前有感染病史

如非淋球菌性尿道炎、细菌性腹泻、链球菌感染,或反复发作的扁桃体炎等。

(五)眼损害

眼损害也是反应性关节炎的常见症状,主要表现为结膜炎、巩膜炎及角膜炎等。

(六)实验室检查

急性期白细胞总数增高;血沉(ESR)增快;C-反应蛋白(CRP)升高;类风湿因子和抗核抗体阴性;HLA-B27 阳性。

三、病因病机

反应性关节炎的病因病机其内因主要是湿邪内蕴,其外因主要是外感风热湿邪,外邪与内湿相结合流注关节所致。

(一)风热湿邪

外感风热肺气失宣,风热与内湿互结,成风热湿邪,流注肌肉关节,形成本病。

(二)胃肠湿热

外感风热,肺失宣发,下入胃肠,胃失和降,肠失传导,湿邪内蕴,风热与内湿相结合,流注肌肉、关节而成本病。

(三)下焦湿热

外感风热,内入下焦,与内湿相结合,或蕴结于膀胱,或蕴结于胞宫,流注肌肉关节而成本病。

四、辨证与治疗

(一)风热湿邪

1.主症

先见咽喉疼痛,咳嗽发热,全身不适,而后出现肘部、腕部或膝关节、踝关节红肿疼痛,两眼红肿,疼痛,舌苔黄腻,脉滑数。

2.治则

清热利湿,散风通络。

3.处方

曲池、足三里、外关、阿是穴。

(1)发热者加:大椎。

(2)眼睛红肿疼痛加:太阳、攒竹。

(3)肘关节痛加:尺泽、手三里。

(4)腕关节痛加:合谷、阳池、后溪、商阳、关冲。

(5)膝关节痛加:梁丘、膝眼、阴陵泉、厉兑、足窍阴。

(6)踝关节痛加:丘墟、解溪、商丘、太白、厉兑、足窍阴。

4.操作法

诸穴皆用捻转泻法,阿是穴多位于肌腱附着于骨的部位,按之压痛,针刺泻法并拔火罐;大椎用刺络拔罐法;尺泽、商阳、关冲、厉兑、足窍阴用点刺出血法。

5.方义

反应性关节炎是一种全身性疾病,是由于湿热邪毒夹风邪蕴结于肌肉关节,经络气血闭阻所致。方用曲池、足三里清热利湿、通经止痛,因为曲池、足三里分别属于手足阳明经,阳明经多气多血,并且曲池、足三里又属于本经的合穴,是经气汇聚之处,有极强的调理气血和疏通经络的作用,功善通经止痛;曲池善于清热,足三里又善于调胃健脾利湿,所以二穴是治疗本病的主穴。外关属于三焦经,又通于阳维脉,阳维脉维系诸阳经,三焦主持诸气,故外关主治邪气在表在经在络的病证,功善祛邪通经。阿是穴是邪毒会聚之处,针刺拔火罐有很好的祛邪通经的作用。大椎、尺泽、商阳、关冲、厉兑、足窍阴点刺出血,清热祛邪,再配以病变部位诸穴通经止痛,诸穴相配,共达清热利湿除邪通经止痛的作用。

(二)胃肠湿热

1.主症

先见胃痛,腹痛,泄泻,小便灼热,而后出现膝关节、踝关节、髋关节等关节疼痛,红肿拒按,触之灼热,或见眼睛红肿疼痛,舌红苔黄腻,脉滑数。

2.治则

清热利湿,通经止痛。

3.处方

曲池、足三里、中脘、天枢、阿是穴。

(1)眼睛红肿疼痛加:太阳、外关。

(2)各关节的疼痛参见风热湿邪。

4.操作法

参见"风热湿邪"。

5.方义

曲池、足三里有清热祛湿、通经止痛的作用,已如前述。本症是由于胃肠湿热流注关节、经络气血闭阻所致,故加用中脘、天枢,中脘是腑之会穴、胃之募穴,位于中焦,又是小肠经、三焦经与任脉的交会穴,有斡旋气机、升清降浊、理气化湿的作用;天枢属于足阳明经,又是大肠的募穴,功于调理胃肠,清理湿邪。阿是穴是湿热的蕴结点,针刺泻法并拔火罐,意在祛除邪毒、疏通经络。

(三)下焦湿热

1.主症

先见尿频、尿急、尿痛或见阴痒、带下、眼睛红肿疼痛等症,而后出现膝关节、骶髂关节、踝关节等关节红肿热痛,拒按,皮肤温度升高,舌红,舌苔黄腻。

2.治则

清热利湿,通经止痛。

3.处方

曲池、足三里、中极、三阴交、阿是穴。

(1)骶髂关节痛加次髎、秩边。

(2)其他部位关节痛参见风热湿邪证。

4.操作法

中极直刺泻法,使针感直达会阴部。三阴交直刺泻法,使针感达足趾部。次髎、秩边直刺2寸左右,使针感下达膝关节、足踝关节。其他穴位的针刺法参见风热证。

5.方义

本证是由于下焦湿热流注关节气血闭阻所致,故取中极、三阴交清理下焦湿热。中极位于下焦,是膀胱的募穴,又是足三阴经和任脉的交会穴,针刺泻法,可使下焦湿热从膀胱排除。三阴交是足三阴经的交会穴,针刺泻法,可清利下焦湿热。因足太阴脾经交会于任脉,又可健脾利湿;足厥阴肝经环绕阴器,交会于任脉;足少阴肾经交会于任脉,并络于膀胱,所以三阴交是治疗下焦病证的重要穴位。其他穴位均属于局部取穴。

第六节　强直性脊柱炎

一、概述

强直性脊柱炎是慢性多发性自身免疫性关节炎的一种类型。本病的特征是从骶髂关节开始,逐步上行性蔓延至脊柱的棘突、关节旁突的软组织及外围的关节炎。早期极易误诊为坐骨神经痛、骨膜炎等疾病,晚期可造成脊柱骨性强直及残疾,成为严重危害人类健康的疾病。针灸对强直性脊柱炎进行个体化辨证论治有悠久的历史和良好的效果。

本病曾被称为"类风湿性脊柱炎""类风湿关节炎中枢型",现已统一明确认识到本病与类风湿关节炎不是同一种疾病。本病发病率比类风湿关节炎低,多发于 15～30 岁青年男性,男女之比约为 14:1,其中 16～25 岁为发病高峰。发病部位主要在躯干关节。本病的发病原因迄今尚未十分明了,认为可能与感染、自身免疫、内分泌失调、代谢障碍、遗传等因素有关。中医历代医家对本病病名认识不一,有肾痹、骨痹、腰痛、龟背、大偻等不同的名称。医学家焦树德教授称之为"尪痹"。1997 年中国国家标准《中医病证治法术语)将其归属于"脊痹"。

二、诊断要点

(1)多发于 15～30 岁的男性青年,有家族遗传倾向。病变多从骶髂关节开始,逐渐向上蔓延至脊柱,造成脊柱关节的骨性强直。部分患者可出现坐骨神经痛症状,膝关节肿痛等。

(2)发病缓慢,病程长久,发展与缓解交替进行,病程可长达数年或数十年,受凉、受潮可诱发本病。

(3)疼痛、活动受限是其主要临床表现。病变早期主要表现为两侧骶髂部及下腰部疼痛,腰部僵硬不能久站,活动时疼痛加剧,休息后缓解,腰部活动范围受到很大限制;病变累及胸椎和肋椎关节时,胸部的扩张活动受限,并可有束带状胸痛、咳嗽、喷嚏时加重等;本病累及颈椎时头部转动不便,旋转受限。

(4)畸形,病变后期整个脊柱发生强直,疼痛消失,后遗驼背畸形,病变累及髋关节时,出现髋畸形,严重者脊柱可强直于 90°向前屈位,患者站立或行走时目不能平视。

(5)约有 20％患者合并虹膜炎(眼痛及视力减退)。

(6)实验室检查,患者多有贫血,早期和活动期血沉增快,抗"O"和类风湿因子阴性。淋巴组织相容抗原(HLA-B27 或 W27)明显增高。

(7)X 线片表现,双侧骶髂关节骨性改变最早出现,是诊断本病的主要依据。

三、病因病机

不少医家认为强直性脊柱炎应属于中医痹证中"肾痹"范畴,因为早在《素问·痹论》中就有记载"骨痹不已,复感于邪,内舍于肾……肾痹者,善胀,尻以代踵,脊以代头",形象地描述了强直性脊柱炎的晚期症状。并认为肾虚是其发病的内因,外邪或外伤为其发病的外因、诱因。强直性脊柱炎的病位在脊柱,然而诸多脏腑经络与脊柱相联系,如督脉"贯脊属肾";任脉"起于胞中,上循脊里";足少阴肾经"贯脊属肾络膀胱",足少阴经筋"循脊内挟膂上至项,结于枕骨";足太阳经"夹脊抵腰中,络肾属膀胱",足太阳经筋"上挟脊上项";手阳明经筋"其支者,绕肩胛,夹脊";足阳明经筋"直上结于髀枢,上循胁属脊";足太阴经筋"聚于阴器,上腹结于脐,循腹里结于肋,散于胸中,其内者,著于脊"。以上脏腑及其所属的经脉若发生病变均可影响脊柱的功能,但其中以肾最为重要,因为足少阴经、足少阴经筋、督脉、任脉、足太阳经、足太阳经筋均隶属于肾。

(一)肾气虚弱

先天禀赋不足,加上后天调摄不当,饮食不节,涉水冒雨,或房劳过度,内伤于肾,肝肾亏损,脊督失养,卫外不固,风寒湿邪趁虚入侵;或脾肾两虚,寒湿内蕴,阻塞经络气血,流注经络关节、肌肉、脊柱而成本病。

(二)脾胃虚弱

脾胃虚弱,后天亏损,下不能补益肾精,上不能生金补肺,肾虚则督脉空虚,肺虚则卫气不固,风寒湿邪趁虚入侵督脉,发为本病。

(三)痰瘀阻滞

肾虚内寒,阳气不足,或脾虚失于运化,寒湿内蕴化为痰浊,滞留脊柱;阳气不足,则生内寒,寒主凝,则气血失于正常运行,血涩气滞,久必成瘀;风寒湿邪滞留脊柱关节,日久不除,致气血闭阻,久而成瘀。痰浊与瘀血胶滞,终成顽痹,《类证治裁》说"久痹,必有湿痰败血瘀滞经络",即是此意。

四、辨证与治疗

(一)寒湿痹阻

1.主症

腰骶、脊背酸楚疼痛,痛连项背,伴僵硬和沉重感,转侧不利,阴雨潮冷天加重,得温痛减,或伴双膝冷痛,或畏寒怕冷。舌质淡,苔薄白腻,脉沉迟。

2.治则

散风祛寒,除湿通络,温经益肾。

3.处方

天柱、大椎、命门、次髎、肾俞、华佗夹脊穴、后溪、昆仑。

4.操作法

针天柱向脊柱斜刺 1.0 寸左右,使针感向肩背传导,捻转泻法。大椎针尖略向上直刺 0.8 寸左右,使针感沿脊柱传导,捻转泻法。次髎直刺 1.5 寸左右,使针感向两髋部或下肢传导,针刺泻法。后溪、昆仑直刺泻法。命门、肾俞直刺补法。华佗夹脊穴每次选择 3~4 对,略向脊柱直刺,直达骨部,使针感沿脊柱或向两肋传导。大艾炷隔姜灸大椎、命门、肾俞、次髎,每穴不少于 9 壮;或用艾条灸,每穴 5min。

5.方义

该病之本在肾虚,故针补命门、肾俞,并灸,以温补肾阳,抗御寒邪。取大椎、次髎、华佗夹脊穴温通督脉和诸经脉,祛邪止痛。天柱、后溪、昆仑同属太阳经,太阳经通达脊柱和督脉,三穴功专祛邪通经止痛,对感受风寒湿邪引起的项背痛、腰骶痛、脊柱痛有良好的效果。

（二）脾胃虚弱

1.主症

腰骶、脊背、髋部酸痛，僵硬，重着，乏力，活动不利，或伴膝、踝等关节肿痛，脘腹胀满，胸痛胸闷，舌苔白腻，脉沉弱。

2.治则

健脾益气，祛邪通络。

3.处方

天柱、大椎、命门、华佗夹脊穴、中脘、神阙、关元、足三里。

4.操作法

天柱、大椎、命门、华佗夹脊穴均用龙虎交战手法，并使针感沿督脉传导或向腹部传导。中脘、关元、足三里针刺补法并灸。神阙用艾条或大艾炷隔姜重灸法。

5.方义

《素问·骨空论》说："督脉生病治督脉，治在骨上，甚者在脐下营。"这就是说督脉病可治在督脉，也可治在任脉，如耻骨上的中极、关元，脐中神阙，脐下气海、关元。大艾炷重灸神阙、关元，或用艾条灸不少于 10min。任脉通于督脉，并内联脊里，从任脉治疗督脉病，是针灸治疗中的重要方法，即"阳病治阴"。中脘、气海、关元、神阙有益胃健脾、补肾强脊的作用，内可补脾胃，强肝肾，增强人体的免疫功能，外可疏通督脉祛除邪浊。因为足太阴经"挟脊"，足少阴经"贯脊"，足太阴经筋"内者著于脊"，足少阴之筋"循脊里"，足阳明之筋"上循胁属脊"。所以胃脾肾与任脉、督脉、脊柱有着紧密的联系，增强脏腑的功能，即可补督脉之虚，加强脊柱和督脉的功能，加强督脉祛除邪浊，加快脊柱病变的愈合。

（三）瘀血阻络

1.主症

腰背疼痛剧烈，固定不移，转侧不能，夜间尤甚，有时需下床活动后才能重新入睡，晨起肢体僵硬肿胀。或有关节屈曲变形，脊柱两侧有压痛、结节、条索，舌质黯或有瘀斑，苔薄白，脉弦涩。

2.治则

活血祛瘀，通络止痛。

3.处方

天柱、大椎、筋缩、华佗夹脊（阿是穴）、次髎、膈俞、委中、三阴交、丰隆。

4.操作法

天柱、大椎、筋缩、次髎用龙虎交战手法，使针感沿脊柱传导。针次髎使针感向两髋骨或下肢传导。阿是穴、膈俞、次髎、委中点刺出血，出血后并拔火罐，以增加其出血量。三阴交用捻转补法，丰隆平补平泻法。

5.方义

《素问·针解》说"菀陈则除之者，出恶血液也"。故瘀血闭阻经络，必刺血脉清除瘀血，以疏通经络；结节者，瘀血结聚也，也必活血化瘀，方可疏通经脉，正如《灵枢·经脉》说"刺诸络脉者，必刺其结上甚血者"。膈俞是血之会穴，委中是血之郄穴，阿是穴是瘀血与痰浊结聚之处，次髎祛湿通络,诸穴均有活血化瘀除痰通络的作用,出血后加以拔罐,可加强其通经祛邪的力量。三阴交、丰隆意在健脾化痰,调血柔筋,分解痰瘀血互结,有利于疏通经络。

第七节　原发性骨质疏松症

一、概述

原发性骨质疏松是以骨质减少、骨的微观结构退化,导致骨的脆性增加,易于发生骨折的一种全身骨骼性疾病。原发性骨质疏松症妇女多见于绝经后和65岁以上的老年人。骨质疏松的严重后果是易发生骨质疏松性骨折。临床症状多见腰背部慢性、广泛性钝痛及四肢痛,疼痛常因脊柱侧弯、椎体压缩性骨折和椎体后突引起。椎体压缩性骨折引起身高缩短和脊柱后突,脊柱后突又可引起驼背、胸廓畸形,影响心肺的功能。骨折的部位以椎体、髋骨和桡骨远端为多见。

本病与中医学类似的名称有"痿证""骨枯""骨痹"等病名,比较贴切的当属"骨痿"。中医学认为:肾为先天之本,主骨生髓。也就是说骨的生长、发育、强劲、衰弱均与肾精盛衰有密切关系,肾精充足则骨髓生化有源,骨骼得以滋养而强健有力;肾精亏虚则骨髓生化乏源,骨骼失养则骨矿物质含量下降,骨密度降低而发生骨质疏松。原发性骨质疏松症采用针灸治疗有良好的效果。

二、诊断要点

(一)疼痛

最常见的疼痛是腰背痛,多见于胸段及下腰段,或周身骨骼疼痛。负荷增加时疼痛加重,活动受限,严重时翻身、起坐及行走困难。

(二)畸形

椎体骨质疏松,不耐重力下压,逐渐导致椎体缩短或压缩性骨折,可见身长缩短,胸椎压缩性骨折可导致驼背,使胸廓活动受限,影响心肺的功能;腰椎压缩性骨折使骨盆向前曲,髋关节屈曲,改变腹部的解剖结构,引起便秘、腹痛、食欲不振、胃脘饱胀以及双腿活动不便等症。

(三)骨折

随着骨质疏松的发展,产生椎体压缩性骨折;肋骨和长骨亦可发生骨折。

(四)X线片表现

腰椎和骨盆是最明显的脱钙区。椎体所见骨密度减低以及沿应力线保存的稀疏骨小梁呈垂直栅状排列;椎体受椎间盘压迫而出现双凹畸形,常可见椎体有楔形压缩性骨折,亦可见其他部位的骨折,如肋骨、坐骨、耻骨等。

(五)骨密度低下

骨质疏松症主要是骨的强度下降,骨的强度是由骨的密度和质量决定的,骨的密度基本上反映了骨的强度(70%)。骨密度的测定常用的方法是双能X线吸收法(DXA测定),是目前国际公认的骨密度检查法,其测定值作为骨质疏松症的诊断标准。以同性别、同种族健康人的骨峰值为准。现在通常用 T-Score（T 值）表示，即 T 值≥－1 为正常，T 值≤－2.5 为骨质疏松症。

三、病因病机

原发性骨质疏松症在中医文籍中无此病名，但根据其临床表现主要为腰背及全身酸痛、易骨折、驼背等症状，可以归入"骨痿""骨痹"的范畴。《素问·长刺节论》："……病在骨，骨重不可举，骨髓酸痛，气至，名骨痹。"《素问·痿论》："肾主身之骨髓，……肾气热，则腰脊不举，骨枯而髓减，发为骨痿。"所以原发性骨质疏松症的病位在骨，而以脊柱为主，"肾主骨生髓"其充在骨，故病之本是肾虚，与肝、脾、胃也有密切的关系。因为这些脏腑的经脉系于脊柱，如督脉"贯脊属肾"、任脉"起于胞中，上循脊里"、足少阴经"贯脊属肾络膀胱"、足少阴经筋"循脊里挟膂上至项"、足太阳经"贯脊抵腰中，络肾属膀胱"、足太阳经筋"上夹脊上项"、足阳明经筋"直上结于髀枢，上循胁属脊"、足太阴经筋"聚于阴器，上腹结于脐，循腹里结于肋，散于胸中，其内者著于脊"。脊柱被广泛的经筋所固定，肝主诸筋。足少阴经与经筋、足太阳经与经筋、督脉、任脉均隶属于肾，所以本病肾虚为病之本，并与脾胃、肝有密切的关系。

（一）肾虚是发病之本

肾为先天之本，主骨生髓，骨质强劲与脆弱是肾精盛衰的主要表现之一，肾中精气充盈则骨髓生化有源，骨得髓养，则强劲有力，反之，肾精虚少，骨髓化源不足不能营养骨骼，就会发生骨质疏松或骨折。现代研究表明，肾虚可导致神经内分泌系统特别是下丘脑－垂体－性腺三个靶腺轴的功能紊乱，影响骨的代谢与合成，导致骨质疏松的发生。同时用补肾的方法，可抑制和纠正下丘脑－垂体－性腺靶腺轴的功能减退或紊乱，增加成骨细胞的活性和数量，从而改善骨质疏松症。

（二）脾虚是发病的主要因素

脾胃是后天之本，气血生化之源，先天必赖后天的滋养，不断地补充肾精才能充足。若脾胃虚弱，则肾精乏源，骨髓不足，骨失濡养，则骨骼脆弱、乏力，终成骨痿。中医历有"治痿独取阳明"之说，倡导健脾益气治疗痿证及骨质疏松症。现代研究表明，脾胃虚弱可影响胃肠对钙、磷等微量元素、蛋白质及氨基酸等营养物质的吸收。健脾养胃法可促进骨化三醇的生成，钙离子吸收增加，改善骨质疏松。

（三）肝失条达是发病的重要机制

肝主疏泄，可调畅全身气机，促进气血津液的运行输布和脾胃的运化。若肝失疏泄，就会影响气血津液的生成和运化，从而影响筋骨的营养，导致骨质疏松的发生。正如《诸病源候论·卷三·虚劳病诸候》："肝主筋而藏血，肾主骨而生髓。虚劳损血耗精，故伤筋骨也。"《格致余论·阳有余阴不足论》："主闭藏者肾也，司疏泄者肝也。"是说女子的排卵与月经，男子精液的储藏与排泄，是肝肾二脏之气的闭藏于疏泄的作用相互协调的结果。若肝的疏泄功能失常，则女子月经紊乱，或经闭或经乱；男子则遗精早泄，或阳痿不起，最终导致肾气衰弱，骨失肾精濡养，发为骨痿，现代研究也逐渐证明了这一点。

（四）瘀血是发病的促进因素

《素问·调经论》："……是故血和，则经脉流行，营复阴阳，筋骨强劲，关节清利矣。"原发性骨质疏松症中年起病，老年成疾，老年人活动少，加之脏腑功能减退，气血运行不畅，易停滞为瘀,瘀血既成,阻滞经脉气血,不通则痛,产生疼痛症状。进而骨失气血营养,脆性增加,终成骨痿。有的学者发现,雌激素水平下降时,患者血液流变学出现黏、浓、凝聚状态,而雌激素水平和原发性骨质疏松的发生有密切的关系。

四、辨证与治疗

(一)肾精虚弱

1.主症

腰背酸痛,膝关节酸痛乏力,久立久站后疼痛加重,头晕耳鸣,若有脊椎压缩性骨折,则病变部位有明显压痛。舌质淡,脉沉。

2.治则

补益肾精,强筋壮骨。

3.处方

肾俞、命门、阿是穴、飞扬、太溪、悬钟。

4.操作法

阿是穴用直刺龙虎交战手法,其余诸穴均用捻转补法,肾俞、命门、阿是穴并加用灸法。

5.方义

《素问·脉要精微论》:"膝者,筋之府。"肾精亏损不能濡养筋骨,导致本证,方中肾俞配太溪,属于俞原配穴法,功在补益肾精濡养筋骨,是本处方的主穴,治本之法。命门位于第二腰椎下,两肾之间,当肾间动气处,内于肾,生命的门户,有固精壮阳的作用,主治腰脊痛。飞扬配太溪属于原络配穴法,除了可加强补肾益精主治脊柱疼痛的作用外,尚可治疗腰背痛,而腰背痛多隶属于足太阳经。悬钟是髓之会穴,有益髓养骨的作用,既可治疗腰脊痛、膝关节痛,又可治疗头晕耳鸣。阿是穴是治标之法,在于疏通经络而止痛。

(二)脾肾虚弱

1.主症

腰背酸痛,膝关节酸痛肿胀,四肢乏力,腹胀便溏,饮食无味。舌质胖淡,脉沉细。

2.治则

健脾益肾,濡养筋骨。

3.处方

气海、关元、足三里、三阴交、阿是穴。

4.操作法

气海、关元、足三里、三阴交针刺补法,并重灸关元穴。阿是穴针刺施以龙虎交战法。

5.方义

本证属于脾肾虚弱,是由于脾胃虚弱,不能运化水谷精微濡养先天,肾精乏源而虚弱,导致脾肾两虚证。治疗本证以气海、关元为主穴。《医经理解》曰气海为"育之原,生气之海",《铜人》又说气海主治"脏气虚惫,真气不足,一切气疾久不差"。所以气海为强壮要穴,是主治脾肾虚证的重要穴位。关元是足三阴经与任脉的交会穴,是元阴元阳关藏之处,强壮要穴,可健脾益气培补元气。所以气海与关元相配是健脾补肾的重要穴位,为治疗本病的主穴。气海配关元也是治疗腰脊痛的重要穴位,正如《素问·阴阳应象大论》说"故善用针者,从阴引阳,从阳引阴,以左治右,以右治左"以达到阴平阳秘的目的。临床上用气海、关元治疗肾虚性腰痛确有很好的效果。方中配足三里、三阴交以增强健脾利湿通络止痛的效应。

(三)肝气郁结

1.主症

腰背疼痛,背痛连及胁肋,肢体胀痛,胸闷气短,脘腹胀痛,月经不调。舌质黯,苔薄白,脉弦。

2.治则

疏肝理气,调理气机。

3.处方

肝俞、脾俞、肾俞、关元、阳陵泉、太冲。

4.操作法

肝俞用1寸毫针沿经斜刺0.3寸左右,阳陵泉、太冲直刺平补平泻法。脾俞、肾俞、关元针刺补法。

5.方义

肝主疏泄,调畅全身气机,使脏腑经络之气运行畅通无阻,使脾胃能正常运化精微。故治疗当以疏肝解郁为主旨。肝俞是肝的背腧穴,太冲是肝经的原穴,二穴同用属于俞原配穴法,功在调肝疏利气机,是治疗本证的主穴。配阳陵泉加强疏肝调理气机的作用,阳陵泉又是筋之会穴,是治疗筋骨疼痛的主要穴位。脾俞、关元、肾俞健脾益肾濡养筋骨。

(四)瘀血闭阻

1.主症

腰背膝疼痛,夜间痛重,有刺痛感,活动受限,按压腰背部有明显的疼痛点。舌质紫黯,舌下静脉曲张,牙龈黯红,脉弦细。

2.治则

疏通经脉,活血祛瘀。

3.处方

膈俞、肝俞、阿是穴、肾俞、委中、太冲。

4.操作法

膈俞、阿是穴刺络拔罐法,委中用三棱针点刺出血。肝俞、太冲用平补平泻法。肾俞针刺捻转补法。

5.方义

《素问·针解》:"菀陈则除之者,出恶血也。"现瘀血阻滞经络,故取血之会穴膈俞、血之郄穴委中刺络拔罐,清除恶血疏通经络。阿是穴是恶血凝聚之处,三棱针点刺放出恶血,使经络通畅,疼痛可解。肝俞、太冲促进肝的疏泄功能,调节气机,使气血津液下输于肾,以养肾精。补肾俞加强肾精的产生,以濡养筋骨。

参考文献

[1]李书营.临床中医针灸治疗基础与策略[M].北京:科学技术文献出版社,2021.

[2]王柏阳,等.临床针灸推拿特色疗法[M].南昌:江西科学技术出版社,2021.

[3]王文娟.中医针灸临床实践[M].汕头:汕头大学出版社,2022.

[4]李素荷.针灸临床精要[M].广州:广东高等教育出版社,2019.

[5]魏立新,佟晓英,赵长龙.中医针灸临证经验及特色疗法[M].北京:北京科学技术出版社,2021.

[6]李志道.针灸临床应用发挥[M].北京:中国医药科技出版社,2022.

[7]万文蓉,彭荣琛.针灸临证随笔[M].北京:人民卫生出版社,2022.

[8]苏现伟,等.新编针灸治疗精粹[M].武汉:湖北科学技术出版社,2021.

[9]刘如林,等.新编针灸推拿诊疗技术[M].北京:科学技术文献出版社,2018.

[10]王新军,等.针灸诊疗规范[M].乌鲁木齐:新疆人民卫生出版社,2021.

[11]李莉.中医针灸诊疗学[M].长春:吉林科学技术出版社,2016.

[12]桑鹏,赵佳辉,杨辉.中医针灸诊疗新编[M].北京:科学技术文献出版社,2017.

[13]雒海燕.实用针灸与治疗[M].长春:吉林科学技术出版社,2022.

[14]招柏明,等.临床实用针灸特色疗法[M].北京:科学技术文献出版社,2020.

[15]蒋湘萍,等.实用针灸治疗学[M].武汉:湖北科学技术出版社,2018.

[16]王德敬.针灸治疗[M].北京:中国中医药出版社,2018.